居家护养系列

# 精神心理疾病居家护养

组织编写　中华护理学会

丛书主编　张利岩　刘则杨　应　岚

分册主编　李乐之　陈琼妮

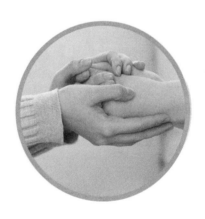

人民卫生出版社

·北　京·

**图书在版编目（CIP）数据**

精神心理疾病居家护养 / 张利岩，刘则杨，应岚主编 . —北京：人民卫生出版社，2022.7

（居家护养系列）

ISBN 978-7-117-33123-4

Ⅰ.①精… Ⅱ.①张…②刘…③应… Ⅲ.①精神病—护理 Ⅳ.①R473.74

中国版本图书馆 CIP 数据核字（2022）第 084950 号

| | | |
|---|---|---|
| 人卫智网 | www.ipmph.com | 医学教育、学术、考试、健康，购书智慧智能综合服务平台 |
| 人卫官网 | www.pmph.com | 人卫官方资讯发布平台 |

居家护养系列

**精神心理疾病居家护养**

Jujia Huyang Xilie

Jingshen Xinli Jibing Jujia Huyang

主　　编：张利岩　刘则杨　应　岚
出版发行：人民卫生出版社（中继线 010-59780011）
地　　址：北京市朝阳区潘家园南里 19 号
邮　　编：100021
E - mail：pmph @ pmph.com
购书热线：010-59787592　010-59787584　010-65264830
印　　刷：三河市潮河印业有限公司
经　　销：新华书店
开　　本：710×1000　1/16　印张：18
字　　数：333 千字
版　　次：2022 年 7 月第 1 版
印　　次：2022 年 7 月第 1 次印刷
标准书号：ISBN 978-7-117-33123-4
定　　价：68.00 元

打击盗版举报电话：010-59787491　E-mail：WQ @ pmph.com
质量问题联系电话：010-59787234　E-mail：zhiliang @ pmph.com
数字融合服务电话：4001118166　E-mail：zengzhi @ pmph.com

**丛书编委会**

主　编　张利岩　刘则杨　应　岚
编　委　(按姓氏笔画排序)

王少礼　成守珍　成翼娟　刘万芳　刘则杨
孙　莉　李乐之　李虹彦　杨　辉　吴金凤
应　岚　张玉莲　张利岩　周　霞　赵生秀
郭明兴　韩斌如　温贤秀　游兆媛　谢　娟
蔡卫新

 **分册编委会**

主　审　许冬梅　郑艳芳
主　编　李乐之　陈琼妮
副主编　(按姓氏笔画排序)

叶春波　李晓娟　佘静雯　汪健健　彭康琳
编　委　(按姓氏笔画排序)

王　纯　王晓娥　叶春波　田于胜　刘　晓
刘　蕾　李乐之　李晓娟　吴国伟　何　莉
佘静雯　汪健健　张倬秋　陈琼妮　罗　薇
金晓超　费　琤　黄靖童　梁籹宁　彭康琳

3

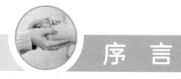

# 序　言

习近平总书记在中国共产党第十九次全国代表大会上的报告中提出"健康中国"政策,人民健康是民族昌盛和国家富强的重要标志。健康不仅是身体上的健康,还要在心理和精神上保持健康状态。当前,随着社会经济的快速发展,导致人们工作、生活压力增加,容易发生心理健康问题,焦虑、抑郁、精神分裂症等常见精神障碍及心理行为问题逐年增多,人们对心理健康服务的需求也越来越大。提升全社会对常见精神障碍和心理行为问题的认知,提高广大民众的心理健康素养,维护全民心理健康成为全社会共同的责任。

家庭成员是个体接触最密切、最长久的群体,是患者支持系统的主要来源之一。目前,大多数精神障碍患者及心理问题的亚健康人群都是在家庭中得到康复的,他们的照顾者主要为家庭成员,普遍存在知识不足、观念陈旧等问题,需要有一套简单易行、正确规范的居家护养指南作为指导。中华护理学会护理产业工作委员会组织编写了《居家护养系列——精神心理疾病居家护养》。目的在于把简单易学、通俗易懂的精神心理疾病居家护养方法普及给大家,这对减轻家人及社会负担、提高患者生活质量、促进患者功能恢复及回归社会具有重要意义。

本书以通俗易懂、趣味生动的文字向读者介绍了精神卫生知识和照护技能,涵盖了对患者的症状、饮食运动、药物、社会生活等各方面的照护。期待本书的出版,能够更好地向公众传播和普及精神卫生知识和照护技能,提升患者对疾病的自我管理水平,引导他们进行科学、系统的治疗和康复,减少疾病复发。同时,本书能为家庭照顾者提供实用、可操作的精神心理疾患照护指导,帮助他们掌握规范正确的护理知识和技能,提高风险防范意识,从而降低精神卫生服务成本和社会负担。此外,本书还可作为培训辅助型护理人员的教辅用书。

中华护理学会理事长　吴欣娟

2022 年 5 月

# 前　言

　　2015 年 6 月 4 日,由国家卫生和计划生育委员会联合多部门出台《全国精神卫生工作规划(2015—2020 年)》指出,要探索建立精神卫生专业机构、社区康复机构及社会组织、家庭相互支持的精神障碍社区康复服务体系。随着社会经济的不断发展,精神心理障碍患者已经由封闭式住院治疗模式逐步转向医院 - 社区 - 家庭一体化的治疗康复模式。目前,精神心理障碍患者出院后多数回归到家中生活,如何让患者在家庭中得到科学的居家护养,减少其疾病复发及肇祸事件的发生,事关全民心理健康和病患家庭的幸福,也关系到社会的和谐稳定。

　　目前市场上精神心理疾病居家照护用书相对缺乏,很多家庭照顾者不知道如何在家中对精神心理障碍患者进行科学、有效地照护,这也给家庭照顾者带来很大的身心压力和照护负担。基于此,编撰一本规范、权威的科普图书是专业护理人责无旁贷的使命和担当。本书是由业内资深护理专家按精神症状、饮食运动、睡眠、社会生活、预防复发、心理支持等方面划分章节、精心编撰,内容以精神心理障碍患者家庭护养中的居家知识与实用技能为核心进行介绍,力争涵盖精神心理护养所面临的问题。语言简洁、通俗易懂、理论与实践紧密结合、可操作性强,同时也凝练了专家们丰富的临床经验。希望本书能够为家庭照顾者在护养精神心理障碍患者的过程中提供帮助,并能提高公众的心理健康素养,从而营造理解、接纳、关爱精神心理障碍患者的社会氛围,为他们的精神康复、功能恢复保驾护航。

　　本书的编撰出版凝聚了广大护理工作者的心血和汗水,也充分体现了中华护理学会护理产业工作委员会不忘初心、牢记使命,不断创新服务理念、拓展服务内涵、提升服务功能,以满足人民群众对精神心理疾患照护服务的需求。希望本书能为建立、完善精神心理疾患照护服务的标准规范体系和服务供给体系带来一定的思考和借鉴。

　　本书在编写过程中,承蒙多位护理专家的悉心指导和北京和合智慧教育科技有限公司的积极参与,以及各位编者的大力支持,在此表示衷心的感谢!由于本书编写时间仓促,不足之处在所难免,真诚欢迎广大读者批评指正。

中华护理学会　副理事长

红十字国际学院"南丁格尔"人道救护教研中心　主　　任　张利岩

中国南丁格尔志愿护理服务总队　理 事 长

2022 年 5 月

# 目 录

第一章　疾病症状居家护养 / 1

第一单元　幻觉的识别与应对 / 2

第二单元　妄想的识别与应对 / 8

第三单元　焦虑症状的识别与应对 / 13

第四单元　抑郁症状的识别与应对 / 19

第五单元　疑病症状的识别与应对 / 25

第六单元　强迫症状的识别与应对 / 30

第七单元　痴呆症状的识别与应对 / 35

第二章　药物治疗居家护养 / 40

第一单元　居家安全用药 / 41

第二单元　藏药、拒绝服药患者的居家护养 / 46

第三单元　抗精神病药不良反应的预防和处理 / 51

第四单元　心境稳定剂不良反应的预防和处理 / 56

第五单元　抗抑郁药不良反应的预防和处理 / 60

第六单元　抗焦虑药不良反应的预防和处理 / 64

第三章　饮食与运动指导 / 68

第一单元　精神疾病患者的居家饮食指导 / 69

第二单元　神经性厌食症患者的饮食管理 / 74

第三单元　神经性贪食症患者的饮食管理 / 79

第四单元　噎食的预防与急救 / 83

第五单元　运动指导 / 87
第六单元　体重管理 / 92

第四章　睡眠指导 / 96

第一单元　睡眠障碍的分类 / 97
第二单元　失眠的原因和影响因素 / 101
第三单元　睡眠质量的观察和评估 / 105
第四单元　睡眠放松技术 / 110
第五单元　睡眠限制技术和刺激控制技术 / 115

第五章　社会活动指导 / 120

第一单元　人际交往训练 / 121
第二单元　情感表达训练 / 126
第三单元　职业指导 / 130
第四单元　偏见与歧视的应对 / 134

第六章　预防复发指导 / 138

第一单元　病情复发的先兆识别 / 139
第二单元　维持治疗指导 / 143
第三单元　压力及压力管理 / 148
第四单元　社会康复资源的利用 / 153
第五单元　复发的应急处理 / 159

第七章　家庭心理支持指导 / 163

第一单元　倾听与共情技术 / 164
第二单元　解释技术 / 169
第三单元　沟通技术 / 173
第四单元　情感支持技术 / 178
第五单元　家属或照顾者的自我照顾 / 182

第八章　危险行为管理　/ 188

　　第一单元　自杀行为的预防　/　189

　　第二单元　自杀行为的紧急处理　/　193

　　第三单元　外走行为的管理　/　197

　　第四单元　外走行为的紧急处理　/　201

　　第五单元　暴力行为的预防　/　204

　　第六单元　暴力行为的紧急处理　/　208

第九章　儿童青少年心理障碍的居家护养　/　211

　　第一单元　游戏成瘾的预防及应对　/　212

　　第二单元　厌学的预防及应对　/　217

　　第三单元　非自杀性自伤的预防及处理　/　222

　　第四单元　注意缺陷多动障碍儿童的家庭行为管理　/　228

　　第五单元　孤独症儿童的家庭教育训练　/　234

第十章　围产期心理障碍患者的居家护养　/　239

　　第一单元　孕期情绪障碍患者的居家护养　/　240

　　第二单元　产后抑郁患者的居家护养　/　244

　　第三单元　精神疾病患者围产期居家护养　/　250

附录　/　255

参考文献　/　273

# 第一章
## 疾病症状居家护养

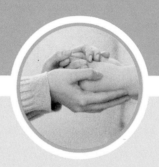

　　精神疾病患者的治疗是一个需要长期坚持的过程。现代精神疾病的治疗理念主张尽可能让患者融入社会,最大程度地帮助患者恢复社会功能,反对长期住院治疗。因此,有相当一部分患者会较长时间地带着症状生活和工作,所以,作为家属或者照顾者有必要了解精神疾病的症状特点,掌握帮助患者应对疾病症状的一些技巧和方法。

# 第一单元
## 幻觉的识别与应对

## 小 案 例

小吴,男,25岁,大学毕业。近两周来,每天深夜都向着窗外大喊大叫,怒骂"猪头",吵得邻居不得安宁,问他为何这样,他说听到窗外有人骂他是"笨蛋""猪头",所以他要以牙还牙。患者已在医院住院治疗2月余,幻听一直不能消失,考虑到患者在家属或照顾者督查下能坚持服药,医生建议患者带药回家治疗。请问面对患者的这种情况,家属或照顾者应该如何应对或处理。

## 定 目 标

1. 了解幻觉的表现,学习辨别幻觉。
2. 学会应对患者的幻觉。

## 跟 我 学

小吴的表现是精神科患者常见症状之一——幻觉。患者出现幻觉后的表现比较复杂,患者在幻觉的支配下可能会做出一些伤害性的行为,且有部分患者的幻觉症状比较难消失或者在家维持治疗阶段比较容易复发,作为家属或照顾者有必要了解常见幻觉的表现和居家应对方法,做到早识别、早处理。

### 一、幻觉的分类与表现

幻觉是一种虚幻的知觉,是在客观现实中并不存在某种事物的情况下,患者能感知它的存在。比如,无人在场的情况下,患者能听见有人责骂他的声音(凭空闻声);又比如患者能看到别人看不到的东西。我们通常按照幻觉产生的感觉器官进行分类。

（一）幻听

幻听是常见的幻觉之一,尤以精神分裂症患者常见。患者听到并不存在的声音,可能是单调的一个声音,也可能是复杂的声音;可能是讲话的声音,也可能是机器运转的声音、动物的叫声、流水声等。一般以讲话的声音最常见。在周围没有人的情况下,患者说听到有人讲话,有的患者会说这个声音就在周围,有的患者会说这个声音来自另外一个城市。常见的有评论性幻听和命令性幻听。

1. 评论性幻听　患者听到的这个声音内容是对患者评头论足,议论其人品好坏等。患者通常会有以下行为表现:自言自语、自笑,很气愤地对着窗户大骂,或者捂住耳朵、用棉花或卫生纸球堵住耳朵,或者当旁人说话时做出噤声的动作,提醒不要打扰等行为。案例中的小吴就是评论性幻听。患者往往因为听到别人对他不好的评价而表现出特别烦躁、生气,大发脾气,甚至出现伤害自己或他人、损坏周围物件等危险行为。

2. 命令性幻听　患者听到一个声音命令其做什么事情,例如命令其跳楼等。患者会执行这个声音的命令而做出伤害自己或伤害他人的行为。

（二）幻视

1. 幻视的表现　患者看到并不存在的事物,可以是单调的光、颜色或者片段的形象,也可以是比较复杂的场景。例如有的患者会说某个地上、墙壁上或者床单上有一片血迹或者有一道光线;有的患者会说看到窗户上或墙壁上有一个穿着什么衣着、带着什么头饰的人影飘过来飘过去,或者看到什么动物等。当患者出现幻视,我们首先要判断其是否意识清楚。在意识清楚的情况下出现幻视,一般多见于精神分裂症患者;患者意识不清楚时出现幻视,一般是由于有其他器质性的疾病引起精神症状,这种情况下幻视的内容多为鲜明生动且带有恐怖性质的画面,如酒精所致的精神障碍患者可能会看到有老鼠在地上爬动等。

2. 患者的反应　患者的反应主要与其看到的幻视场景相关,如果是简单单调的场景,例如看到一道光或者一个什么颜色的片段,患者可能就像一个旁观者,会有查看、躲避等行为。我们要注意那些让患者感到恐怖的场景,患者因为"看到的"场景可能会威胁到其生命安全而感到紧张、害怕、恐惧,甚至可能会参与其中,驱赶或消灭某些危险对象,如驱赶"老鼠""鬼"等。

（三）其他幻觉

1. 幻嗅　患者可闻到其周围环境中并不存在的某种特殊气味,例如尸体腐烂的气味、异香、奇臭、血腥、烧焦气味等,常常与被害妄想(本章第二单元有详细介绍)一起出现,多见于精神分裂症患者。

2. 幻味  患者能尝到食物或水中并不存在的某种特殊味道,常与幻嗅和被害妄想同时存在,例如有被害妄想的精神分裂症患者,怀疑别人在他的饭菜中下毒,他可能会闻到饭菜有农药的气味,同时也能尝到有苦或涩的特殊怪味,常常引起患者拒食。因此,家属或照顾者看到患者有拒食行为,要详细了解其拒食原因,注意检查患者是否有被害妄想、幻嗅和幻味等。

3. 幻触  在没有任何刺激的情况下,患者感觉到皮肤上有某种异常的感觉,如虫爬感、触电感、烧灼感、针刺感等。

4. 内脏幻觉  例如患者感到骨头里有虫爬、肠道扭转、内脏被挤压等,常常与疑病妄想一起出现。

5. 特殊幻觉  例如患者在听收音机时,同时听到骂他的声音;关闭收音机,便听不到了。

## 二、幻觉的观察与识别

1. 观察行为和情绪表现  患者的幻觉不是时时刻刻都会表现出来的,需要家属或照顾者认真观察、发现。幻觉往往都会通过行为或情绪反应表现出来。平时多留意患者是否有自言自语、自笑、对空谩骂、盯着某个地方看、摸索动作、说什么东西有异味或者紧张、恐惧等行为和情绪表现。发现患者异常的行为和情绪表现要耐心引导其诉说他的所见、所闻、所感。

2. 根据幻觉的特点辨别幻觉  幻觉最大的特点是患者感知到的这个事物是完全不存在的,或者根据常识判断根本是不可能存在的,例如患者说听到一个声音来自几百千米以外。当然,我们还要根据症状出现的时间和情境来判断是否真的是幻觉。例如,有的时候因为在注意力高度集中、特别紧张的状态下出现一过性的幻觉,很快经过验证能意识到,这种情况就不属于幻觉。

## 三、幻觉的应对方法

案例中小吴的情况在精神分裂症患者中并不少见,面对这种情况,作为家属或照顾者,一般来说会很自然地跟患者解释"窗外根本没有人,怎么可能会有人骂你",甚至会觉得是患者想多了或者是胡乱说的,这种应对方法不但对患者起不到帮助作用,还可能会影响家属或照顾者与患者的关系,而影响治疗依从性。所以,作为此类患者的家属或照顾者,可以运用以下方法来帮助患者。

(一) 尽量避免引起幻觉出现的诱因

作为患者家属或照顾者要用心观察,看看患者幻觉出现有什么规律或诱因。例如,可能在什么情况下出现情绪激动:休息不好时? 面对压力时? 独处或夜深人静时(案例中小吴的情况)？根据不同情况给予针对性的应对措施。例如尽量避免让患者独处;调整用药保证患者晚上的睡眠;尽可能给患者安排一些简单的、力所能及的工作;尽量避免引起其情绪激动等。

（二）出现幻觉时的应对方法

1. 不与患者争辩　尽管幻觉不是客观存在的,但是,对于患者来说是真实感受到的。所以,当患者出现幻觉时,作为家属或照顾者要体会患者的感受,不要直接否定患者,也不要与其争辩或试图说服。这样并不能让患者的幻觉消失,反而会让他们产生不被理解和信任的感觉,甚至影响患者和家属或照顾者的关系。面对患者的幻觉时,家属或照顾者不要紧张,就像自己也能感受到一样去体会、理解患者的感受,并把这种感受告诉给患者。例如,面对案例中的小吴,我们可以跟他说:"虽然我听不到这个声音,但我知道你是真实感受到的,听到骂你蠢的声音,肯定很气愤吧。"

2. 鼓励患者说出幻觉的内容和感受　引导和鼓励患者说出幻觉的内容和患者的感受。例如,面对小吴的幻听时,可以在表达了对其感受的理解后,接着引导他,"你能告诉我是谁在骂你吗?""是一个人还是几个人?""你认识这个人吗?""他们在哪里?""你能看到他们吗?""听到这些你有什么感觉?"等等。这样一方面可以有效缓解患者烦躁、气愤的情绪;另一方面,可以掌握患者的幻觉内容和患者的感受,预测风险,及时做好安全防护处理。

3. 保证患者安全　患者可能会针对出现的幻觉,采取对应的处理措施。比如出现评论性幻听时会情绪激动与幻听争辩,或者会去找邻居理论,发生争执。出现命令性幻听时,患者可能会根据命令行动。所以,作为家属或照顾者要清楚患者幻觉的内容,推测出患者可能会有些什么样的情绪反应或可能存在哪些危险行为,及时采取应对措施防止危险行为发生。首先,保证环境安全,例如不能让患者得到刀子、剪子之类的危险物品,家里门窗等要做好严密的防护措施等,患者症状出现时要有专人看管,并做好安抚工作。

4. 帮助患者避免被幻觉控制　如果患者受幻觉影响出现情绪激动时,一定要有专人陪伴、安抚。例如,小吴的家属或照顾者可以陪伴在小吴身边,拉着他的手或轻抚他的肩部、背部,鼓励他说出、讨论幻觉的内容和自己的感受;也可以引导其做放松训练或带领其参与其他运动或处理其他事情来转移注意力,最后引导其认识到做这些事情时幻听就消失了;也可以尝试带领患者向周围的人或者患者信任的人验证,看看其他人是不是也跟他一样能听到这些声音。慢慢地让患者自己意识到这些幻觉不是真实存在的,以后出现时可以自己说服自己,并且找到不被幻觉控制的办法。

5. 必要时帮助患者及时就医　如果患者出现了新的幻觉症状,家属或照顾者无法应对时,应及时就医寻求专业人员帮助。

# 加　油　站

## 易与幻觉相混淆的症状——错觉

### 一、什么是错觉

错觉是知觉的一种特殊形式,它是人在特定的条件下对客观事物扭曲的知觉,也就是实际存在的事物被扭曲为与实际事物不相符的事物。比如,人们常说的杯弓蛇影。

### 二、错觉发生的条件

错觉常常发生于正常人,它的发生要具备一定条件。首先,错觉的事物与客观存在的事物之间存在一定的相似性,如外形、颜色等方面相似;其次,存在光线不足等环境因素;最后,还有一个比较重要的因素是人们可能有视力不好、疲惫、睡眠不足、着急、焦虑、对某一事物特别期待等生理或心理原因。

器质性精神疾病患者出现意识障碍时可表现为病理性错觉,且常带有恐怖色彩,例如患者把输液管看成一条正在吸血的蛇。

### 三、错觉与幻觉的区别

错觉与幻觉的区别在于幻觉是完全不存在的事物被患者感知到了,而错觉的事物是客观存在的,只是我们把这个事物认错了。

# 划　重　点

幻觉是精神疾病患者常见的精神症状,常见有幻听、幻视等。患者受幻觉影响可能出现情绪激动、与人争执、甚至伤害他人或自己等行为。家属或照顾者要能及时发现患者的幻觉症状,理解接纳患者的幻觉体验,引导其表达幻觉的内容和感受,并能采取恰当的措施帮助患者应对幻觉症状,保证患者安全。

## 试 试 手

1. 请问小吴出现了什么症状? 可能会有哪些危险?
2. 作为小吴家属或照顾者的你,看到小吴这样对空大骂,你将如何处理?

# 第二单元
## 妄想的识别与应对

## 小 案 例

老张,45岁,某企业员工,近几日总觉得有人跟踪自己,想要害自己,平日走在大街上或者企业车间里,看到别人在聊天时,不管是认识的人还是不认识的,总觉得是在谈论自己。内心紧张害怕,在家的时候一个人把门锁得很严实,出门带着菜刀提防别人。家人觉得他不正常,遂到医院就诊。医生初步诊断:妄想状态。问其为什么出门带着菜刀,他说感觉周围很不安全,有人想害自己,为了自卫才带刀。家属或照顾者面对老张这样的情况该怎么办?

## 定 目 标

1. 学会早期识别患者的妄想症状。
2. 掌握患者出现妄想症状时的应对方法。

## 跟 我 学

### 一、妄想的分类

妄想是在病态推理和判断的基础上形成的一种歪曲的信念或想法,明显与事实不相符或不符合常理,但患者仍深信不疑。妄想的分类方法比较多,最常见的是按照内容分类。妄想的内容常受患者的经历、文化背景所影响,随时代发展而有变化。例如,几十年之前,患者的妄想多与神鬼、催眠术之类的有关,而当今,患者的妄想内容多与电脑、激光、监控等有关。通常可以分为以下几类。

1. 关系妄想　把周围环境中一些实际与他无关的现象,都认为与他本人有关。比如案例中的老张,看到别人在一起说话就认为是在议论他,周围人做什么事情都与他有关。这是精神分裂症患者很常见的妄想类型。

2. 被害妄想　患者坚信周围某些人或某集团,对他进行不利的活动,如投毒、跟踪、监视、毁谤等。例如案例中的老张总觉得有人跟踪、要害自己,所以在家时会把门锁紧、外出时会带刀保护自己,以保证自己的人身安全。被害妄想也是精神疾病患者很常见的妄想类型。

3. 夸大妄想　患者认为自己拥有非凡的才能、智慧、财富、权力、地位等,如声称自己是发明家、科学家、国家领导人,自己拥有巨大无比的财富,是某领导人的亲属等,比如某人坚信自己有无数的房子和钱财(实际上没有)。多见于躁狂发作的患者。

4. 嫉妒妄想　患者坚信自己的配偶对自己不忠,有外遇,怀疑配偶与别人有不正当的男女关系,会检查配偶的包、衣服、口袋等,甚至跟踪配偶,以寻找配偶对自己不忠或出轨的证据。

5. 钟情妄想　患者坚信某异性对自己产生了爱情,即使遭到对方严词拒绝,仍毫不置疑,而认为对方是在考验自己对爱情的忠诚。例如某男子坚信某女子疯狂地爱上了自己,自己去验证,惨遭拒绝,但是仍然认为是对他的考验。

6. 其他妄想　包括被窃妄想、内心被揭露感、罪恶妄想、物理影响妄想等。被窃妄想是患者认为自己收藏的东西被别人偷了;内心被揭露感是指患者认为心里的想法即使没有告知任何人,别人也都知道了;罪恶妄想是指患者毫无根据地认为自己犯了严重错误或罪行,使国家和人民遭受了不可弥补的损失;物理影响妄想又称被控制感,患者感到自己的精神活动均受外力干扰、控制、支配、操纵而身不由己。

二、妄想的观察与识别

一般根据患者的言语、情绪和行为表现,再结合妄想的特点,不难识别。

1. 观察行为和情绪表现　根据患者的言语或者行为等外在表现,再结合患者的情绪反应一般不难识别。通常最先发现的是患者的异常行为,例如案例中的老张,当我们看到他在家时老是紧闭门窗,出门就带刀,会怀疑他不正常,通过进一步与其交谈,发现其言语内容明显不符合逻辑或客观事实,再结合患者的紧张、恐惧、愤怒等情绪表现,可及早发现患者的妄想。要强调的是,患者可能受妄想的影响,出现找人理论,进一步引发冲突,或者为了自保而伤害他人。

2. 根据妄想的特点辨别　妄想的特点包括:①妄想的内容与客观事实不

符,缺乏现实基础,但患者仍坚信不疑;②妄想的内容涉及患者本人;③妄想的内容是个体的心理现象,并非集体信念;④妄想的内容与其文化背景和经历有关,通常有浓厚的时代色彩。对于某些妄想要先排除客观事实,例如,当案例中的老张认为同事议论他、要害他时,家属或照顾者要与单位的相关领导确认是否是事实,其他同事是否也有同样的看法等。又比如某人怀疑配偶对其不忠,也要先确认是否真有其事,才能判断是否是嫉妒妄想。

### 三、妄想的应对方法

#### (一) 尽量避免引起妄想出现的诱因

作为患者家属或照顾者,要用心观察,看看患者妄想出现有什么规律或诱因,例如,患者妄想的出现可能常发生在面对压力、心情不好时,看见别人低声说话聊天时等。家属或照顾者尽可能给患者安排力所能及的工作,家里难以处理的家务事尽可能不让患者参与,以减少患者的压力。不要讲悄悄话,聊天时尽量大声一点能让患者听清楚,避免引起患者怀疑。

#### (二) 出现妄想时的应对方法

如果家属或照顾者不了解这些知识,也许会觉得这个人是精神不正常、胡言乱语,可能会置之不理,或者跟患者进行辩驳,结果都会对患者和家属及照顾者不利。针对患者的妄想症状,作为患者的身边人,可以学会以下几种方法帮助患者。

1. 鼓励其说出妄想内容　确认患者的表现是妄想症状后,家属或照顾者不要与其争辩妄想的内容是否真实,要与患者建立良好的信任关系,运用共情去安抚患者,引导和鼓励患者说出妄想的内容和感受。例如,面对案例中的老张,可以在表达了对其感受的理解后,引导他,"你觉得同事都说了什么?""他们说完这些你有什么感觉?""他们为什么要这样说你?""你觉得你周围的环境安全吗?""有没有人要害你?""出门带刀的原因是什么?"等。这样一方面可以帮助患者表达其感受,并能引发患者对妄想的思考和怀疑,有效缓解患者紧张不安、烦躁、气愤的情绪;另一方面,可以掌握患者的妄想内容和患者的感受,预测风险,及时做好安全防护处理。

2. 防止安全事故发生　患者在妄想内容的支配下,很有可能采取极端方式去伤害自己或者他人。例如,可能因为罪恶妄想而伤害自己,或因为嫉妒妄想去伤害爱人或者他认为的"第三者",所以,一定要保证安全。通过对危险物品的检查和清理,了解患者的思想动态,与平日反常的表现,来了解患者是否可能出现危险的行为,对之进行相应的防范。案例中老张的行为对他人的安全存在一定威胁,家属或照顾者要管理好其周围的危险物品,并在患者症状明显时陪伴患者,确保安全。

3. 帮助患者避免被妄想控制　可以通过转移注意力的方式,避免患者被妄想内容所控制。避免让患者独处,陪伴患者做一些他喜欢的事情,如看电影、逛街、体育锻炼或全身心投入某项工作等,帮助患者有效转移注意力。也可以引导患者找自己信任的人求证其妄想内容的不真实性,使其逐步怀疑妄想内容,摆脱妄想的控制。

4. 必要时帮助患者及时就医　妄想属于精神病性症状,需要及时治疗。通过积极的药物治疗一段时间后,患者对妄想的内容可能会有所动摇,所以家属或照顾者要督促患者定期就医,坚持药物治疗。有些继发性妄想,诱因去除后,也会自动消失。

# 加 油 站

## 异常精神活动的识别

人类的精神活动是一个协调统一的过程,主要包括感知、思维、情感和意志行为等心理活动。精神症状是一种异常的精神活动,妄想是主要的异常精神活动之一。一般从以下三个方面来识别一个人的精神活动是否出现了异常情况。

### 一、纵向观察

即与自己过去一贯的表现进行比较,看是否有明显改变。例如,一个人以往一贯表现得比较内向,在公众场合不主动表现自己。但是,在某段时间出现了比较兴奋、不分场合地发表言论;或者以往比较有包容心,对人对事比较大度,而近期变得敏感多疑、斤斤计较等。

### 二、横向观察

即一个人的某种精神活动与周围大多数人的精神活动比较是否有明显差异,或者某种精神状态的持续时间超出了大多数人的一般限度。例如,在某次会议上某位领导作了讲话,有人觉得这位领导的讲话就是针对他,但是同时参加会议的绝大多数人没有这样的感觉。又如,某项工作任务完成得不是很好,领导在会议上指出了问题所在,并提出了下一步的改进措施。团队中的绝大多数成员当时会有点沮丧或者自责,但是很快就过去了;然而,其中某个人可能很长时间都沉浸在沮丧和自责的情绪当中,还可能因为这种情绪影响了自己的工作效率或人际关系等。

### 三、与现实环境相比

结合当事人的心理背景和当时的环境进行具体分析,看精神活动的内容是否与周围客观环境相符。例如,某人走在街上总是感觉有人在跟踪自己、监视自己。实际上,整条街根本就没有人跟踪他;或者某人告诉你,他听到了几十千米以外的某人总在跟他讲话。这些都是与周围环境的客观现实不相符合。

## 划 重 点

妄想是精神疾病患者常见的精神症状之一,表现比较复杂,常见的有被害妄想、关系妄想、夸大妄想、嫉妒妄想、钟情妄想等。可以通过与患者交谈,观察其情绪和行为,及早发现患者的妄想症状及危险行为的风险情况,并采取相应的处理方法保证患者安全,帮助减少妄想对患者的影响。

## 试 试 手

1. 请问老张出现了什么症状? 可能会有哪些危险?
2. 面对老张的这种行为,你将如何处理?

# 第三单元
## 焦虑症状的识别与应对

小 案 例

小孙，男，已婚，36岁，两年前诊断为广泛性焦虑障碍，治疗后好转。近期因为公司有重大项目需要小孙负责，时间紧、任务重，小孙出现了入睡困难、睡眠质量差、反复思考问题等症状，并且控制不住自己。同时，总是担心自己的家人出事，孩子上学他也担心，为此心悸、紧张不安，小孙也感到十分痛苦，担心自己和孩子的未来，无法静下心来，食欲变得很差，以至于不能正常工作。作为小孙的家人应该怎么做？

定 目 标

1. 了解焦虑症状表现，学习辨别焦虑症状。
2. 学会帮助患者应对焦虑症状。

跟 我 学

焦虑在我们的工作和生活中非常普遍，如第一次上台讲话前的紧张，面临最重要考试前的紧张不安，无法缓解生活压力与工作压力，对未来生活的不确定感等。特别是对自己或者他人要求高、性格内向偏执、追求完美的人更容易出现焦虑。如果焦虑超过一定程度，影响到了工作或生活，那就需要专业的帮助了。焦虑症状又根据严重程度不同分为焦虑情绪、焦虑状态、焦虑障碍等，但是，对于家属或照顾者来说没必要分得那么清楚，我们只要清楚在焦虑对患者造成长时间的困扰或影响到患者的生理社会功能等情况下，如何能提供帮助就好。

## 一、焦虑症状的表现

精神疾病患者很多情况都会伴有焦虑的症状,除焦虑及恐惧相关障碍外,如精神分裂症、情感性精神障碍、抑郁障碍(简称"抑郁症")、人格障碍等患者或者比较严重的药物副作用等都可能伴有焦虑症状。下面以焦虑及恐惧相关障碍为例来介绍症状的表现、识别和应对方法。焦虑及恐惧相关障碍是一种神经症性障碍,以焦虑、紧张、恐惧情绪为主要表现,伴有自主神经系统症状和运动不安等特征,并非由于实际的威胁所致,且其紧张惊恐的程度与现实情况并不相称。以广泛性焦虑障碍和惊恐障碍常见。

(一) 广泛性焦虑障碍

广泛性焦虑障碍是比较常见的一种焦虑及恐惧相关障碍,主要症状有情绪表现、躯体表现和行为表现三个方面。

1. 情绪表现　在没有明显诱因的情况下,患者经常出现与现实情境不符的过分担心、紧张害怕,这种紧张害怕常常没有明确的对象和内容。患者感觉自己一直处于一种紧张不安、提心吊胆、恐惧、害怕、忧虑的内心体验中,感觉很不踏实或总觉得有什么不好的事情要发生一样。

2. 躯体表现　患者可能会出现胸闷、心慌、心悸、呼吸急促、口干、出汗、震颤、尿频、尿急、心率加快、血压升高以及脸部发红、发烫,甚至腿脚发软乏力等躯体方面的症状。

3. 行为表现　患者出现运动性不安,如坐立不安、坐卧不宁、烦躁、很难静下心来。有的患者会表现出搓手、咬手指、反复捏搓衣角,或者其他小动作;有的患者会因为急躁而表现得语速很快、语调显高、没有耐心、动作加快甚至行为冲动等。

(二) 惊恐发作

1. 情绪表现　在平时生活中,患者几乎跟正常人一样。而一旦发作时(有的有特定触发情境,如封闭空间等),患者突然出现极度恐惧的心理,体验到濒死感或失控感。

2. 躯体表现　主要表现:①心脏症状,胸痛、心动过速、心跳不规则;②呼吸系统症状,呼吸困难、有濒死感;③神经系统症状,头痛、头昏、眩晕、晕厥和感觉异常,也可有出汗、腹痛、全身发抖、全身瘫软等症状。一般持续几分钟到数小时,发作突然,发作时意识清楚。

3. 行为表现　惊恐发作起病急速,终止迅速,一般持续数十分钟便自行缓解。发作过后患者仍心有余悸,不过焦虑的情绪体验不再突出,而代之以虚弱无力,需要经若干天才能逐渐恢复。

（三）其他形式的焦虑

某些患者对于某些特定场所，例如广场、高地、电梯等封闭的空间产生恐惧。有的患者有社交焦虑，表现为害怕面对公众，不敢在公众面前发言；或者发言时发生口吃等；或者面对人多的场合就紧张不安，不敢与人对视。

二、焦虑症状的观察与识别

家属或照顾者通过对患者行为和情绪的观察，结合其心慌、心悸、胸闷、呼吸急促、口干、出汗、震颤等躯体不适，可及早识别患者的焦虑。需要注意的是，对于患者躯体不适的主诉一定要排除躯体疾病才能考虑焦虑障碍。也可以结合使用一些焦虑评估量表，例如焦虑自评量表（salf-rating anxiety scale，SAS）、广泛性焦虑量表（generalized anxiety scale，GAD-7）等来帮助筛查焦虑症状。

1. 观察患者的焦虑症状　精神上过度担心是焦虑症状的核心表现。患者表现为对未来可能发生的或难以预料的某种危险过度担心，例如，案例中的小孙总是担心自己家人出事，担心孩子上学会遇到危险等，这就是对未来可能发生事情的过度担心。或者担心的是现实生活中可能发生的事情，但其担心、焦虑和烦恼的程度与现实不相称，超出了大多数人面临同样情景时的反应，例如，面对重要的考试，有的人因过于担心考不好，表现出超出一般人的焦虑，使其学习、生活，甚至人际关系等社会功能受到影响。有的人表现对外界刺激警觉性增高，对某些声音或光线等特别敏感，大多数人能接受的声音或光线，而患者会觉得很吵或光线很刺眼，注意力不能集中，容易受到干扰，情绪易激惹，难以入睡等。另外，患者可以表现搓手顿足、不能静坐、不停来回走动、无目的的小动作多、四肢发抖，甚至语音发颤等行为；严重焦虑的患者可能会出现冲动行为，如攻击他人、周围物品或自杀自伤等。如果患者有头晕、头痛、恶心、腹痛腹胀、胃部不适、心动过速、胸闷气短、呼吸急促，甚至濒死感等躯体不适症状，在排除相应器官、系统器质性疾病后可以考虑是焦虑情绪的躯体表现。例如，案例中根据小孙的紧张不安、对孩子家人的过分担忧等核心症状，加之其坐立不安的行为表现和心慌、心悸、食欲缺乏等躯体不适表现，不难识别其焦虑症状。

2. 广泛性焦虑量表（GAD-7）的使用　也可以借助某些量表评估来识别发现患者的焦虑症状。焦虑评估的量表比较多，一般采用自评量表，这里重点介绍 GAD-7，具体内容详见附录一。该量表可用于焦虑症状的识别和严重程度的评估，普通人群也适用。包括 7 个条目，让患者根据最近 2 周自己的感受对每一条做出评分：完全没有这种感觉评 0 分，只是几天的时间有这种感觉评 1 分，超过一半的时间有这种感觉评 2 分，如果是几乎每天都有这种感觉评 3 分。7 个条目的得分相加就是该患者的得分，最高为 21 分。0~4 分为无焦虑；

5~9 分为轻度焦虑；10~14 分为中度焦虑；≥ 15 分为重度焦虑。

### 三、应对焦虑的方法

1. 尽量避免和减少焦虑的诱发因素　生理性的焦虑由于诱因的去除，很快就能缓解，而病理性的焦虑则是一种疾病。一般来讲，焦虑的产生都存在一定客观刺激事件或者诱发焦虑的某些特定情境或场所，让患者感觉压力太大。因此，应避免诱发焦虑发作的环境因素，安排好患者工作及生活上的各种事情，避免患者一直担心、惴惴不安；或者避免接触引起焦虑障碍或惊恐障碍的特定场所或者事件等。

2. 理解接纳患者的焦虑感受　面对焦虑障碍的患者，家属或照顾者很容易认为是患者自寻烦恼，想得太多。所以，经常也会劝说患者"不要想太多"，甚至强制要求患者停止焦虑引发的某些行为和焦虑的思维。这些做法不但不能帮助患者，反而可能会进一步加重患者的焦虑。尽管患者的担心在常人看来是完全没有必要的，甚至有些杞人忧天，但是我们要理解患者的感受是真实存在的、是很痛苦的，所以，我们不能说患者是自寻烦恼，他只是处于一种疾病的状态之中。接纳患者的情绪，安抚、共情患者的内心感受，让患者能感受到周围人对他的关心和支持，对他疾病的恢复有良好的促进作用。

3. 放松训练　放松训练对于缓解患者的焦虑症状有快速而明显的效果，简单易学，使用方便。常用的有呼吸放松、肌肉放松、冥想放松等，本书第四章第四单元有详细介绍。

4. 陪伴引导患者转移注意力、发泄焦虑情绪　家属或照顾者可以陪伴、引导患者采取运动、娱乐、找朋友倾诉等方式来宣泄焦虑情绪。中等偏上强度的运动才能刺激内啡肽分泌，使患者产生愉悦感，比如登山、打篮球、打羽毛球、跑步等，坚持 30 分钟以上即可；以前缺乏运动或不宜进行高强度运动的人可以选择快步走的方式，从每天 15 分钟开始，坚持一周后增加到 20 分钟，再慢慢增加到 30 分钟，循序渐进，让身体慢慢适应，直到流汗的程度为宜，每周3~5 次；或者陪伴患者做喜欢做的事情，转移注意力，等心情平静后，再重新考虑如何解决烦恼。

5. 帮助患者认识、接纳自己的焦虑　向患者解释其某些行为、感受和身体的不适症状都是焦虑情绪的表现，告知患者某些性格也会促使这些症状的发生。请患者不要试图回避这些感受和不适，让患者仔细体会，慢慢接受；同时引导患者慢慢逐步优化自己的急躁、追求完美等个性，用积极的方式与人沟通。改变对待他人的态度，善意待人，不要处处与人争，更不要随意猜测别人，必要时学会妥协，对他人的期望不要过高。

6. 引导患者改变对引起焦虑事件的认知　焦虑障碍患者容易出现两种

错误逻辑,一种是过高估计不好的事情出现的可能性,第二种是过分灾难性地想象事件的结果。焦虑障碍患者对事情歪曲认知是造成疾病长期不愈的原因。在专业人员的帮助下,帮助患者改变对焦虑的认知,进行认知重建,达到治疗的目的。

## 加 油 站

### 焦虑的积极意义

焦虑是指个人对即将来临的、可能会造成的危险或威胁所产生的紧张、不安、忧虑、烦恼等不愉快的复杂情绪状态。焦虑本身是人类一种正常的情感反映,例如明天要上台演讲,今天晚上会紧张得睡不好觉;过一会要考试,紧张得手心出汗;下周要工作面试,最近会焦虑到无所适从。等要面临的事情过去后,焦虑就会自动解除。这是一种生理性焦虑,即当面对潜在的或真实的危险或威胁时,都会产生的情感反应。特点是焦虑的强度与现实的威胁程度相一致,并随着现实威胁的消失而消失,因而具有适应性意义。

如果你是正常的焦虑,那么,一般在短时间内即可缓解,不会有明显的躯体不适,比如胃肠功能紊乱、头痛、便秘、心慌、食欲缺乏等,也不会对个人的生活或社会功能造成影响。适当焦虑,反而会出现一些积极作用。人会萌生出摆脱不良境况的主观意愿,从而更加积极主动地改善眼前不利的处境。识别出焦虑背后的障碍,将它们设定为自己要挑战的目标。当你不焦虑或焦虑程度很低的时候,工作效率也会低;当你焦虑程度很高的时候,工作效率同样会低;但当你焦虑程度适中的时候,工作效率就会最高。

焦虑可以让你产生更大的动力、提高工作效率,也可以帮你更谨慎,但这一切需要建立在适度焦虑的基础上。

## 划 重 点

焦虑症状是焦虑及恐惧相关障碍患者的主要症状,抑郁障碍、人格障碍、情感性精神障碍等其他精神疾病患者以及某些精神药物副反应患者也会存在焦虑症状。精神上过度担心是焦虑症状的核心表现,加上搓手顿足、不能静坐、不停来回走动、无目的的小动作增多、四肢发抖等行为表现,头晕、头痛、恶心、腹痛腹胀、胃部不适、心动过速、胸闷气短、呼吸急促,甚至濒死感等躯体不适症状,不难识别出焦虑障碍。可以运用放松训练,认识接纳焦虑症状,转移注意力,改变认知,优化性格等方法帮助患者应对焦虑。

## 试 试 手

1. 小孙出现了什么症状? 属于哪种焦虑?
2. 作为小孙的家人,应该如何帮助其应对焦虑障碍?

# 第四单元
## 抑郁症状的识别与应对

小 案 例

张某,男,45 岁,某公司高层领导。半年前因为他决策失误,导致公司损失惨重。此后,张某非常自责,情绪低落,认为自己没有能力,导致公司损失,自己拖累了公司和家人,不愿出门,逐渐出现入睡困难、早醒等症状,甚至有跳楼自杀的想法,家属带其到医院就诊。患者主诉近 2 年都感到工作压力很大,都忘记快乐是什么感觉了。家属也反映患者经常加班,回家就睡觉,与家属交流也较少,家属一直以为患者是太累了,也没引起重视。那么,家属或照顾者如何早期识别患者抑郁症状?如何帮助有抑郁症状的患者呢?

## 定 目 标

1. 了解抑郁症状的表现,学习辨别抑郁症状。
2. 学会帮助患者应对抑郁症状。

## 跟 我 学

除抑郁障碍患者外,其他精神疾病患者也有可能合并抑郁症状,下面主要以抑郁障碍患者为例介绍抑郁症状。

### 一、抑郁症状的表现

1. **核心症状**  主要表现为显著而持久的情绪低落。轻者闷闷不乐、无愉快感、兴趣减退,重者悲观绝望、度日如年、生不如死。典型患者的抑郁症状有晨重夜轻的节律变化。在心境低落的基础上,患者会出现自我评价降低,产生无用感、无望感、无助感和无价值感,常伴有自责自罪,严重者出现罪恶妄想和疑病妄想,部分患者可出现幻觉。部分抑郁障碍的患者可能会伴有烦躁、易激惹等情绪表现。

2. 躯体表现   主要有乏力、食欲缺乏、体重下降、便秘、身体任何部位的疼痛、性欲减退、阳痿、闭经等。心慌、胸闷、头晕、头痛、出汗等自主神经功能失调的症状也较常见。如果既往有躯体疾病,通常既往躯体疾病的症状会加重。睡眠障碍主要表现为早醒,一般比平时早醒2~3个小时,醒后不能再入睡,这对抑郁发作具有特征性意义。有的表现为入睡困难、睡眠不深;少数患者表现为睡眠过多。体重减轻与食欲缺乏不一定成比例,少数患者可出现食欲增强、体重增加。

3. 认知表现   患者思维联想速度缓慢,反应迟钝,自觉"脑子好像是生了锈的机器""脑子像涂了一层浆糊一样""脑子感觉慢了半拍"。可见的主动言语减少,语速明显减慢,声音低沉,严重者对答困难,交流无法顺利进行。患者出现近事记忆力下降,注意力障碍,反应时间延长,抽象思维能力差,学习困难,语言流畅性差,空间知觉、眼手协调及思维灵活性等能力减退。

4. 行为表现   患者表现行动缓慢,生活被动、懒散,不想做事,不愿和周围人接触交往,常独坐一旁,或整日卧床,闭门独居、疏远亲友、回避社交。严重时连吃、喝等生理需要和个人卫生都不顾,蓬头垢面、不修边幅,甚至发展为不语、不动、不食,称为抑郁性木僵。伴有焦虑的患者,可有坐立不安、手指抓握、搓手顿足或踱来踱去等症状。严重的患者常伴有消极自杀的观念或行为,或者通过自伤的方式缓解抑郁情绪。

5. 其他表现   双相情感障碍的患者除了有抑郁症状的表现外,在某个时间段存在兴奋,精力充沛,不需要睡觉也不觉得累,自我感觉很好,觉得自己很有能力等表现。在对患者抑郁症状治疗过程中要注意观察是否有这种特别兴奋的情况。

二、抑郁症状的观察与识别

家属或照顾者了解抑郁症状的表现特征后,要通过对患者行为和情绪的观察,结合有无躯体不适感,如睡眠障碍、乏力、食欲缺乏、心前区疼痛、头晕、胃肠道不适等主诉,及早识别患者的抑郁症状。当然,对于患者躯体不适的主诉一定要排除躯体疾病。也可以结合使用一些评估量表来帮助筛查抑郁症状。

1. 抑郁症状的早期识别　从患者的认知、行为表现,结合躯体症状,综合考虑是否存在抑郁症状。患者早期表现出心情不好,高兴不起来,情绪低落,做事情提不起兴趣或感到头晕头痛、乏力等症状。早期症状容易被家属或照顾者误认为是太累或压力太大而被忽视,通过从患者的主动言语减少、睡眠障碍、情绪不好、高兴不起来、不想动、不愿参加活动等方面的行为表现来判断患者是否有存在抑郁,如果超过 2 周还不能缓解,家属或照顾者要引起重视。案例中患者家属对患者的一些抑郁症状的早期表现没有重视,差点造成悲剧。严重者出现自觉脑子反应慢、转不动,觉得自己是个废人、没有用,孤僻不参加任何活动,对生活感到无助、无望等,甚至伴有自伤自杀的观念、言语或行为等。同时,还要注意患者是否有脾气大、烦躁、易激惹、异常兴奋、精力充沛、自觉能力强、活动多等表现。

2. 危险性观察　对于抑郁症状患者最大的危险就是自杀。家属或照顾者要警惕患者因受抑郁情绪困扰导致的痛苦和严重睡眠障碍;密切观察患者是否流露出轻生的言语(例如会流露出"活着没意思""还不如死了算了"等);是否有看不到希望,觉得自己没有用,只会拖累家人,成为社会的负担等言语;是否有交代后事或收集刀具、绳索等危险物品的行为;是否有反常行为(例如主动提出想要去很久没去过、对患者而言又有特殊意义的地方,将自己喜欢的物品送给他人,有囤积药物或者设法支走家属或照顾者等)。

3. 患者健康问卷抑郁分表(patient health questionnaire-9,PHQ-9)的使用方法　可以使用相关量表来识别和评估抑郁症状严重程度。这里重点介绍目前使用较普遍,而且条目较少,使用简单、方便的一个自评工具——PHQ-9。PHQ-9 包括 9 个条目,患者根据最近 2 周自己的感受对每一条做出评分:完全没有这种感觉评 0 分,只是几天的时间有这种感觉评 1 分,超过一半的时间有这种感觉评 2 分,如果是几乎每天都有这种感觉评 3 分。9 个条目的得分相加就是该患者的得分,最高为 27 分。得分在 0~4 分考虑该患者暂时没有抑郁;得分在 5~9 分考虑可能有轻微抑郁;10~14 分考虑可能有中度抑郁;15~19 分可能有中重度抑郁;20 分以上可能有重度抑郁,具体内容详见附录二。

### 三、抑郁症状的居家应对方法

1. 保证患者安全　保证患者居住环境或活动范围的安全。查看门窗,确保不能让患者找到跳楼的条件;收好刀剪、绳索、玻璃制品、开水瓶、打火机等危险物品,不让患者有接触到的机会,断绝患者获得自杀工具的机会。对于自杀风险很高或自杀企图特别强烈的患者要有专人陪伴,时刻掌握患者的动向,防止患者外走或寻找到自杀机会。

2. 鼓励患者表达其抑郁情绪　患者刚开始时可能有意愿表露自己的心迹,会与身边的人哭诉,倾听者不要阻止患者哭泣,让患者的不良情绪得到释放;作为家属或照顾者,要多陪伴患者,鼓励患者多说,了解其内心想法,从而能加强防范,以防患者出现自杀、自伤行为;同时,不否定患者的感受,不随便建议,让其多与周围人沟通,向亲朋好友倾诉宣泄,寻求精神支持。

3. 引导患者建立信心和希望　鼓励患者回忆以前成功的、美好的经历;鼓励、帮助患者完成或参与一些力所能及的任务,体会成就感;帮助患者建立规律作息,以增强患者对生活的掌控感,建立信心和希望。避免让患者处理一些在目前状态下没有能力应对的工作或家务事,避免让患者压力过大或进一步产生挫败感而引发或加重抑郁症状。

4. 引导患者觉察、接纳自己的抑郁情绪　面对患者的抑郁情绪,家属或照顾者要做到内紧外松,即思想上高度重视,严防患者自杀行为,言语和行为上不要让患者产生病入膏肓的感觉。引导患者觉察、感受自己的情绪,不要回避、害怕,主动与患者讨论对抑郁情绪的看法和感受,让患者认识到这种情绪实际上每个人都会有,只是每个人持续的时间和程度不一,每个人对抑郁情绪的看法和应对方法也不一样;抑郁情绪就像感冒病毒一样,只要我们正确面对,努力克服它带来的一些不好的感受,积极治疗,是完全可以战胜的。

5. 积极帮助患者改善睡眠　根据患者失眠的表现和睡眠的习惯,营造适合患者的睡眠环境,应用一些促进睡眠的方法,如让患者睡前喝温牛奶、泡脚,不看刺激的电视电影,不看手机,听一些舒缓的音乐;陪伴患者一起做放松训练,适当安排患者参与家庭活动,让患者产生累的感觉,也有助于睡眠。在上述措施无效的情况下,可遵医嘱使用镇静催眠药帮助患者睡眠。

6. 督促陪伴患者规律运动　运动会导致机体持续分泌内啡肽,引起大脑兴奋,可以缓解抑郁情绪。但是,有抑郁症状的患者一般都不想动(不要误会患者懒),要根据患者平时的爱好,安排一些其感兴趣的运动,家属或照顾者要陪同、鼓励、督促,切不能只要求患者运动,而家属或照顾者自己坐在旁边看或念叨;同时注意循序渐进,持之以恒,定时定点,形成习惯;也可以安排一些轻松愉悦的家庭活动,培养患者在音乐、书法等方面的爱好,帮助其转移注意力,陶冶情操,缓解抑郁情绪。

7. 寻求帮助　发现患者抑郁症状严重,如已影响到了生活、工作或人际交往等,持续时间较长(超过 2 周),或者有自杀的念头或行为,要及时寻求专业人员帮助,选择去专科医院就诊。

# 加 油 站

## 重视老年人的抑郁问题

根据2021年第七次人口普查的结果显示,我国65岁以上老年人总人数为20 056万人。老年期抑郁障碍是困扰老年人常见的精神问题,不仅会导致老年人躯体功能下降,还会使其变得孤僻、悲观,从而严重影响老年人的生活质量。由于老年抑郁患者的表现以躯体不适症状和认知改变为主,情绪体验不是很明显,不太容易被识别。因此,全社会都应该关注老年人的抑郁。下面,重点介绍一下老年抑郁的主要特征。

1. 心境症状 高兴不起来、郁郁寡欢,觉得没有乐趣、没有意思,兴趣下降,不能体会到愉快感,有持续的情绪低落,由于老年人普遍存在认知功能的损伤,这些症状往往容易被掩盖。

2. 躯体症状 躯体不适是老年期抑郁障碍特别突出的表现,可以在身体各个器官及部位出现,如心慌、心悸、胸闷、胸痛、胃灼热、恶心、腹痛、腹胀、头晕、头痛等各种异常疼痛以及敏感,还会出现早醒、入睡难、彻夜不眠、食欲缺乏等问题。躯体不适往往最早被注意到,比心境症状更突出、更明显。由于老年人身体各个器官都在衰退,各个器官会存在器质性病变,所以,容易把老年期抑郁障碍的躯体表现归于器质性问题。

3. 认知症状 可以感到脑力不足、记忆力下降,常表现为注意力下降、脑子反应慢、语速慢,很容易与老年退行性病变混淆。认知症状比心境症状更明显,变化也很突出。

因此,全社会都应该关注老年期抑郁障碍,可以开展普查,多设立早期预防项目。家庭支持对老年期抑郁障碍患者是最重要的。家庭成员要照顾老年人的感受,比如多陪伴老人,多鼓励、陪伴老人参加社会活动;教会老人使用一些现代化的生活手段,例如网上购物、微信聊天等,让其觉得没有被时代、社会、家庭所淘汰。

# 划 重 点

抑郁症状通常包括情绪低落、活动减少、思维迟缓等表现,并伴发躯体、行为和认知方面的症状。要通过对患者的情绪及行为观察,及早识别患者的抑郁症状和自杀风险。采取措施保证患者居住环境的安全;识别、接纳患者的抑郁情绪;通过鼓励患者表达其感受、引导患者建立信心和希望、鼓励和陪伴患者运动等方法,帮助患者积极应对抑郁症状。

## 试 试 手

1. 张某出现了什么症状?
2. 从哪几个方面识别抑郁症状?
3. 家属或照顾者应该怎样应对张某出现的状况?

# 第五单元
## 疑病症状的识别与应对

## 小　案　例

王女士,42岁,8个月前在体检时发现甲状腺结节,医生告知患者暂时没有问题,定期观察就好。但王女士很紧张,并感觉颈部淋巴结肿大、疼痛,认为是癌症转移,随即到当地最好的医院做了检查,医生告知她没问题。王女士仍不放心,又去北京某知名三级甲等医院(简称"三甲医院")检查,检查结果显示癌胚抗原略高于正常值。看到结果的王女士更加紧张,坚信自己得了癌症。她买医学书籍,上网查相关内容,反复到北京、上海等大医院就诊进行检查,均被告知检查无问题,但王女士仍然不接受现实。最近还经常发脾气,打骂孩子。家人应如何帮助她呢?

## 定　目　标

1. 了解疑病症状的表现,学习早期辨别疑病症状。
2. 掌握帮助有疑病症状患者的方法。

## 跟　我　学

疑病症状是一种担心或相信自身患有某种严重躯体疾病的先占观念,并因此反复就医,各种医学检查阴性和医生的解释均不能消除此种担心。患者不相信医生的检查和解释,因此不断更换医生,认为是医生不负责任,没有认真为自己看病,甚至怀疑医生的水平,由此而产生焦虑、疑虑和恐惧。患者经常惴惴不安。

## 一、疑病症状的表现

1. 明确的反复发作的躯体不适感　患者自觉某种躯体不适感,可以明确说明具体哪里不舒服。比如案例中的王女士,她自己认为淋巴结肿大、疼痛,是癌症扩散了。患者不适部位可能发生变化。

2. 坚信自己患有严重躯体疾病　患者觉得自己的躯体疾病很严重,甚至危及生命。比如案例中的王女士,觉得自己患了癌症,而且已经扩散了。比较常见的还有坚信自己得了艾滋病等不治之症。

3. 不相信医学解释　频繁地到各家医院看病、检查,对于没有临床诊断意义的检查结果不相信,对于医生的解释不满意,认为医生没有认真对待自己,没有找到自己的疾病,从而频繁更换医院和医生。案例中的王女士就是买医学书籍,上网查相关内容,反复到北京、上海等大医院检查,均被告知躯体检查无问题,但她就是不相信。

4. 感觉过敏　正常的反应和感觉也被患者认为是异常的,患者会认为这是大病的先兆。或者一些很轻微的表现也被患者认为是可能威胁自己生命的大病。

5. 伴有情绪障碍　因为长期担心自己患有某种严重疾病,担心自己的生命安全,导致焦虑、失眠及抑郁情绪,影响家庭生活及工作。案例中,王女士还动不动就在家中发脾气、打孩子、摔东西,闹得家里一团糟,正是符合伴有易激惹的情绪。

## 二、疑病症状的观察与识别

疑病心理是人们关心自己身体健康的一种正常表现,但如果是过度疑病,以至于对自己的正常生活造成了影响,那就是疑病障碍。该病多发于 40 岁以后,女性多于男性,多因胃肠道症状、心血管症状、假性神经系统症状等内科疾病入院治疗,占门诊患者的 4.7%。内感性不适就成为疑病者的始因和基础,加上固执多疑和易受暗示性等个性特点即可发展成为疑病障碍。可以从以下几个方面来观察和识别。

1. 坚信自己患有严重疾病　患者长期坚持认为自己患有一种或几种严重躯体疾病(通常是癌症、艾滋病等不治之症),把注意力集中在身体的一个或两个器官或系统。每次就诊时,对疾病的坚信程度及症状的侧重点可能有所不同。

2. 不愿相信医学解释　尽管检查结果正常或者某些检查结果的变化根本没有临床意义,医生也反复说明对健康没有影响,但患者仍然只相信自己的判断,因此,四处求医、反复检查。

3. 可能合并情绪障碍　患者长期担心自己得了重病,可能合并有焦虑、恐惧、抑郁、睡眠障碍等问题。

4. 可能存在的触发因素　患者身边比较亲近或接触密切的人突发严重疾病,或者患者自己体检有某项轻微异常的结果。当患者现实生活中可能存在某些冲突,只要生病就可以回避某些社会责任,并获得更多的关心、照顾和保护。

5. 性格特征　此类患者多具有神经质的个性特征,例如敏感、多疑、固执、过度关注身体不适的症状和自己的健康状况。

要特别注意的是针对患者疑病的器官或组织、部位,要进行相应的检查,首先要排除患者主诉存在器质性疾病的可能性,尤其是患者出现一些新的不适主诉时,不能把患者所有躯体不适主诉都归为是疑病症状,延误诊治。

### 三、疑病症状的应对方法

1. 不要否定患者的疑病主诉　疑病也是一种疾病表现,家属或照顾者不要责怪患者疑心太重或没病装病;且患者病程一般呈慢性、波动性,一旦遇到某些促发因素,疑的症状可能会时有发生。家属或照顾者应首先接受患者的想法和感受是很真实的,他们其实很痛苦,家属或照顾者要做到不否定、不解释,更不要劝阻患者的疑病主诉,要用共情去倾听、理解、接纳患者的感受。

2. 处理焦虑等情绪　患者经常觉得自己的生命健康受到严重威胁,经常处于紧张、恐惧当中,考虑到患者可能伴有焦虑、抑郁症状,要密切关注患者的情绪反应,可以采用放松训练、转移注意力、培养兴趣爱好等方法去缓解患者的不良情绪,必要时就医治疗。

3. 鼓励、督促患者正常生活　鼓励患者以正常人的心态去工作和生活。全身心地投入工作,一方面能让患者从疑病的认知中抽离出来,另一方面可以使患者体会到自己所怀疑的疾病对自己没有影响,可能会动摇其疑病的观念,还可以让患者产生成就感和控制感,改善患者一些不好的感受。

4. 维持正常家庭功能　某些患者的疑病症状可能是其家庭功能不良的表现,例如家人之间关爱不够、沟通不良,家庭成员之间关系紧张等。一旦家里有人生病,大家都来关心生病的人,家庭成员之间关系可能会缓和。因此,患者想通过生病的表现来博得关注和关心,缓解家庭矛盾等。家属要仔细分析、反思家庭成员之间的沟通模式,努力营造家庭成员之间互相关爱、有效沟通、互相理解包容的和谐的家庭氛围。

5. 引导患者合理认识、正确对待其疑病观念　告知患者适当关注自己的身体健康状况是一种有益行为,可以及时发现某些疾病;但是如果把主要精力都放在这个上面就会引起自己某些不必要的损失,尤其对那些病程较长的患者。家属或照顾者可以引导他们去分析,这么长时间,患者所担心的大病好像也没有引起健康问题或危及生命,帮助患者认识到自己对疾病的担忧可能只是对健康过度害怕的表现。帮助患者说服自己,这仅仅是自己的担忧,并不是真正的事实。

# 加 油 站

## 其他躯体形式障碍

除疑病障碍外,还有几种常见的没有明确躯体疾病证据但患者被躯体不适症状困扰,或者检查结果的严重程度远不及患者躯体不适主诉的躯体化障碍。

1. 躯体化障碍　主要表现为多种多样、反复出现、时常变化、查无实据的躯体主诉。症状可涉及身体的任何系统或器官,最常见的是胃肠道不适(如疼痛、呃逆、胃灼热、呕吐、恶心等),异常的皮肤感觉(如瘙痒、烧灼感、刺痛、麻木感、酸痛等),皮肤斑点,性及月经方面的主诉也很常见。患者常存在明显的抑郁和焦虑,可有多种症状同时存在。患者为此反复就医、反复检查,检查结果均正常,拒绝医生关于其症状没有躯体疾病的忠告。常伴有社会、人际及家庭行为方面长期存在的严重障碍,很少能够完全缓解。女性远多于男性,女性最早的症状可能与性方面的困难或婚姻、恋爱问题有关。

2. 未分化躯体形式障碍　表现类似躯体化障碍,但没有躯体化障碍典型,症状涉及的部位没有躯体化障碍那么广泛、丰富,对家庭、社会功能的影响也没那么明显。

3. 躯体形式的自主神经功能紊乱　患者有心悸、出汗、脸红、震颤等表现,有部位不定的疼痛、烧灼感、沉重感、紧束感、肿胀感,患者坚持认为这些症状是某一器官或系统患了严重的疾病所致,并因此感到苦恼。经检查这些症状都不能证明有关器官和系统发生了躯体障碍,医生的反复解释、保证都无济于事。常在内外科就诊,诊断为"心脏神经症""胃神经症""心因性嗝逆""肠易激综合征""心因性过度换气"等。

4. 躯体形式的疼痛障碍　这是一种不能用生理过程或躯体障碍予以合理解释的持续、严重的疼痛。常因压力过大、家庭矛盾等心理社会因素诱发,经检查未发现相应主诉的躯体病变。常见的疼痛部位有头痛、腰背痛等,可位于体表、深部组织或内脏器官,性质可为钝痛、胀痛、酸痛或锐痛。患者常以疼痛为主诉反复就医,服用多种药物,甚至造成镇痛药依赖。

## 划　重　点

疑病症状是躯体形式障碍的主要症状,患者深信自己患了癌症或艾滋病等严重躯体疾病,尽管通过反复检查没有患病的证据,仍对自己患病事实坚信不疑,对患者本人及家庭造成了困扰。家属或照顾者应该正确认识患者疑病也是病,尽量改善家庭功能,理解患者的痛苦,鼓励患者正常工作、生活,引导患者合理认识、正确对待自己的疑病观念。

## 试　试　手

1. 王女士的疑病症状有哪些特点?
2. 作为王女士的家属或照顾者,应该怎么样帮助她?

# 第六单元
## 强迫症状的识别与应对

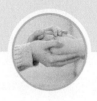

## 小　案　例

孙某,女,27岁,2年前在无明显诱因下反复洗手;洗好衣服后,反复回忆整个过程,如果觉得不干净,就重新洗,如此反复多次后才放心;锁门后,经常走到楼下又上来重新锁一遍,或者推一下看有没有锁好,检查之后仍然不放心,反复数次之后才罢休。有时反复询问一个问题,别人回答后,又反复数次问同样的问题。患者自知没有必要,但是控制不住,也因为这些症状多次上班迟到,为此感到痛苦不堪而求医。

## 定　目　标

1. 了解强迫症状的主要表现,学习辨别强迫症状,在什么情况下容易出现,哪些人或哪些情况下更容易出现。
2. 掌握照顾有强迫症状患者的方法。

## 跟　我　学

强迫症状是强迫障碍患者的核心症状,其他精神疾病也有可能合并强迫症状,下面以强迫障碍患者为例介绍强迫症状。强迫障碍是以强迫观念和强迫动作为主要表现的一种神经症性障碍。以强迫与反强迫同时存在为特征,患者明知强迫症状的持续存在是毫无意义且不合理的,是没有必要的,想努力控制,却不能克制其反复出现,且越是企图努力控制,反而越感到紧张和痛苦。强迫行为常严重影响患者的正常工作和生活。

## 一、强迫症状的表现

强迫症状的患者常常有过分疑虑谨慎、对细节过分关注、要求完美、刻板固执、敏感、遇事犹豫不决等性格特征。另外，躯体不适、环境改变、工作紧张、家庭不和等均可诱发强迫症状，常常伴有焦虑、抑郁情绪。强迫症状主要包括强迫思维和强迫行为。

### (一) 强迫思维

1. 强迫怀疑　对自己言行的正确性反复怀疑，以至于要反复核实，明知道毫无必要，但无法克制，如出门时反复怀疑门窗没有关紧，即使一遍一遍回家确认，还是怀疑没关好。

2. 强迫回忆　脑海中不由自主反复回忆经历过的事情，无法摆脱，给生活带来很多困扰。如果回忆被打断，会感到非常痛苦。

3. 强迫性穷思竭虑　明知毫无意义，却无法克制，反复思考一些无意义的事，如太阳为什么不是方形的却是圆形的；1+2 为什么等于 3 不等于 5。

4. 强迫性对立观念　看到一句话或脑中出现一个念头时，便不由自主地联想到相反的词句或观念，如想到和平马上联想到战争；看到可爱脑中立即出现恶心等。

5. 强迫意向　患者反复体验到一种强烈的内在冲动想要去做某种违背自己意愿的事情，但不会真正去做。如站在阳台上就有往下跳的冲动，但自己也不会跳。

### (二) 强迫行为

强迫行为指患者反复做一些没有必要的行为，如反复检查、反复洗手、反复计数以及仪式性动作等。强迫症状是不合理的、不必要的，且过多和 / 或不恰当的，强迫行为多与污染、性、伤害等有关，如强迫洗手等。

1. 强迫洗涤　常见有强迫洗手、洗衣等。如一位医院挂号员认为接触一些肿瘤患者的门诊卡可传染上肿瘤，会传染给家人，于是每次下班后在门外喊家人给她开门，她则高举双手进入，然后反复洗手，内外衣也全部换洗，直到深更半夜才能就寝。

2. 强迫检查　多产生于强迫怀疑，如怀疑电视机是否关好、电源是否切断、门是否锁好等，每次外出都反反复复检查好几遍，为此深感痛苦。有的患者反复检查账单、化验单等。

3. 强迫计数　有些患者每次出门总要数街上的电线杆数，上台阶要数台阶数等，如中间发现漏计，则重新点数。

4. 强迫性仪式动作　患病初期的强迫行为是简单的，只是以某些动作来缓解焦虑和不安，随着病情的加重，原先的动作不足以缓解焦虑，就会增添新的内容,逐渐形成复杂的、具有固定格式的行为组合。患者必须按照仪式的程序操作,稍有差错,便从头做起,而且这些动作通常都是毫无意义的。例如,患者出门时必须先迈右脚出门,如迈错脚则重新开始。

## 二、强迫症状的特征和识别

大部分人可能都有过强迫现象,如有人会在出门后担心门没锁好,或担心没有关好煤气阀门而返回检查,但是经过查看或者验证,不会再去想或去做。儿童青少年也会出现强迫现象,如儿童在马路上行走时,走 4 步必须跳 1 步才能继续向前走。一般来说这种强迫现象程度轻微、持续时间短,不引起严重焦虑等情绪障碍,是一种正常现象。但是如果出现以下表现就可能有强迫症状,可以结合以下五点对强迫症状进行识别。

1. 有强迫观念或强迫行为的症状表现　表现为以下一种或几种混合:以强迫思想为主,包括强迫观念、强迫回忆、强迫性对立观念、强迫性穷思竭虑、强迫性害怕丧失自控能力等;以强迫动作为主,包括反复洗涤、反复核对检查、反复询问或仪式化动作。

2. 明知没必要又无法摆脱　患者明知强迫症状没必要或毫无意义,但无法控制。一旦控制不去做,就会出现紧张、心慌等严重的焦虑表现,为了避免焦虑,患者只好去想、去做,这个特点称为有意识的自我强迫和反强迫。

3. 社会功能受损　患者往往因为需要花大量时间来完成强迫行为,严重影响日常工作和生活。患者也可能因为回避促发强迫观念和强迫行为的各种情境而影响正常工作、社交活动、人际交往等。

4. 应与正常的担心相鉴别　例如有的人因为过于担心细菌和病毒引起疾病,对于卫生的要求比较严格,但是卫生工作达到要求后不再会有焦虑;有的人会因为担心生命财产的安全,而不放心已经关好的门窗或煤气阀门等,会在出门后又返回来检查,但是检查确认后就不再纠结,这都属于正常担心。但是,如果经过检查确认仍然不放心,需要反复多次检查,就有可能就是强迫症状了。

5. 强迫症状的量表评估　目前常用的强迫症状评估工具是耶鲁 - 布朗强迫量表(Yale-Brown obsessive-compulsive scale, Y-BOCS)。主要用于评定强迫症状的严重程度。共包括 10 个条目,5 个评估强迫思维,5 个评估强迫行为。每个条目采用 0~4 分的 5 点评分方法,0 分表示没有强迫症状,4 分表示症状非常严重。总分小于 16 分表示轻度或亚临床状态,16~22 分为中度,23~31 分为重度,超过 31 分为极重度,具体内容详见附录三。

## 三、强迫症状的应对

1. 积极处理焦虑　强迫本身就是焦虑的一种表现,自我的反强迫行为会加重焦虑。家属或照顾者可以每天带领患者一起做放松训练、安排规律的劳动和生活,陪伴患者一起面对促发焦虑、强迫的情境等,帮助处理患者的焦虑情绪。

2. 营造和谐的家庭氛围　强迫症状与家庭因素或多或少有关系,父母过于严格、刻板的教育下,在成年后更易遭到强迫思维和行为的困扰,且本身性子温和、老实、听话乖巧,胆小、富于内省、敏感的人容易遭受强迫症状的侵袭。所以,营造宽松、和谐的家庭环境对患者来说思想得到了放松,对自己的要求就没有那么高了。

3. 接纳和理解　一旦家庭内有这样的患者,作为家属或照顾者,应用同情与理解的角度去看待患者,并不是患者的故意行为,患者也深感痛苦,而又无法摆脱。避免批评指责,让患者陷入孤立无援的地步。

4. 分散注意力　不要强行制止或惩罚患者的强迫行为,解除对强迫症状的紧张和害怕。避免过多关注,采取不理、不怕、不对抗的态度,顺其自然,这是打破恶性循环的关键。患者和家属都要接受强迫症状,鼓励患者以正常人的心态去工作和生活,主动参加集体娱乐休闲活动,转移注意力。带着症状去生活和学习,顺其自然、为所当为。

5. 强迫症状的自我治疗四步法　通过这种认知疗法可以改变强迫症患者错误的认知模式、增强心理素质、纠正不良行为,帮助其建立新的思维模式和行为模式,从而改善强迫症状。

(1)再确认:对强迫症状的识别,目标是控制患者对强迫症状的反应,而不是去控制强迫思考或冲动。认清强迫症的想法与行动,以便了解此刻的困扰是来自强迫性想法或行为,学习控制自己,不对强迫性想法作反应。

(2)再归因:强迫性想法是无意义的,那是脑部错误的信息。你要深切地去了解:为何急着检查? 为何手会脏的想法这么有力量,以致让人无法承受? 假如你知道这些想法是没有道理的,那么为何你对它要反应呢? 了解为何强迫思考是如此的强烈,你为何无法摆脱它,是增强你的意志力和强化你去抵抗强迫行为的关键。这个阶段的目标是学习再归因,强迫想法的源头是来自脑部生化的不平衡。

(3)转移注意力:首先选择某些特定的行为来取代强迫性洗手或检查。任何有趣的、建设性的行动都可以。最好是从事自己感兴趣的活动,例如散步、运动、听音乐、读书、玩计算机、打篮球等。

(4)再评价:贬抑强迫症状的价值,了解强迫症状将要到来,并且准备承受它,不要惊吓,接受它;当有强迫症状时,不要浪费力气自责,要清楚症状来自何处,知道如何应付它。

# 加 油 站

## 强迫型人格

有强迫症状的患者基本上病前都有强迫型人格,以过分谨小慎微、严格要求、完美主义及内心不安全感为特征。强迫型人格者具有强烈的自制心理和自控行为,甚至达到纠缠、吹毛求疵的程度。在情绪表现方面过分克制,不苟言笑,缺乏幽默感,心情总是轻松不下来。行为上过分循规蹈矩,拘泥于细节、规则、条目、秩序等,甚至连生活细节也力求程序化及仪式化,要求按部就班。对任何事情都要求过高,以致影响工作,采取行动总是犹豫不决,即使勉强做出决定,事后还是唯恐有错。由于有强烈的不安全感,对批评又过分敏感,所以遇事总是反复思考、核对,怕出差错;过分疑虑与谨慎,对实施的计划反复检查、核对,唯恐疏忽或出现差错。对别人做事很不放心,往往事必躬亲、事无巨细。过分看重工作成效而不顾个人乐趣和人际关系。由于以上特点的影响,所以办事效率不高,缺乏创新精神和灵活应变能力,抓不住稍纵即逝的机会,事后又懊悔自责。虽表面上不动声色,内心往往充满紧张与烦恼,甚至充满怨恨,尤其在生活和工作受到干扰时。

总之,强迫型人格者总是给人以刻板、僵死、缺乏活力的印象。

# 划 重 点

强迫障碍患者的表现以强迫症状为主,伴发着各种各样的强迫思维及强迫行为,如强迫回忆、强迫怀疑、强迫对立观念,强迫洗涤、强迫性仪式动作等等,患者为此感到痛苦但却无力改变。作为身边的照顾者从症状上能正确地识别、理解、接纳患者的强迫症状,营造轻松融洽的家庭氛围,帮助患者转移注意力,缓解焦虑情绪,运用自我治疗四步法等方法帮助患者应对强迫症状。

# 试 试 手

1. 孙某的强迫症状有哪些表现?
2. 从哪几个方面识别强迫症状?
3. 作为孙某的家属或照顾者,应该如何应对与处理?

# 第七单元
## 痴呆症状的识别与应对

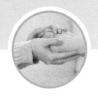

## 小 案 例

张大爷,男,80岁。近一年来出现记忆力减退,频繁忘记事情的情况,主要表现在出门忘记锁门,去超市忘记要买什么东西,不记得今天星期几、是否吃饭等一系列小事,后逐渐发展为自己出门找不到家,认不出自己的子女、亲属,或者把人认错,甚至晚上不休息,到处翻找以前的东西,家人怎么劝说都没有用。张大爷到底是怎么了? 居家照顾的过程中,有哪些照护原则和技巧呢? 有没有哪些方法可以延缓此类疾病的发展呢?

## 定 目 标

1. 了解痴呆症状的核心表现及主要特征。
2. 了解痴呆症状的危险因素及延缓痴呆症状进程的方法。
3. 掌握有痴呆症状患者的照护原则和技巧。

## 跟 我 学

痴呆是智能障碍的一种,是指智力发育成熟后,由于各种原因损害原有智能所造成的智能减退状态,尤以阿尔茨海默病(又称"老年性痴呆")最为常见。下面以阿尔茨海默病为例介绍痴呆症状的识别与应对。

### 一、痴呆症状的表现

1. 认知功能改变　阿尔茨海默病患者痴呆症状的进展较缓,有很强的隐匿性。核心症状是记忆力减退,在早期多为近记忆障碍,体现在对最近发生的事情容易遗忘,例如,刚开了门就不记得钥匙是放哪了。随着病情的进一步发展,记忆力受损加重,症状严重的患者还有可能走失。此外,还会出现思维缓慢、贫乏的症状,反应迟钝、对一般事物的理解力和判断力越来越差,注意力日渐受损,还会出现时间、地点和人物定向障碍,所以会有找不到家、无目的漫游以及不分昼夜,甚至不认识家人情况。

2. 情绪情感反应的改变　情绪方面,患者早期可出现情绪不稳,甚至有脾气大、易激惹等激越行为。随着疾病的进展,逐渐发展为淡漠及迟钝。有时患者的情绪还易失去控制而更加多变。表现形式可能有焦虑不安、抑郁消极、勃然大怒、易哭易笑、不能控制。患者变得敏感多疑,对于别人的关心或好心提醒,可能会毫不留情地驳斥或勃然大怒。

3. 行为改变　部分患者也有可能出现行为改变。通常表现兴趣下降、活动减少、主动性差、社会性退缩,但也有可能显示脱抑制行为,如冲动、幼稚的表现等。而社会功能受损主要体现在对自己熟悉的工作不能完成。在疾病晚期,甚至有生活不能自理、运动功能逐渐丧失的情况,如穿衣、洗澡、进食以及大小便均需他人协助。

## 二、痴呆症状的识别与观察

记忆力受损是痴呆症状早期的突出表现,开始是近记忆下降,表现为容易忘事,用过的物品刚放下就找不到了,不能记住最近接触的人名或地名,常忘记重要的约会,或开火烧水、做菜后常常忘记关火等。随着病情的进展,远期记忆也会受损,出现时间、地点、人物定向障碍(分不清时间,找不到家,不认识家人),计算困难,思维迟钝,不能进行分析归纳,甚至丧失生活能力。性格发生改变,变得敏感多疑,脾气暴躁等。除了从日常表现上来观察和识别,还可以运用以下评估工具进行筛查。

1. 简易智能精神状态检查量表(mini mental state examination,MMSE)　是目前使用最广泛的简明认知功能量表,包括以下 7 个方面:时间定向力、地点定向力、即刻记忆、注意力及计算力、延迟记忆、语言、视空间。共 30 项题目,每项回答正确得 1 分,回答错误或不知道得 0 分,总分范围为 0~30 分。测验成绩与文化水平密切相关,正常临界值划分标准为:文盲>17 分,小学学历>20分,初中及以上学历>24 分,具体内容详见附录四。

2. 画钟测试　画钟测试(clock drawing test,CDT)作为检查老年性痴呆的早期筛查工具,能较全面地反映认知功能,具有简单易行、准确性高的优点,受文化背景、教育程度影响小。具体操作步骤:被测者在纸上画一个表盘,表盘上要有数字,明确告知时针和分针指向的时间(目前较为流行的是 11 点 10 分或8点20分),让被测者在表盘上画出该时点。记分标准:画出一个封闭的圆(表盘)可得1分,表盘上12个数字的位置和顺序都正确可得1分,分针位置正确可得1分,时针位置正确可得1分。3~4分表明认知水平正常,0~2分表明认知水平下降。

### 三、有痴呆症状患者的居家照顾方法

#### (一) 改善和维持认知功能

轻度痴呆患者认知功能有一定的保留,照顾过程中应积极开展认知功能的训练,具体可以参考以下方法。

1. 躯体锻炼　在患者可耐受的范围内尽量进行关节锻炼,以提高患者的肌力、平衡和协调能力。

2. 记忆力和思维能力训练　将一长串数字先分段记忆,然后连续记忆,反复练习,并逐渐增加内容;回忆、记录每日经历,训练记忆力;计算练习、拼图、搭积木等练习训练思维活动。

3. 日常生活活动能力训练　指导患者练习握笔、持汤勺、刷牙、洗脸、穿脱衣服、整理床铺、扫地等。尽量让患者待在熟悉的环境中,提供稳定的照护流程。由固定的人照顾患者,并建立规律的作息时间。

4. 参加社会活动　可以鼓励患者参加一些感兴趣的团体活动,例如音乐、书法、绘画、棋牌等,通过社区活动让患者多与他人沟通、交流,维持他们的社会功能以及对外交际的能力,并重视与患者的感情交流。

#### (二) 生活照顾和训练

1. 生活不能自理者　照护原则以满足患者的基本生理需求,防止发生压力性损伤、噎食、跌倒等意外为主要目标。协助患者日常生活料理,保持患者个人卫生和居住环境的整洁,照顾好患者进食、进水及大小便,保证患者营养需要,避免引起电解质紊乱、感染等问题。尽可能协助患者维持原有功能。

2. 部分自理能力者　加强生活技能训练,尽量保持和训练患者独立生活的能力,在延缓疾病进程,维持患者生活自理能力的同时,也可以减轻照护者的护理难度及负担。例如,将老人常用的物品放在固定且明显的位置,贴上明确的标志,指导、鼓励患者尽可能地自理个人卫生和完成简单的日常任务,如自己进食、沐浴洗澡、便后处理等,帮助维持一定的自理能力。训练患者养成定时排便的习惯。

#### (三) 安全照顾

1. 管理危险工具,保证环境安全　患者可能失去使用工具的能力,须管理好有危险性的工具,如厨房电器、炉灶、煤气、电源等;清除居住环境中刀剪、打火机、绳索、玻璃制品等;定期检测电路,防止电线裸露,在电源插座上加上

电源封口。在患者的活动范围及可视范围内保证摆放的物品位置固定,有棱角的地方尽量包裹好,以保证患者安全。

2. 防止外走  在平时生活中注意防止患者走失,最好不让患者单独外出,外出时可让患者在照护者的视线范围内活动,同时佩戴走失联系卡,避免发生意外。

**(四) 情绪情感反应的应对**

1. 积极应对幼稚表现  在照护痴呆患者期间,应减少批评、说教的行为,可通过示范、鼓励等方式引导患者配合。

2. 避免激惹争执  当痴呆患者产生幻觉或妄想症状,出现伤害自己或他人的行为时,尽量减少与痴呆患者的正面冲突,可在保证患者安全的前提下,采取转移注意力,安抚、顺从的方式让患者平静下来。

3. 尊重患者  保护患者的个人尊严,以包容和耐心对待患者,学会与患者维持良好的沟通技巧,避免争执,保持幽默感。

# 加 油 站

## 阿尔茨海默病的预防措施

### 一、健康的生活方式

培养老年人规律的生活习惯。对于有睡眠障碍的患者,可以在白天多进行感兴趣的活动,养成良好的作息时间。规律的运动是健康生活方式中重要的一部分,经常进行太极拳、手部健身球等运动可以有效预防阿尔茨海默病。吸烟和长期过量饮酒易引起认知功能障碍。因此,戒烟限酒是预防老年性痴呆的必要手段。此外,多食鱼、坚果,适量摄取大蒜可保护脑血管,促进血液循环,预防老年性痴呆;而腌制食物含有大量亚硝酸盐,建议少食。保持膳食均衡,适量饮食也可以降低大脑退化的风险。

### 二、坚持有意识的认知功能训练

进入老年后,不可避免地会发生不同程度的认知功能下降,可以有意识地进行一些活动来维持认知功能。如坚持每天阅读,并且有意识地记住某些内容;参与家庭日常事务的管理,如买菜、添置家庭日常用品、安排家人的日常生活等,每天参加棋牌等智力活动,锻炼老人的计算能力和思维能力。此外,网络上的认知功能训练也可以预防或延缓阿尔茨海默病的进展。

### 三、积极参加社会生活

鼓励老人学会使用电脑,手机上现代化的社交软件和平台,适应时代的发展。可以根据实际情况,多参与社会活动,包括户外活动、做家务、阅读、饲养宠物等,这些活动能够促进脑部代谢,降低阿尔茨海默病的发生。鼓励老年人要有自己的社交和朋友圈,经常安排朋友聚会或外出旅游等活动,充分了解和参与快速发展的社会生活。

## 划 重 点

阿尔茨海默病患者的痴呆症状是以记忆力减退为主要特征的进行性智能障碍,随着病程进展可伴有思维障碍、情绪症状以及定向力障碍,更严重者可有幻觉、妄想症状和激越行为。掌握痴呆症状的照护原则和技巧,可以维持老人现有的认知能力并延缓阿尔茨海默病患者痴呆症状的发展,同时降低照护难度,减轻照护负担。

## 试 试 手

1. 阿尔茨海默病患者的痴呆症状有哪些临床表现?
2. 如何照护有痴呆症状的老年人?

# 第二章
## 药物治疗居家护养

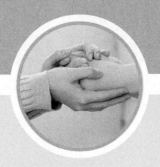

　　药物治疗是精神疾病患者非常重要的治疗手段,需要较长时间的坚持治疗。但是,在临床工作中经常遇到一些患者或家属因为对药物治疗存在一些错误的认知而随意增减药物剂量,病情稍有好转就自行停药,导致疾病反复发作或迁延不愈;或者因药物保管不当而让患者服药过量,大大增加了患者的痛苦,甚至威胁到患者的生命。所以,作为患者家庭照顾者有必要了解精神疾病患者药物治疗过程中可能会遇到的问题和应对方法,保证患者治疗的安全性和有效性。

# 第一单元
## 居家安全用药

## 小 案 例

小军,男,28 岁,双相情感障碍。4 年前第一次发病,住院治疗 2 周,症状控制好,出院后能正常工作、生活。小军出院后几天就没再坚持服药,很快又出现兴奋话多、不睡觉等症状,服药几天后症状又得到控制,控制后又停药,如此反复,药物治疗效果越来越差,家属就自行加大剂量,最后导致小军出现恶心、呕吐、双手颤抖、走路不稳、讲话吐词不清、意识模糊等表现。小军发生了什么问题? 为什么会出现这样的问题? 家庭照顾者应该如何避免这种情况发生呢?

## 定 目 标

1. 了解精神疾病患者药物治疗的常见误区。
2. 掌握患者居家服药的注意事项。

## 跟 我 学

小军就是因为不规律服药和自行增加药物剂量导致出现了严重的药物不良反应,如果处理不及时是非常危险的。下面我们来看看家庭照顾者对于精神疾病患者药物治疗方面有哪些常见误区,如何保证患者的用药安全。

一、家庭照顾者对药物治疗的常见错误认识及做法

1. 根据病情自行调节用药剂量　大家普遍会认为是药三分毒,所以要尽

可能少吃药或不吃药。因此,往往有些患者在疾病症状得到一定程度控制后,或者住院治疗好转后,出院回到家里就开始减少药物剂量,甚至停药,导致疾病症状很快复发。因为家庭照顾者或患者自认为有了用药的经验,又把原来吃的药再用上,用药后可能症状又会有所缓解,然后再停药,如此反复,多次复发后药物治疗的效果越来越差,家庭照顾者可能又会自作主张加大剂量。这样不规律用药或者突然停药和加药不但不能控制病情,反而会导致严重药物副作用发生,案例中的小军就是这种情况,这是很危险的行为,可能会因为严重药物副作用导致患者出现生命危险。

2. 吃药会使人变傻　临床上确实会有些精神疾病患者吃药后变得两眼无神、目光呆滞、反应变慢,家庭照顾者就认为是药物让患者变傻了,很有可能会让患者停止服药。

其实,患者并不是变傻了,主要是因为抗精神病药对大脑有一定程度的抑制作用,会使患者感到昏昏欲睡,反应速度跟不上,看起来比较呆,尤其是在服药初期。但随着患者对药物的逐渐适应以及症状的缓解,这种呆呆的感觉也会缓解。此外,某些抗精神病药所致的面具脸、行动迟缓等副作用也会让人觉得服药后人变傻了。患者可以遵医嘱联用对抗副作用的药物,如苯海索可有效缓解。这种反应也是完全可逆的,在疾病控制一定时间后,医生会根据情况逐渐减少药物剂量,这种大脑抑制症状就会缓解,逐渐恢复正常。

3. 抗精神病药含有激素　大家之所以会误认为抗精神病药含有激素,主要是因为有一部分患者在服用某种药物治疗后体重明显增加。其实,这并不是因为药物含有激素导致患者肥胖,而是因为这些药物(如奥氮平、喹硫平、米氮平等)会增加食欲;同时,又因疾病的原因或药物的抑制作用导致患者少动多睡而引起肥胖,这些都是可以通过饮食管理和适当运动来控制的(具体方法详见第三单元相关内容)。

4. 抗精神病药会成瘾　目前对精神疾病的确切病因尚不清楚,治疗仍以对症治疗为主,而精神疾病存在高复发的特点,相当一部分患者需要长期服药治疗,一旦停药很容易复发,因此有些患者或家属就认为是药物成瘾,所以部分患者和家属有一种惧怕心理,总想借机停药,导致病情波动。

除了长期服用个别镇静催眠药(地西泮等苯二氮䓬类药物)会成瘾外,其他抗精神病药是没有成瘾性的。即使是有成瘾性的镇静催眠药,只要在医生的指导下使用,而不是自己随意滥用,也是不会成瘾的。

## 二、安全用药的居家护养方法

### (一) 严格遵医嘱服药

不要私自为患者更改药物种类,自行增减药物剂量或者停药。若发现患者病情波动,或者出现药物不良反应的表现,应及时就诊,咨询医生,切勿自行为患者调整药物,以免延误治疗或导致严重不良反应,危害患者健康。临床上还经常会有患者家属看到其他有相似症状的患者服用某种药物治疗效果很好,就要求医生给自己家的患者换药或自行为患者更换药物,这都是极其危险和错误的做法,因为人是有个体差异的,对别人有效的药物不一定适合你的患者,所以一定要遵医嘱给患者服药,也不能按照药品说明书的介绍自行服药。

### (二)安全保管药物

1. 专人看管药物　抗精神病药需要专人保管,尤其在患者处于急性发病期时更加要小心保管,以防患者错服药或一次性大量吞服药物。家属或照顾者可将抗精神病药和其他药品分开放置,存放于有锁的柜子、盒子里,保证患者无法自行获取药物。

2. 避免在家存放大量药物　控制出院带药量,一般以 1 个月为宜,对于病情不稳定、症状波动较大的患者,或有过大量服药行为者,更应严格控制药物储备量,可减少至 1~2 周,快要吃完时及时找医生复诊和取药。

3. 独居患者的药物保管　若患者独居,应将药物按每顿服用剂量分装储存,每次给患者 1~2 天的药量,并且要通过各种方式及时督促或检查患者是否按时、按顿服药,有没有出现私自囤积药物的行为。

4. 药物管理训练　对于症状管理好的患者,可以训练患者自己管理药物,每日自己摆药,按量服用,提高患者服药依从性。

### (三)服药期间的安全管理

因为药物对大脑有一定的抑制作用,会使人的反应和判断能力下降;另外,患者服药后会有头晕、乏力、想睡觉等反应。这些反应会对患者的日常生活带来一些危险,例如开车、高处取物、高空作业等,所以患者在较大剂量服用药物时,要避免让其做这些危险工作。

### (四)正确看待药物不良反应

药物确实存在一些不良反应,但是我们要看药物治疗的利和弊,治疗疾病的重要性,不能因为害怕药物不良反应而放弃治疗,不按医嘱坚持服药。一方面药物的不良反应在用药的初期会比较明显,患者会觉得比较难受,但是随着用药时间的延长,患者会逐渐适应,会耐受头晕、乏力等一般的不良反应;另一方面,药物的不良反应是可以预防和处理的,只要在医护人员的指导和监测下,不会对患者造成严重影响。具体每一类药物会导致哪些不良反应,如何预防和处理,在本章接下来的几个单元会逐一介绍。

### (五)漏服药的处理

每天坚持服药是件很不容易的事情,作为家庭照顾者要理解患者的难处,尽可能帮助他们避免漏服药。

1. 定时提醒　可通过设定闹铃或在家里的墙上、柜子上等位置粘贴标识来提醒照护者和患者及时用药。将药品外包装盒上醒目的标记出每日服药的剂量和时间，以免错服。也可按患者每顿药物的服用量，依早、中、晚将其放入不同颜色的分装盒中，这样一旦出现漏服药的情况，可以及时准确知道遗漏的是哪个时间的药物。

2. 漏服药的处理方法　患者出现漏服药，是否需要马上补服？如何补服？要根据漏服药的时间来确定。一般来讲发现漏服药的时间若在两次用药时间间隔一半以内的，应当按量补服；若时间已超过用药间隔时间的一半以上，则不必补服，下次服药按原间隔时间。例如，应在早晨8点和下午4点服用药品。如果是早晨8点的药物漏服，可在当天中午12点以前按原剂量服用。反之，则不补服，下午4点服药时间和剂量不变。发生漏服药品后，切不可在下次服药时加倍剂量服用，以免引起药物中毒。

3. 连续多次漏服药的处理　如果患者忘记服药一天，当天不用补服药，可以第二天同一时间继续服药。如果连续多次或几天都漏服药物，应按停药处理，及时到医院就诊，在医生的指导下重新服用。

## 加　油　站

### 药物治疗的原则

药物治疗是目前治疗精神疾病应用最广泛的治疗方法，治疗越早，疗效越好。如果反复发作或者治疗不规律，则疗效会变差。随着医学科学的不断发展，越来越多的新药被研发出来，药效越来越好，不良反应越来越小，服用越来越方便，为患者的康复与回归社会创造了前所未有的可能性。为了保证药物治疗的安全性和有效性，需要遵循以下原则。

#### 一、个体化原则

抗精神病药治疗复杂多变，治疗时间长，药物的不良反应对患者影响比较明显，如果稍有不慎不但影响治疗效果，而且会影响患者的安全，因此，遵循患者药物治疗的个体化原则很重要，具体体现在以下几个方面。

1. 药物选择个体化　个体对抗精神病药治疗的反应存在很大差异，为患者制订治疗方案需要考虑患者的年龄、性别、体重、体型、工作性质，是否合并有食欲、睡眠问题，是否合并其他躯体疾病或使用其他药物，是首发还是复发，以往对药物的反应等多方面因素，制订治疗方案后，还要根据患者用药后的反应随时调整药物和剂量。因此,患者就诊时要详细告知医生这些方面的情况。

2. 药物剂量个体化　抗精神病药不像常用的感冒药,可以直接足量使用或按说明书使用,需要专科医生根据患者的不同情况从小剂量开始,缓慢加量、边加量、边观察、边调整,加到治疗量后维持用药。医生会根据治疗效果和副作用进行调整,不能随便增减剂量或停药。

3. 用药途径个体化　目前大多数抗精神病药的剂型为口服常释剂型,吞服即可,对于自愿治疗的患者既方便又经济。还有一种缓释剂型,在体内缓慢释放保持血液中药物浓度稳定,一天服用一次,副作用也相对较小。对于兴奋躁动、疗不合作的患者、吞咽困难的儿童以及老年患者,可口服水剂、口腔崩解片、贴片或注射针剂,为治疗提供了较大的方便。

### 二、足量足疗程原则

抗精神病药是从最小剂量开始使用的,逐渐加到治疗量才能看到明显治疗效果,一般需要 1~2 周。患者的急性症状在有效剂量治疗 2~4 周后可开始改善,一般 4~8 周患者症状可得到充分缓解。在症状缓解的基础上,仍然要维持足够的剂量治疗至少 6 个月。然后可以缓慢减少剂量,减量速度要慢,一般为原来药量的三分之一,结合每个患者的具体情况实行个体化用药。维持期治疗时间长短不一,一般以年计算。足量足疗程治疗对减少患者复发起到了非常重要的作用。

## 划　重　点

在精神疾病患者药物治疗过程中,患者及家属可能存在诸如药物成瘾、药物中含有激素、长期吃药会让人变傻等错误认识。家庭照顾者在照顾患者时要注意妥善保管好药物,避免让患者进行开车、高空作业或高处取物等危险行为,照顾患者严格遵医嘱服药,尽可能避免漏服药等情况发生。

## 试　试　手

1. 案例中小军在治疗过程中为什么会出现恶心、呕吐、手发抖、意识模糊等情况?

2. 小军的家庭照顾者如何避免小军再次发生这种情况?

## 第二单元
## 藏药、拒绝服药患者的居家护养

### 小 案 例

小佳,女,32岁,抑郁症。患者经住院治疗好转后回家,恢复工作、生活,因羞于让他人知晓自己的病史,不愿在上班期间坚持服药,遂逐渐自行减药、停药。后再次出现抑郁症状,表现为情绪低落、睡眠差、不愿与他人交流、认为自己有罪。因此家人再次带其来院就诊。那么对于小佳的情况,家庭照顾者如何看护她遵医嘱服药?怎样才能避免小佳出现自行减药、停药的行为?

### 定 目 标

1. 了解患者常见的藏药、拒绝服药的原因、方法及表现。

2. 了解如何看护有藏药风险的患者,了解如何指导患者遵医嘱服药的方法。

### 跟 我 学

#### 一、患者常用藏药、拒绝服药的方法

患者不能坚持配合服药,一直是精神疾病患者在药物治疗,尤其是长期药物治疗过程中的最大难题。研究显示,有50%以上的患者有藏药、拒绝服药等不配合行为。主要表现为以下几种情况。

**(一) 直接拒绝服药**

患者不认为自己有病,对治疗方案及服药效果不认可或认为自己的病已经好了,不需要继续服药治疗,因此拒绝服药。

## （二）不按照医嘱服药

患者认为出院后病情趋于稳定,担心药物的不良反应会影响自己的身体健康,认为长期服药太麻烦或因病耻感等原因,自行减少药物的剂量或者服药频次,甚至擅自停药。

## （三）常见的藏药方式

患者因对疾病和药物的不正确认知,会采用各种方法藏药。

1. 藏于手中或兜里　患者拿到药物后假装放到嘴里服下,实际上将药物藏在手心或夹在指缝间,伺机囤积药物或者扔药。

2. 藏于口中　佯装吞服药物,实际上将药物藏于舌下或牙齿边,或者顶贴于上颚,然后借机上厕所或趁人不备吐出。

3. 吐入水杯　患者将药物送入嘴里,趁喝水时将药物吐在水杯中。

4. 催吐　将药物服下后,再设法偷偷躲在没人的地方用手指或牙刷等刺激咽喉部,将药吐出。

## 二、患者藏药、拒绝服药的影响因素

引起精神疾病患者藏药、拒绝服药的因素大致分为家庭因素、患者因素和其他因素。

1. 家庭因素　精神疾病患者在医院经过短暂的急性期治疗后很长时间的维持期治疗都是在家中,因此,患者家庭因素是影响患者药物治疗依从性的主要原因。首先,家属对患者疾病及药物治疗相关知识的了解会影响家属对患者药物治疗的态度和支持度,如果家属的知识不足或存在某些错误认识,他们就可能放松对患者坚持服药的督促,也会影响患者对药物治疗的态度。另外,家庭照顾负担也是影响患者药物治疗依从性的现实问题。有的家人自己工作很忙,可能自顾不暇,自然会影响对患者的照顾。有些家庭没有固定、长期的照顾者,对患者的病情及治疗情况欠了解,不了解用药方法,因此对患者的照顾方面可能会存在疏忽,也不能根据患者的思想动态及时给与指导。有的家庭可能存在经济上的困难,不能及时提供治疗保障。

2. 患者因素　患者是影响药物治疗依从性的最直接的责任人。患者对疾病和药物治疗的认识和态度是最主要的因素,而影响患者认识和态度的因素除了患者是否具有完整自知力以外,还包括患者接受的各种形式和途径的相关知识教育、患者以往的治疗经历(如治疗效果、药物副作用情况、停药史等)、患者周围人(家属和其他患者)的态度等。患者与医护人员之间建立起来的长期合作的信任关系也是坚定患者治疗信念的重要影响因素。另外,患者的病耻感也会导致患者藏药和拒绝服药。精神疾病患者通常都担心周围的朋友、同学、老师、同事或领导知道自己患病的事实,担心服药被发现,因此会出现急于减药、停药等不遵医嘱服药的行为。

3. 其他因素　服药条件不便利也是患者漏服药的原因之一。如服药的时间不方便,经常与学习和工作时间产生冲突,对正常的学习和工作造成影响,再加上服药次数较多,容易发生漏服药的情况。

### 三、患者藏药、拒绝服药的居家护养方法

精神疾病患者的服药依从性一直都不是很理想,对治疗效果和长期预后有很大影响。在临床工作中我们应该给患者耐心解释病情和服药的必要性,根据安全性、有效性、方便性、经济性、可及性原则制订治疗方案。

1. 加强药物治疗的重要性教育　家庭照顾者要清楚地认识到药物治疗对控制精神症状的重要性,并配合医护人员一起向患者强调服药的必要性和重要性,让患者明白遵医嘱服药是维持病情稳定、预防复发的重要措施之一。从而调动患者的主观能动性,认可药物治疗及按时服药的必要性,提高服药依从性,进一步杜绝藏药、拒服药的行为。

2. 参与治疗决策　家庭照顾者要带领患者一起向医护人员详细了解疾病及药物治疗相关知识,充分听取医护人员对治疗的建议的同时也充分表达自己的需求和意见,与医生一起讨论选择最佳的治疗方案。

3. 解释劝说　家庭照顾者要能理解患者长期坚持服药和应对药物不良反应的不容易,要能经常倾听患者的想法和感受,在充分理解接纳患者想法和感受的前提下,尽可能从积极的角度向患者解释对于药物不良反应和疾病康复方面的某些消极想法,并可以通过陪伴、带领患者参加一些社会活动等方式让患者能很快体会到改善,打消患者的疑虑。

4. 微调治疗方案　由于担心被朋友、同事等发现自己病情而出现服药依从性差的情况,可以针对患者的治疗方案,比如服药时间、剂量和方式,咨询医生进行微调,尽量安排在家里服药,避免将服药时间安排在工作时间段。另外,为了尽可能减少药物治疗对工作和生活的影响,可以晚上服用的药物就不要早上服用,以免影响患者早上上班;能服用一次的药物就不要服用两次,减少服药次数,预防漏服药。对于经常忘记服药的患者,可以设置好闹铃,定时提醒自己准时服药,也可以与医生商量逐渐改用缓释片,或者使用长效针剂,保持药物在体内的浓度平稳,减少服药次数。对于经济条件受限的患者,可以和医生协商采用更为经济实惠的药物治疗方案。

5. 榜样激励　家庭照顾者可以多参加医院和社区组织的活动,多与同类疾病患者家属保持联系,多带患者接触那些坚持治疗、病情恢复好的患者,以此来激励患者的治疗依从性。

6. 服药到口　对于有藏药行为的患者,家庭照顾者每餐把药送到患者手

上,看着患者服下。最好选用透明水杯送服药物,以防止患者将药吐于水杯中。服药后半小时内避免让患者独处,并鼓励患者多喝水,以免患者将药藏于口腔后偷偷吐出。

7. 顽固性拒绝服药的应对　如果患者(一般是重性精神疾病患者)非常抵触吃药,可以与医生商量换用长效针剂注射,每月 1 针或 3 个月 1 针,比较方便,患者易接受。

总之,精神疾病患者常见不配合服药的情况,作为家庭照顾者,要仔细询问患者的顾虑和难处,理解患者,积极与患者一起想办法解决问题。而不是苍白地说教,更不要放任不管。

## 加 油 站

### 药物过量的原因及危害

药物过量是精神疾病患者治疗过程中需要特别预防的事件。常见于患者因各种原因产生自杀的想法或冲动,加之家庭照顾者药物保管不当,患者一次性服下大量药物。另外,部分患者治疗效果不佳,其家庭照顾者因对药物治疗知识缺乏,自行给患者增加药物剂量,导致患者服用药物过量。还有一种情况,家庭照顾者也要注意,有的家庭照顾者认为患者病情也还算稳定,或者觉得每次复查看医生也就是要继续吃药,认为定期看医生的必要性不大,尤其对于某些不太方便复查的患者,长期服用较高的治疗量,也可能引起药物过量的反应。

患者一旦服药过量,会出现嗜睡、坐立不安、手抖、口眼歪斜、伸舌以及怪异步态等症状,严重者甚至危及生命。因此,照顾者及患者应清楚地认识到严格遵医嘱服药治疗的必要性及重要性,不能私自改变服药剂量,当发现患者出现异常的精神症状时,应立即到医院咨询医生诊治。此外,居家照顾患者时,尤其是有自杀、自伤倾向的患者,家中药物要妥善保管,避免囤积大量抗精神病药。一旦发现患者一次性服用过量药物,应立即用手指或牙刷刺激患者咽喉部,让患者及时呕出药物,并及早就医处理。

## 划 重 点

精神疾病患者可能会由于自身、家庭或其他因素对药物的治疗不够配合,服药依从性差,作为家庭照顾者应该注意观察患者的服药状态及心理活动,及时避免并纠正患者不遵医嘱服药的行为。对于服药依从性较差的患者,应尽早采取合适的措施,看护患者定时、定量服药,保证治疗效果。

## 试 试 手

1. 患者藏药的方式有哪些?
2. 对于服药依从性较差的患者,如何保证其遵医嘱服药?

# 第三单元
## 抗精神病药不良反应的预防和处理

## 小 案 例

小磊,20岁,大学二年级学生,因患精神分裂症住院,用奥氮平治疗后好转,半个月前带药回家治疗,暂时休学在家。家属发现患者越来越没有活力,老是昏昏沉沉、乏力、想睡,体重也比以前明显增加,近几天还表现坐立不安,脾气比较大。家属担心病情加重,自行增加奥氮平剂量。那么小磊家人的处理方法是否正确呢? 小磊出现的这些情况是不是病情加重呢? 在小磊服药治疗过程中,其家人或照顾者需要注意些什么呢?

## 定 目 标

1. 了解抗精神病药的常见不良反应,及时识别不良反应的早期症状。
2. 掌握日常生活中如何预防或减轻药物的不良反应,尽可能帮助患者增加舒适感,保证治疗依从性。
3. 能及时发现患者比较严重的不良反应,及时采取正确的应对方法。

## 跟 我 学

案例中小磊家人把抗精神病药不良反应的表现误认为是病情加重,采取了错误的做法。抗精神病药剂量的增减都是要通过医生专业的诊治来决定的。药物的不良反应是影响患者生活质量和治疗依从性的主要原因之一,但是,只要我们处理得当,可以在一定程度上预防或减轻患者的药物不良反应。作为家庭照顾者,应该了解一定的关于药物不良反应的观察、预防和处理方法,尽可能预防或减轻患者药物不良反应,提高治疗依从性。下面带大家了解抗精神病药主要有哪些不良反应,如何预防和处理。

一、抗精神病药不良反应的观察

抗精神病药通常是指用于控制幻觉、妄想等精神病性症状的药物,现在常用的有利培酮、奥氮平、喹硫平、齐拉西酮、氯氮平、氨磺必利、阿立哌唑等。主要用于治疗精神分裂症、躁狂发作和其他有精神病性症状的精神疾病。常见的副作用有以下几种。

(一) 过度镇静

表现为困倦、乏力、头晕,与药物对组胺 $H_1$ 受体拮抗作用有关。服用氯氮平、奥氮平等比较明显,多在治疗初期发生。

(二) 胆碱能改变相关副作用

抗精神病药对胆碱能受体有影响,常表现为口干、便秘、视物模糊、排尿困难等,严重者导致麻痹性肠梗阻、尿潴留等,尤其是氯丙嗪、奋乃静、氟哌啶醇等药物更加明显。

(三) 锥体外系副作用

氟哌啶醇等药物容易导致锥体外系不良反应的发生,主要有急性肌张力增高、震颤、静坐不能和迟发性运动障碍等四个方面的表现。

1. 急性肌张力增高　常见表现有双眼上翻、斜颈、面部怪相和扭曲、吐舌、张口困难或角弓反张等。

2. 震颤　类帕金森病症状,表现为四肢细微震颤、抖动,要与抽搐相鉴别。

3. 静坐不能　常常表现为坐立不安、心神不宁、反复来回走动或原地踏步,难以控制的不安,容易被家庭照顾者认为是病情恶化,增加抗精神病药的剂量,会导致恶性循环,案例中小磊的家属就是这种情况。

4. 迟发性运动障碍　主要表现为不自主的、有节律的刻板运动,早期通常是舌或口唇周围的轻微震颤,即口 - 舌 - 颊三联征(像兔子一样不停咂嘴)。

(四) 心血管不良反应

常见的心血管不良反应有直立性低血压、心动过速、心动过缓和心电图改变等。临床以直立性低血压和心动过速最多见,患者起床、蹲厕所后起身等改变体位时出现头晕、眼前发黑等症状,甚至导致摔倒跌伤。心电图改变常出现 ST-T 改变及 QT 间期延长。

(五) 代谢内分泌方面的不良反应

体重增加较为常见,与食欲增加和活动减少有关。服用氯氮平、奥氮平者更为明显,并能引起体内糖脂代谢异常,可能会增加高脂血症、冠心病、高血压以及 2 型糖尿病等的发病风险。另外,可能引起催乳素分泌增加,出现泌乳、闭经、性欲减退等。以氯丙嗪、利培酮较多见。

（六）其他不太常见的不良反应

1. 血常规改变（白细胞减少或缺乏）　是比较严重的不良反应,以氯氮平较多见,发生率 1%~2%,为其他抗精神病药的 10 倍。

2. 肝功能损伤　多表现为转氨酶的升高,传统和新型抗精神病药都有可能导致,部分患者可自行缓解或停药后逐步恢复,部分患者需要医生处理。

3. 诱发癫痫发作　氯氮平较易诱发癫痫发作。

## 二、抗精神病药不良反应的预防和处理

以目前的科技发展水平来说,完全没有不良反应的药物是不存在的。我们也绝不能因为害怕药物的不良反应而拒绝或随意中断药物治疗,这对于疾病的康复是很不利的。只有了解药物不良反应,科学预防和处理,才是对患者有利的做法。

（一）一般性的预防和处理措施

1. 增强体质,提高身体耐力　这是抵抗所有副作用的基础,保证饮食和适当的活动锻炼是基本措施。要保证患者每餐的进食量,注意饮食营养全面,荤素搭配,不可过度进补而引起肥胖。每天坚持锻炼,规律作息,循序渐进,注意安全,如进行缓慢放松性较强的太极拳、瑜伽等运动,可以锻炼身体,安定内心。尤其对于直立性低血压、头晕乏力等症状有很好的预防作用。

2. 密切观察,及早发现　在服药过程中,注意观察患者的食欲、日常生活状态、精神状况等,经常与患者交流,关注患者的感受,观察副作用的表现,定期做心电图、血液检验等,定期复诊。例如,心电图的改变、血常规改变、肝功能损伤等副作用在早期都不会有不适感,只有通过定期检查才能及早发现。所以一定要遵医嘱定期复查。

3. 合理安排服药时间　根据药物的作用特点、患者工作和作息时间合理安排服药时间。例如,对于有胃肠道刺激作用的药物放在餐后服用;对于镇静作用较强的药物,适合在睡前服用,保证晚上睡眠同时减轻日间的困倦,维持患者的日间活动。

4. 遵医嘱规律服药　在医生的指导下规律服药,不要自行增减剂量或停药,也不能自行按说明书服用。不规律服药只会增加药物副作用,并可能导致疾病复发。

5. 转移注意力　头晕、嗜睡、乏力、胃部不适等一般性的副作用在所难免,可以多参加一些力所能及的日常活动和社交活动,转移注意力,改善对药物副作用的耐受。

（二）特殊事件的预防和处理措施

1. 直立性低血压　重点在于预防,嘱患者起床、下蹲后起身等改变体位时要慢,一旦出现头晕、行走不稳的情况,应马上就地坐下或扶住旁边的支撑物,同时活动下肢以促进下肢血液回流,休息片刻不觉得头晕后再慢慢站起,无不适感再开始行走。如果有条件,可以测量血压和血糖,根据需要给予适量进食进水。若经上述处理还不能缓解者,应尽快就医处理。

2. 锥体外系副作用　根据医嘱减少药物剂量或使用抗胆碱能药物,如苯海索对症处理。患者出现急性肌张力增高时要保护好患者,避免跌倒、受伤,并马上就医,肌内注射东莨菪碱可及时缓解。若有静坐不能,可遵医嘱使用 β 受体阻滞剂,如普萘洛尔对症处理。迟发性运动障碍的治疗效果不显著,关键在于预防,不能使用苯海索等抗胆碱能药物,及早发现换用其他药物。

3. 便秘　多吃粗纤维食物,多运动,进行腹部按摩促进肠蠕动,预防便秘发生。一旦发生便秘要积极处理,及时食用一些通便的食物或使用开塞露等通便药物,避免发生麻痹性肠梗阻。

4. 白细胞减少或缺乏　主要通过血常规检查,早期发现,尤其是使用氯氮平的患者一定要遵医嘱定期(最初 3 个月内应每周)检查血常规。一旦发现白细胞计数低于 $4 \times 10^9$/L 应注意观察患者有无发热等感染征象,避免去人多的地方,居住环境定时开窗通风等,保护患者不被感染。同时应立即就医,遵医嘱给予升白细胞药物,逐步换用其他抗精神病药。

5. 肝功能损伤　一般无自觉症状,严重者可能出现厌油、食欲缺乏等表现,主要靠定期血液检验监测肝功能,一旦有转氨酶升高一定要及时就医,在医生指导下加用保肝药物或调整药物剂量或更换药物。

# 加 油 站

## 抗精神病药的罕见不良反应——恶性综合征

### 一、恶性综合征的表现

恶性综合征是一种少见但危害较大的严重不良反应。抗精神病药更换过快、剂量过高或骤增骤减,不恰当的合并用药,患者发生脱水、营养不足、合并躯体疾病等都可增加恶性综合征发生的风险。主要表现为肌紧张增高、大汗、心动过速、血压不稳、高热、呼吸急促或缺氧、意识障碍,并可能伴随有横纹肌溶解综合征和肾功能衰竭等。实验室检查有白细胞计数增高、肌酸激酶增高或肌红蛋白尿。发生率为 0.2%~0.5%。

## 二、恶性综合征的预防和处理

1. 观察　引起恶性综合征的原因以抗精神病药最为常见,其他有碳酸锂、卡马西平、抗抑郁药等。抗精神病药中几乎所有的药物均可引起,尤其是高效价、低剂量的抗精神病药,其中以氟哌啶醇、氯丙嗪、氟奋乃静等常见。因此在使用这些药物时,我们应该注意多观察,及时发现药物副作用。强调合理用药和规范治疗,防患于未然。

2. 积极处理锥体外系反应　通常可减少药物剂量或使用抗胆碱能药物(如苯海索),进行对症处理,也可肌内注射东莨菪碱及时缓解急性肌张力障碍。若有静坐不能可使用 β 受体阻滞剂(如普萘洛尔),进行对症处理。迟发性运动障碍,切忌使用抗胆碱能药物,最好换用氯氮平或奥氮平等可获得改善,重点是早期发现及预防。

3. 积极对症处理　在恶性综合征的治疗中,应及时停用原药物。早期应用硝苯呋海因及溴隐亭,恰当及时地进行输液治疗,防治并发症发生,是治疗成功、降低病死率的四大关键因素。其中硝苯呋海因及溴隐亭被认为是治疗恶性综合征的特效药物。电休克治疗、血液净化等非药物治疗也可用于恶性综合征的治疗。

## 划　重　点

抗精神病药的常见不良反应一般情况下都可以被早期识别和处理,大部分副作用经过一段时间后患者能很好地耐受,不会明显影响生活。对严重的副作用一定要及时发现,咨询医生,采取医疗措施。日常生活中加强对患者的管理和关心,提高对药物的适应性。

## 试　试　手

1. 抗精神病药常见的副作用有哪些?

2. 如果你是小磊的妈妈,在日常的生活照顾上你将从哪些方面帮助他减轻药物不良反应?

# 第四单元
## 心境稳定剂不良反应的预防和处理

**小 案 例**

小红,1个月前诊断为双相障碍Ⅱ型,目前为部分缓解,最近1次发作为轻躁狂,正在服用心境稳定剂碳酸锂。但小红怕吃药影响月经,于是在月经期连续5天停药,结果再次出现情绪波动大,控制不住的自责、哭泣、悲观。碳酸锂真的会影响月经吗?月经期间可以继续服药吗?服用碳酸锂到底会有哪些不良反应?如何预防或处理呢?

**定 目 标**

1. 了解心境稳定剂(碳酸锂)的常见不良反应和处理技巧,对患者进行合理解释,提高患者的服药依从性。

2. 学会观察碳酸锂不良反应的早期表现,并从日常饮食的安排上预防碳酸锂的不良反应。

**跟 我 学**

案例中小红的做法是不对的,小红需要长期规律服用碳酸锂来保持情绪稳定,而且碳酸锂对月经没有影响,月经期也需要规律服药。抗躁狂药又称心境稳定剂,是治疗躁狂及预防双相情感障碍的躁狂或抑郁发作,且不会诱发躁狂或抑郁发作的一类药物,主要包括碳酸锂和抗癫痫药,如丙戊酸盐、卡马西平、拉莫三嗪等。碳酸锂因其对躁狂状态患者有肯定的治疗效果,是临床上最常用的心境稳定剂。但是因为它的治疗剂量与中毒剂量接近,所以,患者在治疗过程中比较容易出现药物不良反应。不良反应与血锂浓度相关,一般发生在服药后1~2周,有的出现较晚。根据不良反应出现的时间可分为早期表现、中毒先兆和中毒表现。

### 一、碳酸锂不良反应的观察

1. 早期表现　患者会出现无力、疲乏、嗜睡、手指震颤、厌食、上腹不适、恶心、呕吐、稀便、腹泻、多尿、口干等症状。由于碳酸锂的持续摄入,患者持续多尿、烦渴、体重增加、甲状腺肿大、黏液性水肿、手指细震颤或粗大震颤。

2. 中毒先兆　中毒先兆表现为呕吐、腹泻、双手粗大震颤、抽动、呆滞、困倦、眩晕、言语不清和意识障碍等,应即刻检测血锂浓度,如超过 1.4mmol/L 时应减量,如临床症状严重,应立即停止治疗。

3. 中毒表现　患者出现共济失调、肢体运动协调障碍、肌肉抽动、言语不清和意识模糊,重者昏迷甚至死亡。

由于碳酸锂的治疗剂量与中毒剂量接近,容易引发中毒,不推荐用于严重肾损伤和心脏疾病的患者。老年患者和器质性疾病患者在治疗剂量内就可能出现神经毒性反应,如谵妄和其他精神状态改变,建议用低剂量治疗,儿童慎用,不推荐孕妇和哺乳期妇女使用。一旦出现中毒反应,应立即停用碳酸锂,并给予生理盐水或高渗钠盐,加速碳酸锂排泄或进行血液透析及一般对症支持治疗,抢救及时一般无生命危险。

### 二、丙戊酸盐副作用的观察

丙戊酸盐常用的有丙戊酸钠和丙戊酸镁,主要不良反应有以下几种。

1. 胃肠道刺激症状　胃肠道刺激症状为常见不良反应,如恶心、呕吐、厌食、腹泻等,血液检验转氨酶升高较多见。

2. 神经系统不良反应　过度镇静、共济失调、震颤较为常见,患者表现为头晕、乏力、困倦、精细动作不协调等。

3. 皮肤黏膜不良反应　脱发、皮疹较常见,偶见剥脱性皮炎、异常出血或瘀斑。

4. 其他不太常见的不良反应　白细胞减少、女性生殖系统功能改变,如多囊卵巢综合征等。

### 三、心境稳定剂不良反应的预防和处理

(一) 一般性的预防和处理措施

1. 饮食与营养保证　注意饮食营养全面、荤素搭配,适当食用含盐分多

的食物或服药时用淡盐水送服,大量出汗时注意及时补充盐水,不可过度进补,注意体重增加的问题。

2. 增强体质　适当体质锻炼,注意每天坚持锻炼,规律作息,循序渐进,注意安全性,如进行缓慢放松性较强的太极拳、瑜伽等运动,可以锻炼身体,安定内心。

3. 密切观察,及早发现和处理　观察有无恶心、想吐、手指震颤等早期副作用的表现,定期做心电图、血液检验等,定期复诊。定期进行血液中碳酸锂浓度的检测,使血锂浓度维持在 0.6~1.2mmol/L 范围内较安全。

4. 合理安排服药时间　为了避免发生恶心、胃部不适等胃肠道反应,可以安排饭后服药,尽量服用缓释制剂以保持体内药物浓度的稳定。

5. 遵医嘱规律服药　请一定在医生的指导下服用,每日规律服药,不要自行增减剂量或停药,以免症状波动或复发,或者加重药物的不良反应。

6. 转移注意力　多参加一些力所能及的日常活动和社交活动,转移注意力,对改善药物不良反应和疾病症状都是有帮助的。

7. 在医生指导下调整药物剂量或换药　定期复查,在医生指导下调整药物剂量或换药,突然停药或减药或者时常漏服药不但影响治疗效果,还可能会导致比较严重的不良反应甚至危及生命。

(二) 特殊事件的预防和处理措施

1. 锂中毒　引起锂中毒的原因很多,包括肾脏疾病、钠摄入减少、患者服药过量、年老体弱以及血锂浓度控制不当等。患者中毒症状表现为共济失调、肢体运动协调障碍、肌肉抽动、构音不清和意识模糊,重者昏迷甚至死亡。一旦出现中毒表现,患者须立即停药,紧急就医,大量给予生理盐水或高渗钠盐,或进行人工血液透析,加速碳酸锂的排泄。处理及时患者一般无生命危险,中毒可彻底缓解。

2. 过度镇静　主要为丙戊酸盐不良反应导致,可服用缓释片,晚上睡前服药,减少因日间困倦对白天生活的影响。

3. 女性生殖系统的影响　对于处于育龄期的女性(15~49 岁)首选碳酸锂治疗,尽量避免使用丙戊酸盐。如果病情需要使用丙戊酸盐,在服药过程中定期观察月经情况,发现月经延迟、经量减少、多毛或发胖,应到妇科或内分泌科就诊,检测性激素等,必要时换药。

4. 肝功能损伤　一般无自觉症状,严重者可能出现厌油、食欲缺乏等表现,主要靠定期血液检验监测肝功能。一旦有转氨酶升高一定要及时就医,在医生指导下加用保肝药物或调整药物剂量或换药。

5. 皮疹　如出现大片皮疹甚至剥脱性皮炎,应立即停用药物并就医。平时在药物加量过程中应缓慢,边加量边观察。

## 加　油　站

### 其他心境稳定剂的副作用

卡马西平、奥卡西平对治疗急性躁狂和预防躁狂发作均有效,尤其对碳酸锂治疗无效的、不能耐受其副作用及快速循环发作的躁狂患者,效果较好。不良反应可见眩晕或共济失调,具有抗胆碱能不良反应,如视物模糊、口干、便秘等,皮疹较多见,严重者可出现剥脱性皮炎。拉莫三嗪不仅是一种心境稳定剂,而且具有较明显的抗抑郁作用,特别是对双相抑郁、环性心境障碍、混合发作等有良好疗效,可以预防双相抑郁的复发,可出现眩晕、头痛、复视、恶心和共济失调,5%~10% 的拉莫三嗪治疗患者中可出现药疹,包括剥脱性皮炎和中毒性表皮坏死。

## 划　重　点

心境稳定剂的常见不良反应主要表现为胃肠道反应和神经系统方面,平时注意观察有无恶心、呕吐、手指震颤等早期副作用,定期监测血药浓度,饮食上注意适当偏咸,大量出汗后及时补充盐水,促进碳酸锂排泄,防止过量中毒。一旦发现患者碳酸锂中毒的早期表现要及时寻求医生帮助。

## 试　试　手

1. 小红在服用碳酸锂期间减肥,饮食特别清淡,最近发现有些手指震颤、恶心,家人应该怎么帮助她减轻副作用?

2. 案例中小红服用碳酸锂治疗过程中,饮食上需要注意些什么?

## 第五单元
## 抗抑郁药不良反应的预防和处理

小敏得了抑郁症需要服用抗抑郁药,刚开始服药时家人比较重视,经常提醒小敏按时服药。等心情好一些后,小敏开始上班,由于早上比较匆忙,服药也不规律了。有时早上空腹吃药,有时上班时突然想起来才服药,有时一整天都忘记服药。最近几天小敏感觉恶心、厌食、胃部不适,本来比较瘦弱的她觉得精力不济,认为是药物的副作用导致的,不想服药了。作为家人应该怎么帮助小敏改善胃肠道不适而继续服药治疗?

**定 目 标**

1. 了解抗抑郁药的常见不良反应,及时发现不良反应的早期表现。

2. 掌握日常生活中如何预防或减轻抗抑郁药的不良反应,提高患者的服药依从性。

3. 及时发现过量中毒表现,紧急送医进一步处理。

**跟 我 学**

抗抑郁药主要是用来治疗抑郁障碍的药物,它能缓解各类抑郁障碍患者的抑郁情绪,同时对焦虑、恐惧、强迫、进食障碍、睡眠障碍等都具有一定的疗效,在临床上使用较广。

那么抗抑郁药都有哪些不良反应,日常生活中我们应该怎样识别和处理这些不良反应呢?

一、抗抑郁药不良反应的表现

1. 胃肠道反应　患者出现恶心、呕吐、食欲缺乏等胃肠道不适。

2. 体重增加　部分抗抑郁药可以导致患者不同程度的体重增加,多见于服用米氮平者。

3. 胆碱能改变相关不良反应　药物对胆碱能受体的影响可导致口干、便秘、视物模糊、尿潴留、性功能障碍等。

4. 药源性焦虑　患者出现焦虑、激越、失眠等药源性焦虑症状。

5. 心血管不良反应　心血管不良反应常见有直立性低血压、心动过速、心动过缓和心电图改变,如 ST-T 改变及 QT 间期延长也有发生。一般在开始服药的 1~2 周内不良反应最常见。

6. 过度镇静　某些抗抑郁药如米氮平、曲唑酮可引起患者出现过度镇静,常表现为困倦、乏力、头晕,与药物对组胺 $H_1$ 受体拮抗作用有关。

7. 其他　其他比较严重且罕见的不良反应有诱发癫痫、诱发躁狂或激活自杀观念等。

二、抗抑郁药不良反应的预防和处理

(一) 一般性的预防和处理措施

1. 饮食与营养保证　要保证一定的进食量和营养供应,提高对药物副作用的耐受能力。同时应注意饮食营养全面、荤素搭配,多饮水,防止便秘,避免营养过度而引起体重增加。最好不要饮用酒类、咖啡、浓茶等具有兴奋作用的饮料,以免影响睡眠或药物的吸收。

2. 增强体质,提高耐受性　适当进行体育锻炼、规律作息、循序渐进、注意安全,如缓慢进行放松性较强的太极拳、瑜伽等运动,可以锻炼身体、转移注意力、安定内心。既能提高患者对头晕乏力、困倦、直立性低血压等药物副作用的耐受能力,又能防止体重增加。

3. 密切观察,及早发现和处理　经常与患者交流,关注患者服药后的感受,定期做心电图、血液检验等,观察副作用的表现,定期复诊。老年人应注意直立性低血压,改变体位时动作应缓慢轻柔,并定期监测血压。

4. 合理安排服药时间　为了避免发生恶心、胃部不适等胃肠道反应,可以饭后服用抗抑郁药,尽量服用缓释制剂以保持体内药物浓度的稳定。为了减轻白天的困倦,镇静作用较强的抗抑郁药可以在睡前服用。

5. 遵医嘱规律服药　务必在医生的指导下服用,每日规律服药,不要自行增减剂量或停药,以免症状波动或复发。

6. 转移注意力　出现头昏、嗜睡、乏力、胃部不适等一般性的不良反应在所难免,患者可以多参加一些力所能及的日常活动和社交活动,转移注意力,改善对药物副作用的耐受。

7. 在医生指导下调整药物剂量或换药　要定期复查,在医生指导下调整药物剂量或换药。突然停药或减药或者时常漏服药,不但影响治疗效果还可能会加重药物的不良反应。

(二) 特殊事件的预防和处理措施

1. 心血管不良反应　这是主要的不良反应,可发生直立性低血压、心动过速、头晕等,一般在开始服药的 1~2 周内不良反应最常见。可以缓慢增加剂量,边加量边观察患者的反应,2 周左右不良反应会缓解或消失。直立性低血压的患者应卧床观察,起立或下蹲后起身时动作应缓慢,感觉站立不稳应就地坐下或抓住支撑物站稳,预防跌倒受伤。心动过速可给予 β 受体阻滞剂对症处理。对正在服用抗高血压药的高血压患者,由于大部分抗抑郁药有协同降低血压的作用,应注意监测血压,防止直立性低血压和跌倒的发生。

2. 性功能障碍　包括阳痿、射精障碍、性兴趣和性快感降低。一般随着抑郁症状的好转和药量的减少而改善,如果不能耐受此种副作用,可以换用对性功能影响小的药物,如安非他酮、曲唑酮等。

3. 抗胆碱能药物不良反应　药物对胆碱能受体的影响可导致口干、视物模糊、尿潴留、便秘等,可以适当多饮水多运动,多食用膳食纤维丰富的蔬菜水果。原则上可遵医嘱减少抗抑郁药的剂量,加用拟胆碱药对抗不良反应。

4. 过量中毒　抑郁症患者常常采取一次性服用大量抗抑郁药或镇静催眠药自杀,家庭照顾者要特别注意保管好药物,防止这种情况的发生。超量服用或误服可发生严重的毒性反应,危及生命,死亡率高。临床表现为昏迷、癫痫发作、心律失常三联征,还可有高热、低血压、肠麻痹、瞳孔扩大、呼吸抑制、心搏骤停。一旦过量服用药物立即采用牙刷、手指等刺激咽喉部,尽量让患者吐出药物,并及时送医院急救。

# 加　油　站

## 神奇的电休克治疗

电休克治疗(electroconvulsive therapy,ECT)自诞生之日起已有 80 余年的历史,在全球范围内广泛应用,一直是精神科有效的治疗方法之一,治疗有效率平均 77%,高于药物的治疗有效率。尤其对于有严重自杀企图和自杀行为的抑郁症患者,电休克治疗有作为首选治疗的趋势。电休克治疗是一种用短暂时间、适量电流通过患者大脑,使患者暂时意识丧失、全身抽搐,从而达到治疗目的的一种方法。电休克治疗合并药物治疗起效快,降低药物不良反应率,降低住院率,使患者保持较好的生活质量。并且,此治疗方式安全性高,即使针对复杂躯体状况的患者、老年人和孕妇,电休克治疗也非常安全,多个权威指南鼓励早期进行电休克治疗以避免患者病情不必要的恶化。研究者针对电休克治疗后伴随的认知症状做了广泛的心理测验,即使在电休克系统治疗6个月后也未发现严重的认知障碍。针对那些对2~4种抗抑郁药应答不佳的患者,电休克治疗具有一定的优势,总体疗效优于药物治疗。很重要的一点是,对于病情严重、情况欠佳,需要紧急干预的患者,如持续存在自杀观念、精神运动性迟滞、精神病性症状和拒食的抑郁症患者,电休克治疗可能是起效更快的治疗选择。

## 划　重　点

抗抑郁药的不良反应主要是抗胆碱能药物不良反应(口干、视物模糊、便秘等)和心血管不良反应(如直立性低血压、心动过速、头晕等),通过调整药物剂量、服用时间、剂型、规律饮食和作息、加强锻炼等方法,2周左右就会适应。患者和家人不要过于担心副作用而忽视了药物的治疗作用。要特别注意防止患者过量服用导致危险。

## 试　试　手

1. 如何根据患者对药物治疗的反应合理安排服药时间?

2. 有些患者早上起床时间较晚,经常不吃早餐就服药,家人应该怎么照顾患者?

# 第六单元
## 抗焦虑药不良反应的预防和处理

## 小 案 例

李女士半年前患了焦虑症,紧张不安、暴躁、失眠,1 个月前在精神科门诊就诊后服药治疗。医生建议服用奥沙西泮。她服药后一觉睡到大天亮,效果不错,但由于担心药物成瘾,吃了一次就自行停药了。等症状加重后又重新服药,如此反复了半年,患者症状越来越严重,服用奥沙西泮的效果也越来越差。药物的成瘾性真像大家想的那么可怕吗? 抗焦虑药还有哪些不良反应呢?

## 定 目 标

1. 了解抗焦虑药的常见不良反应,学会识别和处理不良反应的技巧。

2. 了解依赖性的产生和停药技巧,对骤然停药的患者学会正确解释与劝说,帮助患者合理用药。

3. 能及时发现患者比较严重的不良反应,及时采取正确的应对方法。

## 跟 我 学

案例中李女士的做法不妥,虽然某些抗焦虑药有产生成瘾性的风险,但是在医生的指导下合理使用完全可以规避成瘾风险,迅速缓解焦虑情绪。

传统的抗焦虑药有苯二氮䓬类药物,即镇静催眠药,有明确的抗焦虑作用,起效快,安全性高,同时又有镇静催眠作用,是广泛使用的抗焦虑药。缺点是长期使用,患者容易产生依赖性。新型抗焦虑药如丁螺环酮,能够减轻甚至彻底消除焦虑症状。优点是安全、无依赖性和戒断症状,不会产生性功能障碍或体重增加,缺点是起效较慢,常作为增效剂使用,主要用于焦虑障碍、抑郁焦虑混合状态和难治性抑郁等。

一、抗焦虑药的副作用

(一) 传统抗焦虑药(苯二氮䓬类药物)的副作用

1. 过度镇静　患者常表现出困倦、乏力、头昏、思睡等症状。

2. 肌肉松弛作用　患者出现乏力、共济失调、呼吸抑制作用,老年人和呼吸道感染患者或有可能发生呼吸抑制的患者应慎用,注意呼吸情况,防止跌倒摔伤。

3. 胆碱能改变相关不良反应　药物对胆碱能受体的拮抗作用可导致口干、便秘、视物模糊、尿潴留、性功能障碍等,可以适当多饮水、多运动、多食用含膳食纤维丰富的蔬菜水果。

4. 耐受现象　长期使用有产生耐受、依赖性的不良反应,长久服药突然停药后可出现戒断症状,如焦虑、失眠、震颤、心动过速及惊厥等。

(二) 非苯二氮䓬类药物的副作用

非苯二氮䓬类抗焦虑药,如丁螺环酮、坦度螺酮等,副作用较少,没有产生依赖性的风险,部分患者出现口干、头晕、头痛、失眠等。可以在饭后服药,适当多饮水,减轻消化道反应。

二、抗焦虑药不良反应的预防和处理

(一) 一般性预防和处理措施

1. 科学饮食,规律生活　饮食的量不能太少也不能太多,太少会降低患者对药物不良反应(头晕、乏力、疲惫等)的耐受能力;过多容易引起体重增加。饮食的选择和搭配要注意营养均衡,多吃粗纤维食物防止便秘。最好不要饮用酒类、咖啡、浓茶等影响睡眠的饮料,会加重焦虑。合理安排工作与生活作息,适当进行体育锻炼,保证有规律的生活,对于病情恢复和预防药物不良反应都有积极作用。

2. 遵医嘱规律服药　不规律服药不但不能很好地控制病情,还会容易引起药物不良反应,一定按医嘱规律服药,不要自行增减剂量或停药,不要与其他中枢神经系统抑制药、镇痛药合并服用,以免产生药物相互作用。尤其对于有成瘾性的苯二氮䓬类抗焦虑药,只要遵医嘱用药,既能保证治疗效果又能避免药物成瘾。

3. 密切观察,及早发现和处理　在服药过程中,注意关注患者的感受,经常与患者交流,观察副作用的表现,定期做心电图、血液检验等,定期复诊。老年人注意呼吸情况,防止跌倒。

4. 合理安排服药时间　为了减轻白天的困倦和对白天活动的影响,可以睡前服用苯二氮䓬类抗焦虑药。

5. 转移注意力　头昏、嗜睡、乏力等一般性不良反应在所难免,患者可以多参加一些力所能及的日常活动和社交活动,转移注意力,改善对药物不良反应的耐受。

6. 必要时就医　当药物不良反应严重影响生活和工作时,经过饮食、运动等仍不能有效缓解,或者血液检验、心电图等有异常者,要及时就医复诊,在医生指导下调整药物剂量或换药。切不可自行突然停药或换药,不但影响治疗效果还可能会导致比较严重的不良反应,甚至危及生命。

(二) 特殊事件的预防和处理措施

1. 过度镇静　常见于老年人和肝脏疾病患者,服药时间尽量安排在晚上睡觉前,维持夜间睡眠,午间适当小睡,保持白天精力充沛,不影响白天的功能活动。苯二氮䓬类药物同时有肌肉松弛作用,老年人夜间起夜时应注意防止跌倒。

2. 过量中毒和药物相互反应　如果以自杀为目的服用过量苯二氮䓬类药物,甚至同时服用了其他抗精神病药或吗啡类药物或酒精等,更易出现中枢性呼吸抑制,甚至死亡,此种情况应及时送医院进行洗胃、输液等对症处理。平时家中应有专人保管药物,看护好患者,留心患者的情绪和症状变化。苯二氮䓬类药物不要与其他中枢神经系统抑制药、镇痛药合并服用,切忌饮酒,不然会协同加深中枢神经系统抑制作用。

3. 耐受和依赖　长期应用苯二氮䓬类药物可产生药物依赖性和成瘾性,包括躯体依赖和心理依赖,与酒精和巴比妥类药物也可发生交叉依赖。躯体依赖多发生在持续用药 3 个月以上者,短半衰期药物,如奥沙西泮较易产生药物依赖性。根据焦虑类型应合理用药,焦虑伴有失眠症状者,入睡困难可以选择快速诱导睡眠的环吡咯酮类药物(如唑吡坦、佐匹克隆等);睡眠浅、多次醒来者可以选择中等半衰期的药物(如奥沙西泮、劳拉西泮等);早醒者则可以选用较长半衰期的药物(如阿普唑仑、氯硝西泮等)。同一种药物尽量短期使用,一般不超过 2 周,最长不超过 4 周。如果需要长期用药可以间断服用或交替几种不同机制的药物服用。突然停药可引起戒断反应,如焦虑、激动、易激惹、失眠、震颤、头痛、眩晕、多汗、烦躁不安、耳鸣及胃肠道症状等,严重者可出现惊厥。停药时应遵医嘱逐渐停药,不可自行骤然停药,不然会产生停药反跳,如焦虑、失眠等,一般 1~2 周可以缓慢停药。

## 加　油　站

### 药物治疗联合心理治疗对焦虑障碍的效果

　　目前各大权威指南推荐治疗焦虑障碍的一线治疗方案是药物治疗联合心理治疗。其中药物治疗有抗抑郁药、抗焦虑药等。服用药物总体比较方便,疗效肯定。心理治疗则推荐采用 12~20 次的认知行为治疗。认知行为治疗可以有效地改善患者的生活质量,减少危机时期的心理痛苦,并对患者产生长期的积极影响。虽然上述两种治疗方式都应用广泛且有效,但是各自都存在一些不足。如药物治疗可能产生不良反应,服药时产生病耻感,合并用药可能有潜在的相互不良反应,以及其他原因会降低患者的服药依从性。认知行为治疗则花费较高,患者难以找到合适的心理治疗师,往往涉及患者隐私性,通常在工作日进行心理治疗对很多上班族、学生族不便利。由于这些限制,迫切需要为精神科医生在不影响治疗质量和效果的情况下创造一种可行和收费适当的治疗模式,为焦虑障碍患者减轻痛苦。

## 划　重　点

　　苯二氮䓬类抗焦虑药虽然起效快、效果好,但不宜长期应用以免产生依赖性;非苯二氮䓬类抗焦虑药副作用较温和、耐受性好,长期服用不产生依赖性,但起效较慢。生活中通过合理用药和预防不良反应,大部分患者可以很好地适应此类药物,获得良好效果。

## 试　试　手

1. 苯二氮䓬类抗焦虑药有成瘾性,是不是吃一次就成瘾?
2. 非苯二氮䓬类抗焦虑药比较温和,是不是就可以突然停药?

# 第三章
## 饮食与运动指导

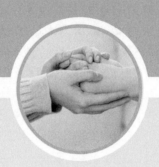

　　合理饮食与规律运动对于精神疾病患者的康复有明显促进作用。一方面,合理饮食和规律运动可以帮助患者提高对药物的耐受性,减轻药物副作用,提高治疗依从性;运动还可以帮助患者缓解焦虑、抑郁等负面情绪。另一方面,与一般人群相比,精神疾病患者出现代谢综合征的概率更高。服用非典型抗精神病药常发生代谢综合征,包含体重增加、糖尿病和血脂异常,随之导致存在糖尿病和心脑血管疾病等并发症的风险。这主要因为药物的镇静作用可导致患者活动减少,药物引起糖、脂代谢紊乱,最终造成脂肪的堆积,导致代谢综合征的发生。合理饮食和适当运动可以有效预防或改善代谢综合征的负面影响。

## 小 案 例

小明,男,28岁,身高170厘米,体重100千克,体重指数(BMI)为29.41,服用抗精神病药3年余。平时在家饮食没有节制,特别喜欢喝可乐和吃炸鸡,而且经常喝酒。小明的妈妈认为能吃就说明身体好,养胖一些才能抵抗药物的副作用,而小明的父亲认为要适当控制他的饮食,两人还经常因此发生争执。到底谁对谁错? 怎样科学安排小明的饮食呢?

## 定 目 标

1. 了解精神疾病患者治疗过程中饮食管理的相关知识。
2. 学会识别精神疾病患者居家饮食管理中常见的误区。
3. 学会精神疾病患者居家饮食管理方法。

## 跟 我 学

在小明的日常饮食安排上,小明的妈妈明显存在一些错误认识,应该学习一些关于对小明饮食照顾方面的知识和方法。

一、精神疾病患者的饮食问题

(一) 抗精神病药对日常饮食的影响

1. 药物副作用引起进食减少 部分精神科常用的药物对胃肠道有一定的刺激作用,尤其是空腹服药后,会引起患者恶心、呕吐,或者消化不良、胃部不适等症状,可能导致患者食欲缺乏、进食量减少等。

2. 药物副作用引起食欲增强　抗精神病药是精神分裂症的一线治疗药物,广泛用于各类精神疾病的治疗,目前已被发现某些药物会导致食欲增强,进而导致体重增加和其他代谢异常。尽管第二代抗精神病药比第一代药物的治疗效果更好、不良反应更小,但其与肥胖、糖耐量受损、新发糖尿病、高脂血症、心血管疾病的发生有一定关系。

(二) 食物对患者病情的影响

部分食物会增加患者的兴奋性,如咖啡、可乐中含有的咖啡因等,都可以造成患者兴奋性增高,浓茶中的茶多酚也有此类作用。因此在日常生活中,特别是睡前应避免摄取这些食物,同时注意其他含有这些成分的食品摄入。如患者感觉抑郁、缺乏动力、头昏脑胀,可增加食用甘薯、鹰嘴豆泥、苹果、梨、桃、蓝莓、香蕉、橙子或橘子、葡萄、无花果、芒果、菠萝等食物,这些食物富含 5- 羟色胺,5- 羟色胺被认为可以改善患者情绪、睡眠、控制食欲和参与社交的情况。

二、家庭照顾者在患者饮食照顾过程中通常存在的误区

1. "发物"会引起疾病复发　临床工作中经常会遇到患者、患者家庭照顾者来询问患者是否可以吃牛肉、羊肉等食品,他们担心患者吃这些所谓的"发物"会引起疾病复发。从西医角度讲,牛肉、羊肉是高蛋白食物,只要没有对食物有特殊要求的患者(如患有痛风),保持均衡饮食即可。从临床经验来看,也没有明确发现因为吃了"发物"而导致疾病复发的。

2. 吃得越多越好　在大众的观点中生病了就要补,我们也普遍认为药补不如食补,所以部分家庭照顾者就将吃得越多越好作为疾病恢复的必要条件。这是错误的观点。与饮食过量密切相关的肥胖、高血糖、高血脂等代谢综合征是影响精神疾病患者健康和寿命的主要因素之一,因此,对精神疾病患者进行科学的饮食管理,可以有效预防和控制肥胖、心血管疾病和相关合并症。

三、精神疾病患者的居家饮食指导

(一) 食物的科学选择与搭配

1. 食物的选择　精神疾病患者饮食要清淡,逐步降低糖、盐、脂肪的摄入,如减少饮料摄入,可以先用低糖饮料代替高糖饮料,逐步过渡到无糖饮料,直到完全摆脱对于以往不健康饮食的依赖。

2. 食物的搭配　精神疾病患者饮食要富含营养,食物不能单一,增加食物的种类。每餐要有蔬菜、水果,并且不能使用果汁代替鲜果。增加谷物的摄入,这里指的谷物是整粒的谷物,而非胚芽等进行过精细加工的产品。在 2017 年全民营养周活动中,中国营养学会选出了中国的十大好"全谷物",包括糙

米、全麦面、玉米、燕麦、小米、荞麦、青稞、高粱米、薏米、藜麦,值得推荐。海鲜推荐选择 EPA(二十碳五烯酸)和 DHA(二十二碳六烯酸)含量丰富、甲基汞含量低的,如鲑鱼、凤尾鱼、鲱鱼等。奶制品是钙质和优质蛋白质的重要来源,我国居民长期钙摄入不足,鼓励增加奶制品的摄入,但是超重或肥胖者推荐选用脱脂或低脂奶。摄入的蛋白质优选禽类,减少烟熏和腌制食品的摄入。减少饱和脂肪酸(动物油)的摄入,多用不饱和脂肪酸与单不饱和脂肪酸(植物油)来替代,避免少油多饭的情况发生,特别是不能增加精米精面的摄入。适当摄入胆固醇,尤其是蛋黄。控制甜味剂等食品添加剂的摄入,少喝含糖饮料。

3. 饮食模式推荐　地中海膳食模式是营养学家推荐的膳食模式,简单、清淡、富含营养。该饮食模式的主要特点:强调多吃蔬菜、水果、海鲜、全谷类、豆类、坚果;食物的加工程度低,新鲜度高,以当季和当地产的食物为主;橄榄油是主要的烹饪油;每天食用少量奶酪和酸奶,每周食用少量鱼、禽类和蛋类,每月只食用几次红肉;控制甜食摄入,用新鲜水果作为每天餐后食品。

(二)培养健康饮食习惯

禁忌暴饮暴食,就能量消耗而言,暴饮暴食可能会导致肥胖。饮食紊乱模式是导致肥胖的主要原因,建议少量多餐,不建议进食夜宵。

(三)食欲缺乏患者的饮食指导

进食不足会影响患者对药物的耐受,加重患者头晕乏力、直立性低血压等副作用,影响患者治疗依从性。

1. 尽量减少药物对食欲的影响　针对服用药物引起的胃肠道副作用,建议尽量选择餐后服药,但是对于有空腹要求的药物应特别注意,须咨询药师。

2. 增进患者食欲　第一,根据患者的饮食偏好,适当补充开胃食品;第二,每天督促患者适当运动以促进食物的消化和能量消耗;第三,尽量避免让患者单独进食,鼓励患者与家人一起进餐,尤其是与食欲好的人进餐更能刺激食欲。

3. 增加食物的营养密度　例如通过添加奶粉、乳清蛋白、蛋清或豆腐来增加蛋白质含量。在准备酱汁、新鲜或煮熟的蔬菜、谷物时,添加橄榄油、花生油、黄油等来增加脂肪含量。如果体重没有改善,可在两餐之间适当添加零食。

4. 弱化某些饮食限制　在不影响治疗的情况下尽可能取消饮食限制,确保食物符合个人口味。每天补充多种维生素和矿物质,增加蔬菜、水果的种类。

(四)食欲增强患者的饮食指导

1. 每餐定量进食　根据患者的运动量和身体状况计算每餐总量和每种营养物质的含量比例(最好在营养师指导下)。避免酒精和含糖饮料,并严格控制零食。

2. 避免外出就餐　尽量避免外出就餐或在外出就餐时提前计划,选择更健康的餐厅,并尽可能选择健康食物。

3. 盘子减肥法　找一个日常生活中最常使用的盘子(直径在 22 厘米左右)。然后将盘子分成 4 格,每餐的食物都装在盘子里食用。其中蔬菜的量是 2 格,蛋白质食物是 1 格,主食 1 格。主食以杂粮谷物或者薯类为主。蛋白质尽量选择低脂高蛋白质的食物,如精制的牛肉、鱼肉、虾肉、豆制品等。

4. 合理控制进食时间和速度　晚餐尽量在 19 点前结束,晚餐后到睡前尽量不额外进食,戒除吃夜宵的习惯。同时,进食时尽可能放慢速度,细嚼慢咽可以提高代谢和减少饮食量。

5. 定期测量体重　最好做到每天测量,发现体重变化及时调整饮食和运动量。

6. 专注饮食　进食时不要看电视、玩手机等,要专注于进食时的感受。例如,仔细观察食物的颜色、体会食物的香气、味道,以及食物送进嘴里咀嚼时的感觉等;进食中多体验自己已经吃饱的感觉,一旦有了饱腹感及时终止进食,并避免情绪化进食。

## 加　油　站

### 抗精神病药引起的代谢综合征的监测

1. 短期监测　建议在更换药物、增加药物剂量时进行为期 7~14 天的体重、血压、空腹血糖检测。如出现体重明显增加,超过原有体重的 10% 时应到医院就诊;血压明显升高或降低,以及改变体位时出现头晕,血压测量后较平时收缩压降低大于 20mmHg、舒张压降低大于 10mmHg 时,应注意预防跌倒的发生,并及时寻求医生的帮助。

2. 长期监测　建议长期、规律监测体重、血压、血糖情况,每 1~2 个月进行全面评估,特别是对于血脂的评估,建议将平时监测的数据进行记录,在复诊时出示给医生,便于医生根据数据开具相关检查。

3. 坚持对体重、血压、血糖、血脂半年到一年时间的监测,如果没有异常变化,建议每年进行一次检测。

## 划　重　点

有些药物会引起患者出现恶心、想吐、食欲缺乏等症状,而有些药物会明显增强患者食欲。食欲缺乏会降低患者活动耐力和对药物副作用的耐受能力，加重药物副作用；食欲增强过度会引起肥胖，增加代谢性疾病和心脑血管疾病等发生的风险，影响患者健康。家属或照顾者应帮助患者科学控制进食总量，科学选择食物，保证营养均衡，尽量避免食用影响疾病康复、引起大脑兴奋的食物。

## 试　试　手

1. 小明食欲增强的原因是什么？
2. 小明的家人在对其饮食管理方面存在哪些误区？
3. 请针对小明的情况制订一份饮食管理计划。

# 第二单元
## 神经性厌食症患者的饮食管理

## 小 案 例

小馨是一名高中二年级学生,身高 170 厘米,体重 60 千克,在学校总有同学说她胖,她也对自己的体重不满意,随即进行节食减肥,每日仅吃生的或者是水煮的蔬菜,1 月后体重降至 40 千克,自己仍不满意,继续节食减肥,家人多次劝说无效,仍继续坚持,从而影响学业。经医院治疗后好转,体重维持在 50 千克。如何帮助小馨家人认识神经性厌食症(俗称"厌食症")的主要诱发因素和表现?如何指导家庭照顾者科学管理小馨的进食行为和避免诱发因素呢?

## 定 目 标

1. 学习神经性厌食症的表现、产生原因,认识其带来的危害。
2. 掌握对神经性厌食症患者的饮食管理方法。

## 跟 我 学

神经性厌食症的特征是体重异常低、对体重增加的强烈恐惧以及对体重和体型的扭曲感知。一般人群中 18 岁左右的女性比相同年龄段的男性更常见,比例约为 10∶1。对体重和体型的扭曲认知,以及自我价值低,是造成神经性厌食症的主要原因。

### 一、神经性厌食症的表现

神经性厌食症是最早被识别和标注的进食障碍类别,典型特征是自我有意识地主动限制进食量和种类,造成明显的消瘦。患者常表现异乎寻常的害怕发胖,即使已经很瘦了仍认为自己太胖。

1. 过度节食　严格限制每日三餐食物的数量和种类。最初可能减少主食的摄入,严格限制各种肉类和蛋类。过分关注食物的脂肪含量,食物的热量,食物中的含糖量,把含脂肪较多的食物视为禁品,随着病情的发展,逐渐变为几乎不吃任何含有高营养的食物。多数患者以进食青菜为主,严重时青菜也要水煮一下才能吃,不允许任何油脂入口。

2. 过度运动　以消耗热量,减轻体重为目的,强迫性地进行各种体力活动,包括过度的体育锻炼、做家务,甚至经常保持站立或行走的运动状态而拒绝休息。运动强度多使人感到患者是在自我折磨、自我惩罚。阻止她们运动会让她们感到非常焦虑甚至恼火,发脾气。

3. 药物滥用　各种泻药、利尿剂、抑制食欲的药物在神经性厌食症患者中的滥用极为常见,使用的方法带有盲目、天真、幼稚的色彩和不计后果的特点。对道听途说的消息,不加求证即信以为真,寻找机会亲身尝试,而这些行为常常是偷偷地进行。有些患者以便秘为由滥用泻药,而便秘的原因是患者进食量少,患者却拒绝增加进食,导致她们对泻药依赖,所用剂量远超过说明书上的推荐剂量。为了快速降低体重,常常大剂量或同时服用多种减肥药,导致出现机体功能的紊乱,甚至短暂出现幻觉妄想、行为紊乱的精神症状。

4. 情绪障碍　患者对体重增加过度焦虑和恐惧,常伴有焦虑、抑郁、强迫、情绪不稳定、易激惹、失眠等问题,甚至可能出现自伤、自杀的企图或行为。

5. 躯体症状　患者出现营养不良,体重下降明显,代谢、内分泌障碍,闭经、第二性征发育受阻或退化。患者常诉腹胀、早饱、便秘等。

## 二、神经性厌食症的病因

1. 社会因素　人们对于体重增加或变胖的强烈恐惧以及对体重和体型的歪曲认知(认为越瘦越美)被认为是厌食的主要原因。当前社会崇尚以瘦为美,瘦是理想体型,代表了自信和成功。大多数人认为身材苗条的女性更易获得认可和赞许,同时以瘦为美的价值观更受到媒体的吹捧和时尚界的标榜,受到人们的盲目崇拜,追求苗条已经成为流行趋势。职业也是影响神经性厌食症与神经性贪食症的一个社会因素,女性芭蕾舞演员和模特的患病率较高。

2. 精神心理因素　普遍认为神经性厌食症患者经常伴有焦虑性神经症、强迫症、身体变形障碍、创伤后应激障碍、抑郁症、物质滥用、冲动控制和品行障碍等,许多合并症继发于饮食失调,并随着体重恢复而消退。在情绪因素方面,进食障碍患者抑郁、焦虑和罪恶感等消极情绪水平都显著高于正常人。神经性厌食症患者通过控制进食来获得苗条身材从而达到情绪满足。在认知方面,神经性厌食症患者存在体象障碍,主要表现为对自身形象的歪曲认识。神经性厌食症对自己身体不满是主要发病原因。

### 三、神经性厌食症的影响

1. 身体方面的影响　神经性厌食症患者常见的对身体方面的影响有,体重指数低(BMI<17.5)、消瘦(体重低于理想体重的85%)、体温过低(核心温度<35℃)、心动过缓(脉搏<60次/分)、低血压(收缩压<90mmHg和/或舒张压<50mmHg)、肠鸣音减退、干燥症(皮肤干燥、鳞状)、头发脆弱和脱发、绒毛生长、腹胀、肌肉无力等。其他经常出现的症状包括指甲变脆、压疮、皮肤发黄(出现高胡萝卜素血症,尤其是手掌)、发绀和手脚冰凉、水肿(脚踝和眼眶周围)以及二尖瓣脱垂引起的心脏杂音等,严重者可因营养衰竭导致死亡。

2. 心理社会方面的影响　神经性厌食症可出现多种共存的人格障碍和特征,并且同一患者可出现不止一种障碍或特征。神经性厌食症会影响患者的认知、情绪和人际关系功能,造成患者社交恐惧、抑郁、焦虑等情绪问题,同时造成患者社会功能的丧失,造成家庭负担加重,并且神经性厌食症患者通常伴有营养问题,其患病率会明显高于普通人群,由此给社会带来更多的负担。

### 四、神经性厌食症的饮食管理方法

神经性厌食症患者的日常管理对于患者康复非常重要,需要家庭成员与患者一起建立治疗联盟。

1. 营养保证　及时纠正患者严重营养不良是防止患者发生恶性不良结局的主要手段之一。根据患者的喜好准备食物,不必考虑太多的饮食禁忌,患者能吃下就好。鼓励患者尽可能多补充蛋白质、维生素、碳水化合物等,并逐步养成规律进食、均衡饮食的习惯。

2. 避免强迫患者进食　患者想要通过控制饮食和体重来获得对生活的掌控感,获得自己能够应对这个世界的能力感。越强迫他,他内心受挫折感和无力感越明显,越与食物建立对立的关系,越不可能恢复正常进食。只要把食物准备好,鼓励并相信他可以自己管理好自己,相信他可以做出正确的对自己有利的选择。逐步把决策权交还给患者,由他自己决定吃或不吃,吃多少。

3. 建立和谐的家庭关系　家庭关系不和睦,父母之间闹矛盾等也是引发患者厌食的因素。另外,家人面对患者的状况也会很焦虑甚至崩溃。患者长期处于与食物战斗的状态,面对家人的争吵或出现焦虑、崩溃的情绪状态时只会增加患者的压力感和负罪感。家人要管理好自己的情绪,家人之间互相理解、互相支持、互相包容,减轻患者的负罪感和压力。患者情绪平和稳定,才有可能从与食物战斗的状态中解脱出来。家庭中每个成员都有自己的责任和义务,有解决家庭矛盾的原则和方法,维持正常家庭功能。

4. 帮助患者应对困难 患者面对困难时容易失去对生活和对自己的掌控感,可能会采取控制饮食的行为来获得控制感。家庭照顾者平时要多关注患者的情绪,在患者病情不太稳定时尽可能避免对患者施加压力。平时注意针对患者的性格特征,多引导患者正确看待和应对各种压力事件;患者遇到困难时,家人要多陪伴、鼓励、支持,帮助患者解决困难。要注意避免对患者的过度保护,要让患者在应对困难中真正得到成长,优化性格,在战胜困难的过程中体会对生活的掌控感。

5. 引导树立正确的人生观和审美观 家属有正确的人生观和审美观非常重要,对患者有很好的榜样作用。引导患者正确理解健康,和患者一起讨论什么是真正的健康和好身材,让患者知道人生除了对完美身材的追求还有很多其他目标需要努力去实现。

6. 适度的体育活动 运动能加速输送能量及养分至大脑细胞,加速清除脑内废物,降低体内压力激素,释放内啡肽,提升脑源性神经营养因子水平,使人精神放松、心情愉悦,对于免疫力有提升作用。轻度阻力训练计划可以改善神经性厌食症患者的肌肉力量,维持正常骨密度。

7. 必要时强制送医 严重营养不良、长时间不进食、有明显情绪问题,或者出现自杀言语或行为的患者,都需要及时送医治疗,甚至强制送医。

## 加 油 站

### 体 象 障 碍

体象障碍的特征是专注于不存在的或轻微的身体外观缺陷,使患者认为自己看起来异常、没有吸引力、丑陋或畸形,而实际上他们看起来很正常。对感知缺陷的关注导致重复行为,例如重复检查他们在镜子中的外观,这些行为难以控制且令人不快。

1. 外观关注点 患者关注一个或多个身体部位不存在或轻微的外观缺陷,对外表的关注很难抗拒或控制,身体部位被认为没有吸引力、令人反感、异常或畸形,一些患者形容自己看起来像个怪胎、怪物、烧伤受害者等。对外表的关注是令人痛苦的,部分原因是他们关注的是自己对他人的不可接受性,并且在许多情况下,涉及一种信念,即其他人会因为外表而嘲笑和拒绝这个人。女性比男性更容易关注自己的体重、面部、臀部、乳房、腿部以及过多的体毛,男性比女性更容易被稀疏的头发、生殖器和肌肉畸形所困扰。

2. 社交焦虑和回避　许多患者因为害怕别人看到自己的"畸形"而孤立自己,或者害怕因为自己的"丑陋"而被拒绝或嘲笑。因此,许多患者避免约会和身体亲密。社交孤立可能导致体象障碍患者被误诊为社交恐惧症。

3. 情绪困扰　患者常受低自尊以及高度抑郁、焦虑、愤怒/敌意、绝望、内疚、羞耻、厌恶等情绪困扰,甚至因为长时间经历消极情绪状态和反应不佳的持久倾向出现神经质。

4. 社会功能和生活质量　社会心理功能涉及一个人在工作和社会关系等方面的客观表现,而生活质量涉及一个人在不同领域(例如身体、情感和社会功能)的功能的主观感知。平均而言,体象障碍患者的社会心理功能和生活质量均较差。

## 划　重　点

通过对神经性厌食症的了解,学会如何正确对待神经性厌食症患者,并能在日常生活中对患者的症状给予充分理解,家庭成员能够给予患者支持,避免强迫进食的行为;对于患者因进食减少而导致的躯体问题,家属或照顾着应正确给予支持,必要时寻求医生的帮助。

## 试　试　手

1. 小馨因为神经性厌食症可能存在哪些躯体问题?
2. 哪些生活干预措施适合小馨现在的情况?
3. 针对小馨的情况,为她制订一份家庭康复计划。

# 第三单元
## 神经性贪食症患者的饮食管理

## 小 案 例

小馨,诊断为神经性厌食症,经医院治疗好转,能够自主进餐,某天因为考试失利,心情差,随即大量进食,直到腹部胀满、疼痛、精疲力竭后停止;继而开始担心自己的体重会增加,又到卫生间以催吐方式将刚吃进的食物吐出来,心情随之变好。以前此种情况每月发生 1~2 次,最近每周发生 1~2 次,小馨感到非常痛苦。家人发现此现象后,将其送入医院,经治疗好转。我们如何帮助小馨正确认识贪食行为? 怎样帮助小馨应对贪食的行为?

## 定 目 标

1. 学习神经性贪食症的表现,认识神经性贪食症带来的危害。
2. 学习产生神经性贪食症的原因,日常生活中避免贪食的诱发因素。
3. 学习帮助患者应对贪食行为。

## 跟 我 学

### 一、神经性贪食症的表现

神经性贪食症(俗称"贪食症")是以反复发作,出现不可控制的摄食欲望及多食或暴食行为,进食后又因担心发胖而采用各种方法以减轻体重,形成"暴食—恐肥—关注—诱吐—暴食"的恶性循环。体重变化并不一定明显,常与神经性厌食交替出现。主要表现有以下几种。

1. 频繁的暴食发作 发作频率轻者几天一次,严重者可达每日一次或者数次。其特点是进食量为正常人的数倍,暴食发作时进食速度很快,患者所食之物,多为平时严格控制的发胖食物,如蛋糕、面食、含大量脂肪的食物等,有强烈的失控感。在暴食发作时患者有不可抵抗的进食欲望,一旦开始暴食,很难自动停止,很难被他人阻止,患者常掩饰自己的暴食行为,对于暴食充满了内疚、自责、羞愧、耻辱的情感,因此,患者常偷偷进食。

2. 暴食后的抵消行为　暴食之后患者继之出现抵消行为,以防止体重增加。常用的抵消行为,包括用手指抠吐或自发呕吐,过度运动,禁食,滥用泻药、灌肠剂、利尿药、减肥药等。

3. 情绪反应　患者对发胖有强烈的恐惧感,暴食时有强烈的失控感。腹部胀满时有痛苦感,患者常常自责,否定自己,认为自己没有毅力。神经性贪食症患者的情绪症状比神经性厌食症患者更为突出,自伤、自杀等行为也较神经性厌食症患者发生率高。

4. 躯体情况　由于神经性贪食症患者短时间内大量进食,然后采用呕吐、导泻等方法将食物排出,所以患者体重常处于正常范围或波动范围很大。神经性贪食症患者伴随的躯体症状与神经性厌食症有很多相似之处,尤其是体重偏低的神经性贪食症患者也会出现营养不良的表现。由于神经性贪食症患者的暴食、呕吐、导泻等行为,使神经性贪食症患者较神经性厌食症患者更容易出现胃肠道损伤以及电解质紊乱。

## 二、神经性贪食症的原因与影响

1. 原因　引起贪食发生的原因并不明确,患者往往存在追求完美的性格特征,调整心理冲突的能力较差,常用不恰当的进食行为解除内心的压力和矛盾。又受到"以瘦为美"的社会审美趋势和目标影响,进一步增加矛盾心理和焦虑情绪,甚至罪恶感。父母有精神病史和童年时候经历家庭破裂(孩子与父母/看护人不住在一起)都与神经性贪食症有关。

2. 影响　神经性贪食症患者由于采取自我催吐和滥用泻药、利尿剂或灌肠剂等方法,可能造成水电解质紊乱,如低钾血症、低钠血症、代谢性碱中毒、代谢性酸中毒等;脱水会导致血容量不足,并出现头晕和直立性低血压的症状;神经性贪食症可能与严重的长期心脏并发症、代谢内分泌并发症有关;神经性贪食症还可能导致胃肠功能紊乱。还可能导致患者情绪低落和害怕社交活动等症状。

## 三、神经性贪食症患者的管理

1. 营养干预　大部分神经性贪食症患者的体重是正常的,但正常的体重并不代表正常的身体功能,也不代表摄取的营养是合理的。另外,尽管神经性贪食症患者的体重,从表面上来看是正常的,但很多患者的体重低于生物学上的正常标准,所以为了心身的稳定,需要进行全面营养评估,根据营养评估结果,遵循缺什么补什么的原则给以针对性的营养支持和补给,尽可能避免患者单独进食。

2. 解决心理冲突　营造温暖、和谐、包容、支持性的家庭环境,帮助患者有效解决各种困境和心理冲突,避免患者因心理矛盾或心理冲突引发暴食行为。

3. 帮助控制冲动性进食　患者的暴食行为通常都是偷偷进行的,因此家庭照顾者要尽可能多陪伴患者,尤其是在患者有心理冲突或有暴食冲动时,指导患者做放松训练或正念练习,陪伴鼓励患者通过出去散步、参加集体活动等方式转移注意力;不让患者独处,避免患者暴食行为的发生;并给予表扬、奖励等正性强化患者对冲动性进食行为的控制。

4. 社会预防和健康教育　神经性贪食症的产生和发展有着重要的社会文化因素,因此对神经性贪食症的干预需要个人、家庭和社会的共同努力。家庭照顾者应有意识地关注和陪伴患者,鼓励其加入有关社会团体和组织,利用有关组织和团体的正面宣教和同伴的影响,慢慢帮助患者重新树立对美丽、健康等概念的认知,重新找到自己的社会价值,重建自己的健康行为模式,不再沉浸于与食品、体重、体型相关的强迫思维中。

# 加　油　站

## 神经性贪食症的自助认知行为疗法

心理疗法[例如,认知行为疗法(cognitive-behavioral theraty,CBT)]是神经性贪食症的一线治疗方法,对神经性贪食症的研究比任何其他治疗方法都更广泛,适用于大多数患者。此疗法没有特定的禁忌证。基于认知行为疗法的自助认知行为疗法(self-help CBT)可有效治疗神经性贪食症。此外,其余专业治疗(如治疗师主导的CBT或人际心理治疗)一样有效。

1. 自助认知行为疗法　包含教育患者神经性贪食症相关知识、概述神经性贪食症的认知行为模型、提供循序渐进的程序。神经性贪食症患者可以通过自助计划,使用在线或智能手机应用程序接受CBT。这些计划提供临床医生的有限参与(指导自助)或不参与(自助)。与治疗师主导的CBT一样,该计划的重点是通过在进食时监控自己、学习自我控制技巧以及学习如何更有效地解决问题来培养有规律的适度饮食模式。此外,强调维持新的行为改变以防止暴饮暴食的复发。

2. 实施步骤　建议使用名为"克服暴饮暴食"的记录表,通过在进食时监控自己、学习自我控制技巧以及学习如何更有效地解决问题来培养有规律的适度饮食模式。此外,强调维持行为改变以防止暴饮暴食的复发。对饮食失调有一定了解的临床医生可以指导自助治疗。临床医生与患者会面约 10 次,每次约 25 分钟。临床医生提供使用记录表的基本原理,会面时鼓励患者坚持科学饮食行为,与患者共同分析坚持的动力,并具体反馈和讨论患者的进步。此外,可利用基于互联网的引导自助或者手机应用程序完成治疗。

3. 结束治疗的时机　如果患者病情已有好转,治疗应在计划的治疗次数后结束;如果患者仍然有一些不健康的饮食习惯,偶尔暴饮暴食,以及对体型和体重的一些过度担忧,结束治疗是可以接受的。然而,如果患者的暴食严重影响功能并且患者不太可能独立处理这些行为发作,应考虑在最初规定的治疗次数后继续治疗或改用其他治疗形式。

## 划　重　点

神经性贪食症主要表现为不可控制的反复发作的暴食行为,暴食后又担心肥胖而陷入"暴食—恐肥—关注—诱吐—暴食"的恶性循环。家庭照顾者要学会合理安排患者的进食环境和营养搭配,保证患者的营养供应;帮助患者解决心理冲突、控制冲动性进食行为;鼓励、陪伴患者参加一些社会团体和组织,借助社会的力量帮助患者逐步重新建立健康的行为模式。

## 试　试　手

1. 小馨因为神经性贪食症可能存在哪些躯体问题?
2. 针对小馨的情况,为她制订一份家庭康复计划。

# 第四单元
## 噎食的预防与急救

## 小 案 例

老徐,76岁,诊断为脑血管病所致精神疾病。一日进食馒头时老徐突然出现无法呼吸、面容痛苦、满脸红紫的情况,双手在空中乱抓,说不出话。老伴见状立即呼叫家人并拨打急救电话。家人用手指将患者口中食物抠出,之后老徐呼吸困难得到缓解;急救人员及时赶到,带老张到医院做进一步处理。作为家庭照顾者掌握如何及早识别噎食,如何预防患者噎食的发生以及如何正确实施急救是非常重要的。

## 定 目 标

1. 了解精神疾病患者发生噎食的危险因素,了解患者噎食时的表现,能够准确、及时地判断噎食。
2. 掌握噎食危险性评估和预防发生噎食的方法。
3. 掌握发生噎食时的急救方法。

## 跟 我 学

噎食是食物堵塞在咽喉部,甚至误入气道,造成患者窒息。由于疾病和药物的影响,精神疾病患者在进食过程中容易发生噎食,如果处理不当会危及患者生命。了解精神疾病患者发生噎食的危险因素,做好预防工作很重要;及早识别和正确处理已发生的噎食是挽救患者生命的关键。

一、噎食的危险性评估

(一) 噎食的危险因素评估

1. 长期使用抗精神病药　一方面,抗精神病药可能会引起患者吞咽反射受到抑制;另一方面,药物可能会导致锥体外系副作用,引起吞咽困难,如果患者进食过快或者食物选择不恰当,容易发生噎食。

2. 进食行为异常　部分精神疾病患者由于疾病的症状影响,进食时有暴食、抢食,或者食用玻璃、泥土、沙石等异食行为,也是发生噎食的高危因素。

3. 电休克治疗　电休克治疗后患者的意识恢复需要一段时间,如果在意识没有完全恢复的情况下过早进食,可能引起噎食发生。部分门诊患者也会采用电休克治疗,因此家属或照顾者要注意治疗后待患者意识完全清醒后才能让患者进食。

4. 其他情况　老年精神疾病或者合并有神经系统器质性疾病患者,由于年龄的原因,加上疾病和药物的影响,比一般患者更容易发生噎食;有癫痫发作史的患者如果进食时癫痫发作或者癫痫发作后过早进食都可能引发噎食。

(二) 吞咽功能的评估

家庭照顾者要识别患者是否存在上述危险因素,是否有大口进食、过快进食、抢食等不良进食习惯。尤其是老年患者、有锥体外系副作用的患者、电休克治疗后的患者等均需要先评估吞咽功能,根据吞咽功能再决定进食策略。下面主要介绍常用的洼田饮水试验,具体操作如下:患者端坐位,喝下30毫升温水,观察所需时间和呛咳情况。患者能一次喝完,无呛咳,评为Ⅰ级;分两次以上喝完,无呛咳,评为Ⅱ级;能一次喝完,但有呛咳,评为Ⅲ级;需要分2次以上喝完,且有呛咳,评为Ⅳ级;常常呛住,难以喝完,为Ⅴ级。评定为Ⅰ级,且在5秒内喝完者为正常,无吞咽障碍发生的危险;评定为Ⅰ级,但用时需5秒以上,或评定为Ⅱ级者为可疑,有可能发生吞咽障碍;评定为Ⅲ~Ⅴ级为有吞咽功能障碍。

二、预防噎食的措施

1. 选择合适的食物　禁吃粗糙、带骨、黏性、太干硬的食物,如豆芽、煮鸡蛋、多刺的鱼、年糕、油饼、馒头、干硬的点心等。应视患者情况给予流食、半流食、软饭。为保证营养和口感可选择将普食打碎。煮鸡蛋把蛋黄用开水化成流汁。进食后检查口中食物是否有残留,有无堵在咽部、腮颊等部位,进食后让患者喝少量水。

2. 把握进食的速度和量 对于可能或肯定有吞咽功能障碍的患者、进食行为异常的患者、老年患者或有癫痫发作史的患者等,进餐时有专人看护。进餐时不断提醒患者缓慢进食,把握进食速度,及时发现并阻止其大口仓促进食行为。注意一次进食的量不可过多,尤其对于有暴食或抢食行为的患者。控制每一口进食的量:根据吞咽功能状况每口进食量要合适,细嚼慢咽,并且要严格控制一口食物完全吞下后再进食第二口。必要时可喂食。嘱患者进食时不要讲话或分散注意力。

3. 选择安全的进食体位 进食时最好取端坐位,确实因为疾病影响不能坐位者尽可能取半坐卧位或抬高床头,同时让其颈部略前倾,这样容易引起咽反射,可减少噎食的发生。此外,为防止食道反流造成的噎食,嘱患者进餐后应保持坐位至少半小时;卧床患者刚喂食后停止翻身等操作。

4. 必要时暂缓进食 患者受精神症状影响时情绪控制能力较差,情绪不稳时进食易发噎食。要及时、全面地掌握患者的精神症状及情绪变化,避免嘈杂的环境加重患者的烦躁情绪,不能平静进食。发现患者情绪波动较大时应暂缓其进食。

### 三、发生噎食时的表现与急救

1. 噎食早期的表现 呼吸困难、出现呛咳,面容痛苦、面色口唇青紫、双眼直瞪,双手成"C"字形放于颈部或双手乱抓。

2. 噎食后期的表现 无自主呼吸,缺氧严重,意识丧失,全身瘫软,四肢发凉,后期可能会出现大小便失禁。

3. 噎食的急救 发现患者噎食要第一时间掏空患者口腔中的食物,然后采用海姆立克急救法为患者进行急救。可以根据患者的意识状态、体重和施救者自己的体力等情况采取站位或卧位两种方式,具体方法如下。

(1)站位:适用于意识清楚可配合的患者。①体位:头部略低,嘴张开,以便异物吐出。②施救者姿势:施救者站在患者身后,双臂围绕腰部。③双手手法:以一只手握拳,拳头的拇指侧顶在患者的上腹部(肚脐上方两横指),另一只手握住握拳的手。④挤压动作:向上向后猛烈挤压患者的上腹部,挤压动作要迅速,压后随即放松,重复5~6次。

(2)卧位:适用于意识不清或体型过于肥胖的患者。①体位:让患者就地平躺在地板上。②开放气道:仰卧,头转向一侧并后仰,充分开放气道。③施救者姿势,骑跨于患者的髋部或跪于患者一侧。④双手手法:一只手掌跟置于患者腹部,即患者的肚脐和剑突之间,另一只手置于其上。⑤挤压动作:迅速有力向内上方冲击5~6次。

## 加　油　站

### 噎食患者的自救

气道中的异物可能危及生命。由于咀嚼不完全或吞咽功能差,食物被吸入气道引起窒息,患者如果在独处情况下出现噎食,自救是最快和最有效的方法。具体方法如下。

1. 物品　寻找周围最近的可以在腹部帮助进行挤压的可固定物品,如椅子背、床头等。

2. 体位　将腹部俯于椅子背上,上半身悬空。

3. 挤压动作　猛压腹部迫使膈肌上移,压迫肺部,使肺内气体外冲,将气管内的食物冲出,重复 5~6 次。

4. 同时呼救。

## 划　重　点

精神疾病患者由于药物副作用的影响和疾病症状等原因,容易发生噎食,尤其是老年患者。学会使用洼田饮水试验评估患者吞咽功能,判断患者发生噎食的风险,并能从患者的面部表情、呼吸、行为等方面及早识别患者噎食,能第一时间使用海姆立克急救法进行急救。

## 试　试　手

1. 精神疾病患者发生噎食的高危因素有哪些?
2. 如何用洼田饮水试验评估患者的吞咽功能?
3. 如何为发生噎食的老徐进行急救?

# 第五单元
## 运动指导

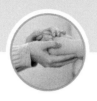

## 小 案 例

张某,女,30 岁,精神分裂症,住院治疗好转。患者出院时,医生指导患者及家属,回家后要注意多运动。开始几天家属带患者出去散步时,患者总感觉头晕、乏力、走不动,家属也认为患者可能还是要以休息为主,就没有再要求。但是,一段时间后患者体重明显增加,精神萎靡,没有活力,于是家属就买了跑步机给患者在家锻炼。但是第一天刚跑几分钟患者就因为头晕差点从跑步机上摔倒。家属就犯难了,不知道如何才能保证患者安全运动?

## 定 目 标

1. 了解运动对精神疾病患者康复的作用。
2. 了解选择运动的原则和方法。
3. 如何培养患者保持运动的良好习惯?
4. 有哪些方式可以激励患者坚持运动?

## 跟 我 学

这里讲的运动不仅仅是指专门的运动项目,也包括家务劳动和工作劳动等。下面某些运动原则、方法等同样适用患者参与家务劳动和体力劳动的指导。

### 一、运动对精神疾病患者康复的作用

1. 提高对药物治疗的耐受性  精神疾病的治疗是一个长期的过程,药物

治疗是主要治疗手段,但药物治疗也不可避免地会对人体造成一定的副作用,例如头晕、乏力、活动无耐力、睡眠过多、直立性低血压等,这些都会影响患者的治疗依从性,适当运动可以增强患者体质,提高对药物的耐受性,减轻药物副作用,提高治疗依从性。

2. 促进患者康复 通过坚持运动,不仅可以提高患者自身的身体素质,增强体质,还可以分散其注意力,减轻疾病症状对患者的影响。人体在运动后,可以通过大脑分泌"快乐激素"——内啡肽,有效改善情绪,使人处于轻松愉悦的状态中。此外,研究表明,保持运动不仅可以大大改善焦虑、抑郁症状,还可以对精神分裂症患者有一定的治疗效果。

3. 减轻患者病耻感 通过有规律的运动,可以提高患者对正常生活的掌控感,降低病耻感,增强自信心。

## 二、选择运动的原则和方法

### (一) 保证安全

受药物治疗的影响,患者可能会有头晕、平衡功能受损、反应变慢等症状,因此,尽量不要给患者安排高空作业、驾驶车辆、快速移动、旋转性运动等活动,避免因为反应慢或不能很好地维持身体平衡而导致一些安全事故发生。案例中的张某就是因为进行快速移动而且带有旋转性动作导致身体失去平衡,险些造成伤害。

### (二) 循序渐进

患者因为疾病,尤其是慢性病患者,社会功能受到影响,平时的活动偏少,加之药物治疗的影响,患者活动耐力下降,如果突然进行比较高强度的运动,可能会导致心肺负荷加重而发生意外。因此应该根据患者的体质、体力和心肺功能,循序渐进地安排运动量及运动强度,量力而行,避免进行过量运动导致身体受伤。首先是时间,根据患者活动的感受每天逐渐延长运动时间;其次是运动强度,每次运动时要循序渐进,先做 5~10 分钟热身运动,如四肢伸展运动、慢走、快走等,再根据自己的喜好选择有氧运动。选择有氧运动时要循序渐进,以不感到疲劳为主,可以先选择散步等稍轻松的方式,患者慢慢地适应以后再逐步过渡到慢跑等方式。若患者既往患有心肺疾病,请在专业医生的指导下,制订科学的运动方案。

### (三) 选择适宜的运动类型、强度、频率

1. 运动类型 推荐以有氧运动为主,也可进行强度适中的阻抗训练。研究表明,通过有氧运动可以很大程度改善焦虑、抑郁情绪。而坚持中强度、高频次的体育运动可以更有效地保持稳定的情绪。有氧运动主要包括瑜伽、散步、慢跑、骑自行车、跳绳等。此外,许多传统运动项目,如太极拳、八段锦、五

禽戏等,也可以对人们的心理状况起到良好的促进作用。资料显示,抗阻训练,如力量练习等,对改善情绪有一定程度的治疗效果。

2. 运动强度　以中等强度的运动为宜,强度太小达不到运动效果,太强容易导致危险。通常以患者运动时的心率来评估其运动强度是否合适。人在安静时,心率一般为 60~100 次 / 分,每个人的最大心率一般用"220- 年龄"这一公式来推算。中等强度有氧运动的心率 = 最大心率 × (60%~70%)。例如,案例中张某年龄为 30 岁,先用 220 减去他的实际年龄 30,得到数字 190,再乘上 (60%~70%) 就能得到一个范围:下限为 114 次、上限为 133 次。如果张某在运动过程中心率保持在 114~133 次 / 分,说明他所进行的就属于中等强度的运动。因此,在运动时,我们就可以通过心率来自我监测并保持中强度的运动或体力劳动。目前,市面上销售的运动手表可以帮助我们随时监测自己的心率。

3. 运动时间　过长时间的有氧运动或大重量的抗阻运动并不会进一步提高对精神状况的改善程度。因此,在运动过程中忌盲目追求高强度、消耗性大的活动项目,应在保证自身安全的前提下,选择适合身体情况的运动类型,并保持适当的强度及时间。每次运动时间可以分为三个阶段,首先是 5 分钟左右的热身运动;接下来有氧运动的时间以运动时心率达到中等强度有氧运动心率后再坚持 15~20 分钟为宜;最后以 5 分钟左右的整理运动结束。每次运动约 30~45 分钟,每周最少 3~5 次。

### 三、鼓励患者坚持运动的方法

1. 制订具体、可行的运动计划　鼓励患者参与制订自己的运动计划和目标,这样可以提高患者的融入感,调动自身积极性,在之后的运动过程中更易于坚持。计划要具体、可行,并顺应患者疾病症状的特点。例如运动时间、运动量、运动地点、运动方式等都要具体、可行。假如患者有被害妄想、被跟踪感,就不能安排在大街上散步,比较适合安排室内活动。

2. 家庭照顾者陪伴执行　在家庭照顾者的陪同下开展运动,不仅可以保证患者的安全,同时家人参与运动对患者也是一个榜样。另外,有人陪伴、督促、鼓励,患者更容易坚持。

3. 根据患者的兴趣爱好选择运动项目　鼓励患者根据自己的兴趣爱好,选择适宜的运动种类,这样不但增加活动的趣味性,同时也避免患者因枯燥等负面情绪终止运动。

4. 根据患者的治疗安排运动时间　患者服药后可能会出现头晕、乏力、想睡觉等情况,因此,不要在服药后马上安排运动或家务劳动,尽量在服药后休息 1 个小时左右再活动比较合适。

5. 给予适当的奖励等强化措施　可定期或定阶段给患者一定的鼓励或

奖励,激励患者坚持运动,以免半途而废。例如,坚持多久可以奖励一个礼物或者满足患者的一个心愿等,以帮助患者养成运动的习惯。

6. 增加运动的趣味性　单一的运动方式或劳动不免枯燥,难以坚持,可以通过尝试多种多样的运动形式,例如有氧运动和抗阻运动相结合的方式,或者采取竞赛的方式等,增加趣味性,从而提高运动的依从性。

# 加　油　站

## 自我感知运动强度评估

患者可以根据自己在运动时主观上感觉的吃力程度来判断运动强度。常用伯格(Borg)度量表在患者运动时与患者保持沟通,随时检测患者的运动强度是否恰当。具体内容如下。

0级:没什么感觉,丝毫不觉得疲惫,呼吸平缓,就是平时休息时的感觉。

1级:强度很弱,就像在桌前工作或阅读时的感觉,丝毫不觉得疲惫,呼吸平缓。

2级:强度弱,穿衣服时可能会出现的感觉,稍感疲惫或完全没有疲惫感,呼吸平缓。

3级:强度温和,慢慢走过房间打开电视机时可能出现的感觉,稍感疲惫,可能轻微地觉察到呼吸,气息缓慢而自然,运动初期可能会有这种感觉。

4级:强度稍强,在户外缓慢步行时可能产生的感觉,感到轻微疲惫,呼吸微微急促但依然自在。热身初期阶段可能会有这个感觉。

5级:强度强,这是轻快地步行时可能出现的感觉,感到轻微的疲惫,觉察到自己的呼吸,气息比4级要急促一些。热身运动后期可能会这种感觉。

6级:强度中强,约会迟到、急忙赶过去时可能会产生的感觉,感到疲惫,但是自觉还是可以维持这样的步调,有可以觉察到的呼吸急促,往往在热身运动后的运动初期可能有这种状态。

7级:强度很强,感到疲惫,但是自觉可以保持到运动结束,感觉呼吸急促,可以与人对话,但是你可能会宁愿不说话,这是维持运动训练的底线。激烈运动时可能会出现的感觉。

8级:强度非常强,感到极度疲惫,无法百分之百地确定自己能以这样的步调坚持到运动结束,呼吸非常急促,可以与人对话,但是不想这么做。这个阶段只适用于能自在地达到7级,并做好更激烈训练准备的人。对许多人而言,不容易做到。

9 级:强度超强,体验到极度疲惫,自己觉得不能坚持,呼吸非常吃力,无法与人交谈。这是专业运动员训练的级数。

10 级:强度极强,精疲力尽,是对人体没有好处的训练。

## 划 重 点

坚持一定强度的运动和体力活动有助于患者康复。活动要保证安全、循序渐进,选择项目以有氧运动为宜,运动强度和运动时间要科学合理。可以通过采取让患者参与制订具体可行的运动计划、家庭照顾者陪伴一起运动、根据患者的兴趣选择运动项目、根据患者服药时间安排运动时间、给予适当的奖励措施、增加运动的趣味性等一系列举措,帮助患者坚持运动。

## 试 试 手

1. 请为案例中的张某制订一份具体可行的运动计划。
2. 如何帮助张某落实运动计划?

# 第六单元
## 体重管理

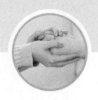

## 小 案 例

张某,男,38 岁,身高 171 厘米。1 个月前因双相情感障碍住院治疗,好转出院后一直坚持吃药。1 个月后来院复查,发现患者明显长胖了,患者主诉体重从原来的 65 千克增长到了 75 千克,因担心继续长胖,向医护人员询问所吃的药是不是有激素? 为什么会长这么多? 要怎么控制体重?

## 定 目 标

1. 了解精神疾病患者体重增加的原因。
2. 了解体重管理的意义和体重管理的目标。
3. 掌握帮助患者进行体重管理的方法。

## 跟 我 学

体重管理对精神疾病患者来说,不仅仅是培养建立健康的生活方式,还是患者康复的重要内容之一。保持良好体态可以使患者的身体素质得到提高,同时可以减轻疾病困扰、提高自信心。

### 一、体重增加的原因

1. 药物引起食欲增加 某些抗精神病药在服药初期,患者体重会迅速增加,并在随后一段时间内以较低的速度持续增加。由于药物会促进患者食欲,使患者对甜食、油炸食品、肉类等高热量食品更加偏爱,导致进食增加,并不是某些患者及家属认为的药物含有激素,把身体催胖了。

2. 疾病和药物导致活动减少 一方面,部分患者生病后,社会功能减退,不能回到原来的社会生活中,以居家生活为主,每天的生活以睡觉、吃东西、看电视、玩手机等为主。另一方面,大部分抗精神病药都具有较强的镇静作用,导致患者活动耐力明显下降,睡眠增多,活动减少,引起体重增加。还有一些患者,疾病症状包括不想做事情、不想动,总躺在床上,活动量明显减少,长期居家生活也会导致体能下降,患者稍加运动后就会感觉疲劳,更加不爱活动。

3. 患者个体因素 患者自身的年龄、性别、是否有肥胖及心血管疾病等代谢相关疾病的家族史等因素均会影响体重。例如有肥胖家族史的患者,更容易出现体重增加。

## 二、体重管理的意义

1. 促进患者药物治疗依从性 有研究表明,体重增加是影响患者治疗依从性的主要因素之一。有相当一部分患者出现不同程度的体重增加,甚至超重或肥胖,患者产生不良的心理体验,降低药物治疗的依从性,甚至违背医嘱,擅自减药、停药,增加照护难度,造成病情的反复。

2. 促进患者康复 体重管理的关键是运动,运动能促进患者康复,这一点在上文中已阐述。另外,通过体重管理,可以提高患者的自信心和控制感,有助于增加患者社会交往的信心,降低病耻感,这都有利于疾病的康复。

3. 维持身体健康 肥胖对人体健康的危害相信大家都不陌生,是引起高血压病、糖尿病、血脂紊乱、冠心病、恶性肿瘤等疾病的危险因素,而这些疾病都是人类健康的主要杀手。

## 三、体重管理的方法

对一般人群来说,体重管理也是一件有难度、有挑战性的事情。虽然存在种种困难,但也有很多患者在自身努力以及多方帮助下成功实现减重,所以不要放弃,要不断去尝试。

1. 科学睡眠 每天的睡眠时间以 8 小时左右为宜,睡眠过多易导致肥胖;要提醒的是,有实验证明,长期睡眠时间少于 6 小时也易导致体重增加。因此,保持科学的睡眠有助于控制体重。

2. 规律饮食 控制进食量,调整饮食结构,保证规律进食。早餐要吃好;午餐可以丰盛一些,但不要暴饮暴食,以吃八分饱为宜;晚餐不建议吃得过多,以六分饱为宜,同时进餐时间不要太晚,一般在入睡前 4 小时内不要进餐。同时要注意饮食结构,少吃肉类,控制主食,餐前可以吃点水果、喝点水或清汤,增加饱腹感,从而减少进食量。要尽可能减少进食高热量食物,如各种肉类、动物内脏、奶油食品、油炸食品、高糖的点心和饮品、高甜度的水果(如火龙果、龙眼、荔枝、香蕉、西瓜)等。可以选择牛肉、鱼肉、鸡肉、蛋类、豆类等来补充身体所需的蛋白质。多进食蔬菜,如韭菜、芹菜、小白菜、西蓝花、西红柿、黄瓜等。可以多吃新鲜的水果,也可以喝些绿茶、矿泉水、脱脂的酸奶等。主食尽量选择粗粮。这样既可以保证营养均衡,又可以控制热量的过度摄入。

3. 科学运动　需要注意的是,如果单纯限制能量摄入,虽然可以在一定时间内减轻部分体重,但同时能量的消耗也会减少。所以,单纯依靠节食的方法来减肥往往事倍功半。健康饮食加规律运动才是科学、合理的体重管理方式。持续的有氧运动 30 分钟以上,体内的脂肪才会分解,每周持续 5~7 天,才能达到减少体重的目的。常见比较好的有氧运动包括慢跑、跳绳、游泳、骑自行车、快走、打羽毛球、跳舞等。

4. 定期监测　服药期间定期监测体重、腰围、血糖、血脂以及血压等代谢指标,甚至可以每天监测体重,及时了解身体发生的变化,尽早做出调整和干预。

5. 互相督促　体重管理最难的是长期坚持,可以与家人朋友共同监督管理,或者加入某个减重团体等,通过每日打卡等方式相互督促、激励。

6. 调整用药　在开始服用抗精神病药前,主动监测目前的体重、腰围以及血糖、血脂、血压等代谢指标,跟医生汇报有无肥胖、心脑血管等代谢疾病的家族史,医生在制订方案时能尽可能考虑到体重增加的相关风险。在保持病情稳定的前提下,和医生协商治疗方案,尝试换用对体重影响较小的药物,或者联用一些其他药物来协助管理体重。

## 加 油 站

### 体重管理的衡量指标

主要通过以下两个指标来衡量体重管理是否达到理想状态:体重指数和腰围。

1. 体重指数　体重指数(body mass index,BMI)是国际上常用的衡量一个人胖瘦程度和身体健康的指标之一,太胖和太瘦对身体健康都是不利的。BMI 的计算公式为:BMI= 体重 / 身高的平方(kg/m$^2$)。一般对成人来讲,体重指数维持在 18.5~24.0 是比较理想的状态,BMI<18.5 说明体重过轻,24.0<BMI<28.0 说明体重超重,BMI≥28.0 达到了肥胖的状态。该标准适用于 18~65 岁的成年人。不适用于儿童、青少年、怀孕及哺乳期妇女、老年人和

运动员。

2. 腰围 腰围(waist circumference,WC)是衡量肥胖程度的重要指标,它可以反映脂肪总量和脂肪分布。正确测量腰围的方法:①准备一根没有弹性、最小刻度为一毫米的皮尺。②自然站立、两脚分开30厘米左右,使体重均匀分布。③保持平稳呼吸、避免吸气。④被测量者着单衣,皮尺与地板平行,经过肚脐绕腰身一周并缓慢呼气,在身体不疼痛的情况下紧紧地贴着腰身(通常是腰部自然最窄部位)。此时皮尺的长度即为腰围,可通过多次测量取平均值获得更准确的数值。男性:85厘米 ≤ WC<95厘米,女性:80厘米 ≤ WC<90厘米属于中心型肥胖;男性:WC ≥ 95厘米,女性:WC ≥ 90厘米属于严重中心型肥胖。

3. 7~17岁儿童青少年体重指数的衡量标准 相较于成人,对于7~17岁儿童青少年体重指数的控制要稍微严格一些,具体内容详见附录五。

## 划 重 点

坚持体重管理有助于提高患者服药的依从性,促进患者精神疾病康复,改善患者的身心健康。通过监测体重、BMI及腰围变化,合理安排进食和运动,科学睡眠以及与医生商量调整治疗方案等方法,可以帮助患者科学管理体重。

## 试 试 手

患者:男,45岁,身高180厘米,体重78千克,既往无其他躯体疾病。

1. 该患者的体重维持在什么范围是比较理想的?

2. 请为该患者制订可行的体重管理计划。

# 第四章
## 睡眠指导

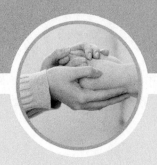

　　精神疾病与睡眠的关系非常密切,在失眠患者中,50% 与精神疾病有关。大多数精神疾病患者常伴有睡眠障碍,且随病情的变化而波动。睡眠是判断患者治疗效果与病情稳定的标尺。在治疗中,如果患者的睡眠得到了改善,则提示抗精神病药已经开始发挥作用,患者的病情正在好转;相反,若患者在治疗过程中睡眠持续得不到改善,则提示其病情可能未得到有效控制,同时,也提示可能与抗精神病药的用量不够或患者对该药不敏感有关,需要进一步调整药物剂量或调整药物种类。在病情稳定的缓解期,如果患者睡眠障碍有加重,则往往预示其病情有加重或有复发的可能,需要引起进一步的重视。

# 第一单元
## 睡眠障碍的分类

李女士是一名家庭主妇,育有两个孩子,生完二胎后,一开始还只是偶尔在床上翻来覆去,入睡较困难;最近几年,夜里时常因一点动静就惊醒,睡眠质量差,白天容易犯困打瞌睡,注意力难以集中,精力有所下降。这让她感到担心、焦虑,很难控制自己的情绪。这些问题影响了她与家人和朋友的关系。最终,李女士在朋友的建议下决定寻求医生的帮助。

定 目 标

1. 了解什么是失眠。
2. 学会认识常见的睡眠障碍。

跟 我 学

睡眠障碍通常分为四大类:睡眠的启动与维持困难,又称"失眠";白天过度睡眠,如嗜睡;24 小时睡眠 - 觉醒周期紊乱,如睡眠 - 觉醒节律障碍;睡眠中异常活动和行为,如梦游、夜惊、梦魇等。

### 一、失眠

失眠是最常见的睡眠障碍,也是临床患者中除疼痛以外最常见的临床症状。在成年人中,有将近 1/3 的人在过去一年中出现过失眠,高达 50% 的人在一生中某个时间出现过失眠;女性大约是男性的两倍,一方面可能与激素水平有关,另一方面女性更容易受到低质量睡眠的负面影响,特别在女性的月经期、孕期和更年期的生理波动可显著影响睡眠。

1. 失眠的概念　失眠指个体尽管有适当的睡眠机会和睡眠环境,依然对于睡眠时间和/或睡眠质量感到不满意,并且影响白天社会功能的一种主观体验。失眠的表现概括为三个"不",分别为:睡不着,入睡时间过长或感觉自己无法入睡;睡不香,睡眠难以维持,容易醒或过早醒来;睡不好,无法通过睡眠恢复精神体力。因此,将失眠分为:①入睡困难,即上床时间至入睡时间超过30分钟;②睡眠维持困难,主要特征是睡后多次被惊醒和觉醒后又出现入睡困难;③早醒。还可以根据失眠出现的频率和持续时间,分为急性失眠与慢性失眠。如上述问题至少每周出现3晚,持续至少3个月,并且在给予充足的睡眠时间后这些问题仍然存在,就被认为是慢性失眠;反之,持续时间少于3个月,频率也较低,就被称为短期失眠或急性失眠。

2. 失眠的影响　偶尔失眠对人体不会有大的影响,但是,如果长期失眠,会对人体的生理功能、情绪和白天的社会功能等方面造成一定的危害。人体可能感觉到头晕头痛、疲倦乏力、胃肠道不适等,如果是儿童青少年可能会影响身体的生长发育,长期慢性失眠者甚至可能引起身体抵抗力下降、代谢紊乱等一系列生理功能的损害。情绪方面可能会出现烦躁易怒,情绪不稳定,因过度担心失眠而产生焦虑情绪等。白天会因为记忆力下降、注意力不能集中而影响学习、工作效率。专注力及记忆力下降的影响主要表现在身体不适、情绪体验和白天社会功能方面。

## 二、其他常见的睡眠障碍

睡眠障碍的种类有很多,这里仅介绍几种临床上比较常见的类型。

1. 过度睡眠　睡眠过多也是一种睡眠障碍,这一点可能很多人认识不够,因此,也不太重视这个问题。过度睡眠是一种在不适当的时间、地点入睡的状态,表现为白天睡眠过多,即使晚上睡得很好,白天也会出现不同程度、不可抗拒的入睡,伴有显著痛苦感,而且人际关系或社会功能受损,妨碍正常生活。过度睡眠的患者往往描述为无意识的睡眠发作,可表现有不同程度。轻度的过度睡眠可发生在安静或做一些单调枯燥的活动时,如看书或静坐时入睡;重度的过度睡眠,可能在驾车、会谈、进餐或工作时发生数次不可抗拒的入睡,甚至可能会导致患者发生意外事故。过度睡眠患者可能会发生比失眠患者更加明显的认知功能损害,如记忆功能障碍、思维能力下降、学习新的事物出现困难等。严重过度睡眠患者会因为过度睡眠影响周围同事、朋友对其产生懒惰、不求上进等评价而影响患者的社交和职业发展,甚至进一步对患者造成严重心理压力而导致负面情绪。

2. 睡眠呼吸障碍　是指睡眠期间出现呼吸暂停引起的问题,统称为睡眠呼吸障碍。呼吸暂停就是呼吸停止或者屏住呼吸,睡眠呼吸障碍患者一夜可反复发作数次呼吸暂停,常常无意识地被憋醒,所以不能获得高质量睡眠,情况严重时白天会出现过度睡眠的状况。偶尔的睡眠呼吸暂停是很普遍的,并不用担心。但是,如果一个人每小时呼吸暂停出现的频率高达 10~15 次,或者每晚超过 60 次,那就需要特别关注了。如果个体因为睡眠呼吸暂停,白天总是昏昏欲睡,那也需要特别注意。如果存在心脏问题,那就更需要关注睡眠呼吸暂停的问题,因为血液中的含氧量不足,或肺部气压有大幅度变化,心脏功能会受到影响。

3. 发作性睡病　是一种以白天不可抗拒的嗜睡、猝倒、睡眠瘫痪、入睡前幻觉、夜间睡眠紊乱为主要特点的慢性神经系统疾病。嗜睡表现为白天发生的不可抗拒的入睡,可发生于上课、看电视、阅读、进餐、开车、谈话、甚至行走过程中。猝倒为该病的特征性表现,强烈的情绪刺激诱发躯体局部或全身骨骼肌肌张力部分或完全丧失,致患者跌倒或被迫坐下。发作时患者意识清楚,可完全恢复,发作时间从数秒到数分钟或数十分钟都有可能。睡眠瘫痪又称睡瘫,指患者醒来时发生一过性的全身不能活动或不能讲话。入睡前幻觉是指患者在觉醒和入睡之间转换时发生的做梦一样的经历,通常是生动的、不愉快的感觉体验。睡眠紊乱的表现一般没有入睡困难,通常表现为易醒多梦、醒后难以再入睡和早上起床困难。发作性睡病一般发生在 10~30 岁,普遍认为由遗传因素、环境因素和触发事件等多种原因引起。白天多次小睡,每次15~20 分钟,可以缓解相应的症状,要特别注意如果有严重的发作性嗜睡、猝倒等症状,要避免进行驾驶或操作危险的机器。

4. 异态睡眠　是指在入睡、睡眠期间或从睡眠中觉醒时发生的非自主性躯体行为或体验。包括睡行症(梦游)、梦语症、睡惊症、梦魇障碍(梦魇焦虑障碍)和夜间遗尿症等。

# 加　油　站

## 打鼾是病吗

睡觉打鼾是日常生活中常见的现象,大多数人认为这是司空见惯的,故而不以为然,甚至还有人把打鼾看成是睡得香的表现。打鼾并不是睡得香,反而是健康的大敌,疾病的信号。

打鼾俗称"打呼噜",是睡眠呼吸暂停综合征的一个主要临床表现。在夜间,由于上呼吸道陷闭,导致通气不畅,当气流通过狭窄部位时,便引起了振动而出现鼾声。大约有一半以上的成年人存在打鼾的问题,一般发生在仰卧位、睡眠剥夺或酒后症状加重时,在睡眠过程中若出现打鼾,可致呼吸暂停、身体抽动,有时甚至被憋醒,容易形成低氧血症,进而造成大脑及全身器官组织缺氧,最终诱发高血压、心律失常、心肌梗死、心绞痛甚至猝死。

建议出现打鼾症状的人到睡眠门诊就诊,通过多导睡眠图监测夜间呼吸、血液中氧含量、睡眠质量等信息,以确定疾病的类型和严重程度。通过调整生活方式可以帮助缓解,如规律的锻炼、戒烟戒酒、抬高床头、增加卧室的湿度、改变睡觉姿势、尝试侧卧位、睡前避免使用镇静催眠药物等。气道正压通气是常用的治疗方法,情况严重者必要时还需要进行外科手术治疗。

## 划 重 点

睡眠障碍是各种原因引起的睡眠时间和 / 或睡眠质量的改变,并导致日间社会功能受到影响,是一种与心理因素相关的心理障碍。一般认为只要患者的主诉中有睡眠紊乱,睡眠障碍的诊断便可成立。睡眠障碍与多种疾病有着密切联系,临床各类精神疾病患者都可能并存睡眠障碍,各类精神疾病本身也可能并发睡眠障碍。此外,环境、饮食等也可引起睡眠障碍。若出现睡眠障碍的主要症状表现,如睡眠量异常、睡眠中出现异常行为以及睡眠和觉醒正常节律性交替紊乱,并且长期存在并影响其精神活动和社会功能等,可考虑就医,进行专业的医学检查。

## 试 试 手

1. 请结合学到的知识技能,分析小案例中的李女士存在什么样的睡眠问题。

2. 根据睡眠障碍的表现,识别自己或家人在居家康复中存在哪些睡眠障碍。

# 第二单元
## 失眠的原因和影响因素

## 小 案 例

小林,大学二年级学生,刚入学时,因专业学习轻松又刚脱离高中生活的繁忙,小林只要一有时间就在寝室里打游戏。开始只是白天沉迷,慢慢地,晚上也奋斗在游戏世界中无法自拔,导致小林白天精神不佳、无法听课,晚上不打游戏也无法合眼。随着睡不好的次数越来越多,小林的心态开始崩溃,一上床整个人就非常焦躁,急切地想让自己入睡,但凡只要外面有一丝光线,就觉得晃眼,连室友的呼吸声也觉得是一种打扰,感觉自己快要被折磨死了,实在没有办法才去医院就医。那么,是什么导致小林患上了失眠? 又有哪些因素会影响他的睡眠呢?

## 定 目 标

1. 了解引起失眠的相关因素。
2. 学会分析自己的"失眠故事"。

## 跟 我 学

### 一、失眠"3P 模型"

知名睡眠专家亚瑟·斯皮尔曼教授于 1987 年提出的失眠心理行为因素,也就是"3P 模型",清晰地阐述了失眠的发生、发展和持续的过程。"3P 模型"主要包括失眠的易感因素、诱发因素和维持因素。

1. **易感因素** 容易产生失眠的个人特质。每个人都有一些个人特质,这些特质囊括了生物、心理和社会因素。生物因素方面包括先天性的睡眠系统和警觉性反应程度,具有遗传、家族等倾向。心理因素指的是感到压力时容易产生失眠,例如焦虑倾向、完美主义、情绪压抑倾向等人格特质。社会因素是指由于社会或工作导致的不良睡眠时间表。具有这些易感因素的人,相对容易失眠,但不代表一定会失眠。

2. 诱发因素　导致失眠开始发生的事件。诱发因素与失眠患者本身的易感因素相互作用,导致短暂性睡眠问题。事件主要包括躯体疾病或损伤,精神疾病和环境的变化等。突然出现的事件有些变动是正向的,例如工作升迁、谈恋爱、怀孕等;有些变动是负向的,令人担心与焦虑,例如生病、亲人去世等。无论变动的结果是好是坏,这些事件都会对心情与生活造成某种程度的影响,而这样的压力事件都可能造成失眠。

3. 持续因素　让失眠长时间维持下去的因素。当压力与生活已变动,时过境迁,人为什么还会持续失眠呢? 一般让失眠持续的因素常与一些不良的睡眠行为习惯及对睡眠歪曲的认知或想法有关,如提早上床时间、躺在床上时间过长、赖床、周末补觉、午睡、过度摄取咖啡因、减少身体活动量等不良的睡眠行为;对失眠本身的状况和预后有大量的不良的想法和信念。此外,不当使用镇静催眠药也很容易造成失眠的持续。

## 二、影响失眠的其他因素

1. 基因因素　有专家表示基因是导致失眠的因素之一。没有任何诱因却经常失眠,在一定程度上与遗传有密切关系,也就是说,如果父母经常失眠,子女患上失眠可能性较大,而且这种概率在失眠人群中约占 30%。

2. 饮食因素　食物不仅能为身体提供必需的营养,也能影响睡眠。例如,巧克力中含有的可可碱,它是一种提升人的精神、增加兴奋的物质,对睡眠的影响非常大;咖啡中的咖啡因会刺激中枢神经系统、心脏和呼吸系统,适当的量可以缓解肌肉疲劳,但是喝太多,会让人长时间处于清醒状态,从而导致失眠。

3. 运动因素　很多人觉得,晚上运动后身体很累可以帮助睡眠,但是有些人在睡前运动后反而会引起失眠。例如,如果睡前进行剧烈运动,使人的情绪处于高度亢奋的状态,就会导致失眠。所以,注意运动的形式和时间,科学的运动不失为一种促进睡眠的好方法,还能有效减少焦虑情绪。

4. 环境因素　环境改变是造成失眠比较常见的因素,如外出旅行,在陌生的环境下难以入眠;在医院里,嘈杂的环境、明亮的灯光,都有可能干扰睡眠;还有过高或过低的室温、强烈的光线、昆虫的叮咬,也可能成为失眠的因素。因此,我们需要重视和改善睡眠环境。

5. 生活习惯　吸烟、酗酒、睡前喝浓茶等不良生活习惯,均可引起睡眠质量的下降。吸烟者入睡时间会延长,同时伴有噩梦增多;喝酒虽能缩短入睡时间,但会使睡眠变浅、总体睡眠质量下降。还有一些人喜欢睡前在床上看书、玩手机或者睡前看刺激的节目、喝太多水,都会在不同程度上影响睡眠质量。

# 加 油 站

## 调控睡眠"三大巨头"

睡眠能稳定发生,能在睡和醒之间有效地进行管理与调控,与身体的三大系统密切相关,即睡眠驱动系统,生物钟与清醒系统。

1. 睡眠驱动系统　指的是调控睡眠的恒定机制,它就像在调节体温或吃饭、喝水的需求量,维持睡眠量的恒定性。每人每天的睡眠量因人而异,但就像进食量一样,会有一个相对固定的量,通过身体调控睡眠驱力的嗜睡感来维持稳定。简言之,恒定机制就是"定量"加上"醒越久,就会越想睡"。如果出现状况,就会影响恒定系统的正常运转:①白天缺乏足够的体力或脑力消耗,睡眠驱力累积不足;②白天小睡或打盹过长,用掉睡眠驱力;③为克服失眠而提早上床,或延后起床的时间。

2. 生物钟　指的是让人在固定时间想睡,在固定时间醒来的机制,可以说是一个定时的概念。对人生物钟影响最大就是光线。随着社会的进步,加上光线暴露的混乱,尤其是晚上暴露在各种亮光下,如日光灯,电视、电脑、手机的光线等,使得生物钟不稳定,就会导致睡眠的不安稳,而出现上床后睡不着,早上又起不来的情形。

3. 清醒系统　清醒系统掌管的不是睡眠,而是清醒,这个系统主要负责警卫的任务,避免个体在睡眠状态受到攻击。当清醒系统感受到了压力,就会启动清醒机制,压制住睡眠驱动系统和生物钟,从而干扰睡眠,使卧室、床与清醒、焦虑形成联结,让个体无法入睡。

# 划 重 点

失眠是临床常见病症之一,虽不属于危重疾病,但妨碍人们正常生活、工作、学习和健康,并能加重或诱发心悸、胸闷、眩晕、头痛、卒中等病症。顽固性失眠,给患者带来长期的痛苦,甚至形成对镇静催眠药物的依赖,而长期服用此类药物又可引起医源性疾病。失眠可以由很多原因引起,比如压力、焦虑、睡眠不规律、睡眠环境差等,另外还可以由一些精神类或器质性疾病导致,如抑郁症、焦虑性神经症、甲状腺功能亢进(简称"甲亢")等。通过了解失眠的原因和影响因素,知晓失眠为什么会发生,继而缓解对失眠的过度紧张和担心,调整不合理的行为和想法,有针对性地进行预防与处理。

## 试 试 手

1. 请结合本节内容,分析小案例中导致小林失眠的因素。
2. 根据对失眠原因的了解,根据影响睡眠的因素,试着写写自己的"睡眠故事"。

# 第三单元
## 睡眠质量的观察和评估

## 小 案 例

最近几个月杨先生因为工作岗位调动,导致事务增多、压力变大、感觉很累,晚上睡觉总觉得睡得不踏实,感觉自己睡着了又像没睡着。尽管每天晚上都能睡 8 个小时左右,甚至有时候还超过了 9 个小时,但早上起床后总感觉自己没有休息好,白天容易犯困,感觉疲劳乏力,情绪不稳定,易发怒。杨先生来到医院,询问医生有哪些方法可以检查和评估自己的睡眠状况? 为什么睡眠不好对自己有这么大的影响?

## 定 目 标

1. 了解睡眠的功能和评价标准。
2. 学会评估自己的睡眠状况。

## 跟 我 学

睡眠质量对健康的影响比睡眠时间更加重要,而且平时大家对睡眠时间的关注度比较高,但是对于睡眠质量可能就没那么重视。

一、睡眠的功能和意义

睡眠是人体休息的最好方式,对于人的生长发育、体力和脑力的修复都是非常重要的,它的功能大致体现在以下几个方面。

1. 保存能量 睡眠时人体能量消耗减少,因为生物为了延长寿命,不能无限制地使用能量,而睡眠可以让生命体得以保存并减少能量的消耗。

2. 促进代谢产物排出 白天大脑内代谢产物不断积累,睡眠时大脑可高效清除代谢产物,从而恢复活力。

3. 增强免疫力 睡眠能使疲倦的机体得到休息,能增强机体产生抗体的能力,进而增强免疫力,睡眠不足会导致免疫力下降,容易发生疾病。

4. 促进生长发育 良好的睡眠是保证生长发育的关键。婴幼儿大脑在出生后相当长的时间内会继续发育,这个过程离不开睡眠。在睡眠状态下,儿童血液中生长激素的水平可以在较长时间维持在较高水平,促进生长发育。因此,儿童时期必须获得充足睡眠,才能确保其生长发育。

5. 增强学习记忆 睡眠期间可获得新信息即学习的能力,充足的睡眠,可以将不需要的记忆过滤后清除,也可将必要的部分重整、规划并保留,形成更长久且稳固的记忆。

6. 帮助恢复体力和脑力 睡眠充足者精力充沛、思维敏捷、办事效率高,这是由于睡眠状态下,大脑耗氧量减少,同时降低脑细胞能量消耗,有利于保护大脑,提高脑力。

## 二、睡眠状况的评估方法

### (一) 客观评估方法

1. 多导睡眠图(polysomnography,PSG) 是目前睡眠相关疾病诊断的金标准,应用领域广泛。通过记录分析整夜睡眠中脑电图、眼动图、肌电图、心电图、呼吸张力图、血氧饱和度等生理信号反映人体睡眠结构、呼吸状况、血氧饱和度、鼾声、体位和部分心功能指数等,最后汇总睡眠图谱和睡眠报告,可直观反映受试者的睡眠质量。

2. 体动仪睡眠监测技术 是一种家庭式医疗监测设备,简单便携,更容易在普通人群中推广普及,工作原理为基于睡眠体动记录,通过传感器采集人体各部位运动静止状态,来预判和区分睡眠深度。根据个人需求,体动仪可佩戴于腰部或者腕、踝,并进行自由活动。

### (二) 主观评估方法

1. 睡眠日记 是主观评估睡眠的工具,是国际公认的辅助检查睡眠疾病的方法。睡眠日记详细记录了患者 24 小时睡和醒的相关信息,具体包括每日的上床时间、入睡时间、醒来时间、起床时间、服药时间与睡眠相关的行为内容等。睡眠日记一般分为两个时间填写完成:一个是在晨起后 30 分钟内,患者尽可能地回忆昨晚的睡眠情况,也可以询问家人自己睡眠中的情况,比如是否有异常表现,然后填写睡眠日记;另一个是在睡前 1 小时,主要记录填写白天的活动时间、影响睡眠的相关行为及白天整体的精神状况等。通过分析睡眠日记,患者可以直观掌握自己的睡眠相关信息,计算出每日的睡眠效率、确定当前的生物节律障碍程度,并且能够帮助识别睡眠时间和不良的睡眠习惯。通过记录一方面可协助患者初步了解睡眠相关问题,另一方面可反映睡眠行为模式、判断睡眠质量及受睡眠影响的日间状况,也有助于患者及家属掌握睡眠障碍特点,进行有效的睡眠健康管理,达到改善睡眠质量的目的,具体内容详见附录六。

2. 常见睡眠质量自我评估量表

(1)失眠严重程度指数量表(insomnia severity index scale,ISI):主要评估过去2周患者主观失眠的严重程度及治疗效果等,能够简洁、快速、准确地区分睡眠良好者与失眠患者。该量表共包括7个条目,评估受试者睡眠障碍的性质和症状。问题涉及对睡眠质量的主观评价,包括症状的严重程度、对其睡眠模式的满意度、失眠程度对日常功能的影响、患者意识到失眠对自己的影响,以及因睡眠障碍所带来的沮丧水平。每个条目按0~4级计分,累计各项得分为ISI总分,总分范围0~28分,得分越高,表示失眠严重程度越高。0~7分,为没有临床上意义的失眠症,无显著失眠;8~14分,为轻度失眠;15~21分,为中度失眠;22~28分,为重度失眠,具体内容详见附录七。

(2)匹兹堡睡眠质量指数(pittsburgh sleep quality index,PSQI):PSQI主要用于评估患者最近1个月的睡眠质量,其特点是将睡眠的质和量有机地结合在一起进行评定。该量表由19个自评条目和5个他评条目构成,其中第19个自评条目和5个他评条目不参与计分,18个条目分别归属7个成分:主观睡眠质量、睡眠潜伏期、睡眠时间、习惯睡眠效率、睡眠紊乱累加问题、睡眠药物使用以及日间功能紊乱,每个成分按0~3级计分,累积各成分得分为PSQI总分,总分范围为0~21分,得分越高,表示睡眠质量越差。0~5分,睡眠质量很好;6~10分,睡眠质量还行;11~15分,睡眠质量一般;16~21分,睡眠质量很差,具体内容详见附录八。

### 三、关于睡眠的常见误区

#### (一)每天需要8个小时睡眠

每天要睡8个小时,这种说法既正确也不完全正确。正确的是,每个人的确需要一定长度的睡眠时间;不正确的是,每个人需要的睡眠量是不同的,因人而异。对待睡眠时长的问题,不妨就像对待吃饭一样简单。每个人的进食量有多有少,睡眠也一样,过于严苛要求,反而会间接导致失眠。

#### (二)失眠会严重影响身体健康

失眠会影响健康,失眠的人记忆力、注意力下降,工作、学习上的表现也会下滑,这个观点基本是正确的。但是,部分患者过于紧张睡眠对健康的影响,偶尔发生睡眠不好就表现非常紧张,反而影响睡眠。一般来说,如果前一天没睡好,睡眠驱动系统应该能在今夜增加睡眠驱力,更容易入睡。然而,如果因为昨晚的失眠担忧焦虑了一整天,到了晚上还把身体和状况不好归结在昨晚失眠上,那么这种不断担心失眠造成的后果,就会形成很大的压力,对于身体健康、情绪和状况的影响,远大于失眠本身。压力会激发调控睡眠的清醒系统,使身体进入危险戒备状态中,干扰睡眠的进行,从而让睡眠进入恶性循环。所以,对于睡眠不好的人,要经常提醒自己以平常心看待。

(三) 喝酒有助睡眠

酒精有抑制神经系统的作用,让人容易入睡,但是即使已经睡着,身体的代谢作用还是在持续进行,酒精会破坏睡眠结构。酒精作用一过,人反而会更加清醒,尤其在睡眠的后半段,因缺乏深度睡眠,使睡眠质量下降。如果长时间使用酒精助眠,还可能会对酒精产生耐受,为了达到同样的效果,饮用的酒量会越来越大,所以应避免把酒精当作助眠物质。如须解决不易入睡的问题,还是建议寻找专业的睡眠治疗机构。

(四) 做梦就是没睡好

梦,是睡眠时大脑的活动,一般出现在睡眠快速动眼期。梦的产生和个体以往的记忆与经历有关,从梦的内容中可以了解到个人情绪、情感和关注的事件等信息。所以做梦是人的正常生理、心理活动,有益于个体身心健康,相关研究发现,做梦不仅有助于疏泄不良情绪,同时对个体记忆力、注意力及思维能力的提高也有所助益。

(五) 睡午觉补眠

人的生物钟是日落而息,晚上睡觉。对于有失眠问题的人,午觉能不睡就不睡。睡午觉,晚上又晚睡,形成恶性循环,长期下来会破坏生理节律。所以,如果晚上没睡好或者是失眠了,最好就不要午睡了,因为这样才能保全晚上的睡眠驱动力,回归正常节律。如果无失眠问题,只是偶尔前一晚睡少了或者夜班,要面对下午紧张的学习、高强度工作,睡午觉没问题,但一般主张午睡不超过30分钟。

## 加 油 站

### 睡眠的生理周期

睡眠是一个生理和行为过程,在睡眠过程中我们人体的意识会中断,对外界刺激会降低。通过生理记录可以发现,睡眠中的脑部活动状态有着许多不同的变化。依据这些变化,将睡眠分成四个时期。

$N_1$ 期睡眠,俗称浅睡阶段,就是慢慢进入好像快睡着的状态,这个时候对于外在的环境知觉会越来越低,眼球活动缓慢,肌张力放松,但脑中可能还有一些零散的思考活动,这个时期通常感觉似睡似醒。

$N_2$ 期睡眠,是介于浅睡与深度睡眠之间,眼球活动停止,大脑活动缓慢,占总睡眠时间最长的阶段。

$N_3$ 期睡眠,这个阶段又称"深度睡眠"或"慢波睡眠",是感觉及认知活动最少的状态,不易被唤醒。

快速眼动睡眠,在这个阶段脑部异常活跃,呼吸加快、变浅甚至不规则,眼球向各个方向快速运动,但是肢体肌肉却是麻痹的,人类大概 80% 的梦都会出现在这个阶段。

整夜睡眠会由四个时期循环交替出现。入睡之后,睡眠就进入 $N_1$ 期睡眠 → $N_2$ 期睡眠 → $N_3$ 期睡眠 → 快速眼动睡眠的循环,也称为一个周期,每个周期约 90 分钟,成年人每夜大概间歇交替出现 4~6 个周期。

## 划 重 点

睡眠是非常重要的,它有保存能量、促进代谢产物排出、增强免疫力、促进生长发育、增强学习记忆、帮助恢复体力和脑力等多种功能。只有掌握主观和客观的方法来评估自身睡眠状况,认识睡眠的生理周期,才能帮助我们科学面对睡眠。

## 试 试 手

1. 请结合学到的知识技能,分析小案例中杨先生的睡眠状况。
2. 运用评估睡眠的方法,评估一下自己或家人的睡眠状况。

# 第四单元
## 睡眠放松技术

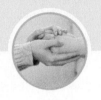

## 小　案　例

陈奶奶,63岁,诊断为失眠症,虽然这大半年是靠药物调整睡眠,但陈奶奶自我感觉越来越好,按时复诊,催眠药越吃越少,精力和情绪也比以前好了很多。陈奶奶跳舞的时候,大家都说她比年轻的小姑娘还有活力!同样有失眠问题的伙伴们都来寻求陈奶奶的帮助,他们疑惑自己按时吃药怎么就没有那么好的效果?原来陈奶奶学会了很多放松的方法,并运用到自己的生活中,不仅帮她改善了睡眠,也调整了她的状态。那到底是什么方法这么管用呢?

## 定　目　标

1. 了解常用的睡眠放松技术。
2. 学会运用放松方法改善睡眠。

## 跟　我　学

大多数睡眠问题都和生理过度唤起或心理过度活跃息息相关,而以放松为基础的训练,一方面可以抑制交感神经的兴奋度,另一方面可以使我们的心理活跃度下降。对于失眠患者,放松训练尤其有效。常用有呼吸放松、肌肉放松和冥想放松。

### 一、腹式呼吸放松法

腹式呼吸放松法是所有放松方法中最简单、易行的,适用于所有失眠者,特别是容易焦虑紧张者。可以通过刺激掌管放松的副交感神经系统,让过度紧绷的身体与心灵放松,减轻焦虑,缓和紧张不安的情绪。

腹式呼吸放松法练习步骤如下。

1. 准备 穿宽松衣服,采取坐姿、站姿或躺下,光线调至微暗。眼睛可以睁着也可以微闭,将双手轻轻放在腹部,以鼻子吸气,嘴巴呼气,注意力专注于腹部与双手的起伏。

2. 呼吸 先用鼻子缓慢深吸气,同时心中默念,慢慢地从 1 到 5,将新鲜空气从鼻子吸进,感觉空气慢慢地由喉咙流经胸腔,尽力扩充腹部。再慢慢地、均匀地呼气,同时心中默念从 1 到 5。将身体里的废气由腹部到胸腔再经过喉咙,从嘴巴慢慢地呼出去。此时可以感觉到腹部慢慢地收缩下降。当呼气动作到了尾声,就可以开始进行下一轮吸气与呼气。持续练习,每天 1~2 次,每次约 10 分钟。

腹式呼吸放松法可以随时随地进行,不受限于时间或场地,每天可安排数个时段来练习。当感到紧张时、空闲时,都可以做几分钟的腹式呼吸,在练习取得较好的效果后可以在睡前运用,能有效地帮助身心放松,改善晚上睡眠。

## 二、渐进式肌肉放松训练法

渐进式肌肉放松训练法有助于改善失眠,尤其是适用于入睡困难者及从睡眠中醒来次数频繁者。渐进式肌肉放松训练法是将身体的肌肉收紧,让它保持紧张的状态,感受肌肉的紧张,然后再将肌肉慢慢松开,释放肌肉全部的紧绷感,并将注意力集中在肌肉慢慢松开的舒服感觉上,再仔细去感觉肌肉紧张和放松之间的不同。

渐进式肌肉放松训练法练习方法:着宽松衣物,找一把有靠背的舒服椅子,取自然轻松的姿势,将上半身的重量置于臀部,两脚的重量平均置于脚掌上,两手自然摆放于大腿上,然后轻闭双眼。下面介绍 12 个部位的肌肉放松方法。

1. 用力握紧双手拳头,感受整个手掌充满紧绷的感觉,接着再慢慢放松,并轻松地将双手放回大腿上,然后感受肌肉放松的感觉。

2. 将双手抬到水平位置,手臂伸直,用力将手掌推出,做推东西的动作,让手指指向头部,感受前臂的紧绷,再把两手慢慢放回大腿上,然后感受肌肉放松的感觉。

3. 将双手手掌贴近耳朵,手肘向内靠近,感受上臂的紧绷,再把两手慢慢放回大腿上,然后感受肌肉放松的感觉。

4. 用力将肩膀抬起做出耸肩的动作,想象肩膀靠近耳朵,感受整个肩膀充满紧绷的感觉,再慢慢放下,释放肩膀所有的紧绷。

5. 紧皱眉头,同时紧闭眼睛,用这样的动作把额头、眉头往中间拉紧,然后慢慢放松。

6. 咬紧牙关,同时紧闭嘴唇,用这样的动作紧缩脸颊和嘴巴,然后再慢慢放松。

7. 维持背部直立,将头低下,感觉脖子后方充分被拉开。

8. 用力将胸膛向上挺出来,两边肩膀向后夹紧,把背部向中间拱起,感受背部的紧绷,再慢慢放松,恢复原来的坐姿。

9. 深吸一口气,闭气 10 秒后,感受胸部和腹部充满空气的不舒服紧张感,再放松地恢复自然呼吸。

10. 用力收紧腹部的肌肉,感受腹部紧绷的感觉,再慢慢放松。

11. 继续坐在椅子上,将两脚抬到水平位置,收紧膝盖,脚尖向下压放,拉紧大腿的肌肉,然后逐渐放松。

12. 双脚平放在地上,将脚尖往上提,拉紧小腿肌肉,再逐渐放松。

渐进式肌肉放松训练法是一种必须经常练习才会熟练的技巧。所以,在练习初期,最好每天练习 1~2 次,每次 20 分钟左右,通过睡前的肌肉放松来缓解焦虑,让身心回到适合入睡的平静状态,熟练之后,就能在短时间内让全身放松,进而改善睡眠质量。

### 三、冥想放松法

冥想是让人们在放松的基础上,想象一个场景,在这个场景中会充分感到平和,自由地释放所有的紧张和焦虑。它可以是儿时最喜欢的一个地方,某个热带海滩,或者安静的树林和峡谷。为了辅助想象,可以配合场景播放海滩或者树林的音频。

冥想放松法的步骤和方法。

1. 准备工作　环境应避免噪声、运动、亮光、电话以及其他人的活动,相对安静、舒适;确保感觉舒适,如温暖的房间、宽松的衣服、不要太饱或饥饿等。

2. 放松　专注地呼吸,将意念集中于两眉之间或丹田的位置,将手轻轻放在肚脐上。随着呼吸的节奏收缩腹部肌肉,尽量把所有废气从肺部全部呼出来。在一呼一吸之间,感受身体的变化。如果脑中出现杂念,不必刻意不去想,只要专心致志于呼吸,杂念便会自然溜走。体会自己呼吸和身体的感受。逐步放松头皮、脸颊、下巴、颈、肩、脚等,并做到全身放松。

3. 冥想　预先构思一些积极的自我暗示的语言,然后将信息输入自己脑海,这些信息必须是简单、正面及现在式的句子。想象自己喜欢的或期待已久的场景,全身心地去体会、感受自己内心的平静、舒适、放松、惬意、喜悦等。

4. 结束冥想　完成冥想后,在心里从 10 倒数至 1,告诉自己到达 1 的时候便会醒来,精神畅快及充满活力。

# 加　油　站

## 新式放松方法

依据所需休息程度的不同,放松方法也有所不同。如白天短暂的午休时间,可以选择效果持续、较短的放松方法。但若在夜间睡眠之前,还是需要选择持续更久的放松方法。以下是依据休息时间长短推荐的一些放松活动。

### 一、休息 10~15 分钟可从事的放松活动

垫高腿部,用一条热毛巾敷额头或肩颈,闭上眼睛,放松身体,想一想沙滩、草原或森林的沙沙声。练习腹式呼吸放松法或缓慢呼吸法,并且专注于呼气时所带来的放松感觉。伸懒腰、打哈欠、凝视某个地方,然后什么都不想。想一想让你微笑的某些记忆,如小孩、爱人或宠物。阅读杂志上的一篇文章,玩一玩数字游戏,看一段漫画,浏览旅游网站或玩一玩某个玩具,泡一杯清香的茶并且慢慢品尝。

### 二、休息 30 分钟以上可从事的放松活动

敷上面膜、眼膜,并聆听柔和的音乐放松自己,和你的伴侣相互进行脚部、背部或颈部按摩,欣赏你的盆栽或是小花园。做一回渐进式肌肉放松训练法,绷紧肌肉然后放松,感受两者之间的差异;通过每一次肌肉放松时的感觉来增加自己的放松程度。写写日记,为自己打打气。看一会儿书,累了就可以合上书。点燃蜡烛或打开精油扩香器,用舒服的味道带领自己放松。

# 划　重　点

放松疗法是一种通过训练有意识地控制自身的心理生理活动、降低唤醒水平、改善机体功能紊乱的心理治疗方法。通过一定程序有规律地进行训练,使交感神经活动功能降低,表现为全身肌肉放松、呼吸频率和心率减慢、血压下降,并有四肢温暖、头脑清醒、心情轻松愉快、全身舒适的感觉。同时加强了副交感神经系统的活动功能,促进合成代谢及有关激素的分泌。通过影响机

体各方面的功能,从而达到增进身心健康和防病治病的目的。

## 试 试 手

　　1. 请结合本节内容,分析小案例中的陈奶奶可能用到的放松方法有哪些?

　　2. 请列一份自己专属的放松活动清单。

# 第五单元
## 睡眠限制技术和刺激控制技术

## 小 案 例

思思是一名资深的策划师,行业内竞争压力大,经常加班赶稿子,作息很不规律。她喜爱音乐和游戏,每天睡前都会在床上玩 1 个小时,放松情绪。周末为了让自己轻松一些,常会一觉睡到自然醒,醒后还要赖一会儿床,对她来说,这些都是挽回失去睡眠的一种"好方法"。可是,最近思思发现这种"好方法"不管用了,一到床上就睡不着,有时候辗转几个小时,好不容易睡着了又很容易醒,早上还头昏脑胀的。有什么办法可以改善这种状况呢?

## 定 目 标

1. 了解睡眠限制技术和刺激控制技术的相关内容。
2. 学会运用新方法科学调整睡眠。

## 跟 我 学

### 一、睡眠限制技术

睡眠限制技术是改善失眠常用的且很有效的方法。基本原理与调控睡眠的"三大巨头"之睡眠驱动系统密切相关,即每个人都有一定的睡眠量。失眠的人总认为睡眠不足,就会制造更多躺在床上的时间,如提早上床、白天补觉、周末补觉等,这样就会增加更多睡不着的时间,增加更多失眠的机会,也会多了躺在床上焦虑的时刻,更会激发清醒系统,从而干扰睡眠。

睡眠限制技术的核心内容是尽可能地让卧床时间与睡着的时间吻合,缩短夜间躺在床上的时间和禁止白天小睡或躺在床上的时间,促进睡眠驱力,让人产生睡意,使人晚上很容易进入睡眠状态,以达到在有限睡眠时间中改善睡眠质量的效果,并根据睡眠效率逐步调整躺在床上的时长,增加在床时间,延长睡眠总时间,并最终解决睡眠质和量的问题。

睡眠限制技术的练习步骤如下。

1. 填写睡眠日记,计算出两个重要数值　通过填写一周睡眠日记统计出两个重要数值。一个是平均躺床时数,即每天上床到起床的时间。另一个是平均睡眠时数,即实际睡着的时间,由平均躺床时数减去入睡所花时间、半夜醒来时间及早上赖床时间。

2. 根据平均睡眠时数,设定下周平均躺床时数,确定起床时间和入睡时间　根据一周睡眠日记计算出平均睡眠时数,先固定起床时间,再根据平均睡眠时数调整入睡时间。如患者平均睡眠时数为 5 小时,如果固定早上 7 :00 起床,则患者需要在凌晨 2 :00 入睡。但要注意平均躺床时数不应少于 4.5 小时。

3. 设定好之后执行,并同时继续记录睡眠日记。

4. 根据当周睡眠效率调整下周的平均躺床时数　当周的平均睡眠时数除以当周平均躺床时数,便可得到睡眠效率。

$$睡眠效率 = \frac{平均睡眠时数}{平均躺床时数} \times 100\%$$

睡眠限制往往采取"滴定"的方式进行,若睡眠效率大于 90%,下周可将平均躺床时数延长 15~30 分钟。睡眠效率介于 85%~90%,下周平均躺床时数维持不变。睡眠效率在 85% 以下,下周可将平均躺床时数缩短 15~30 分钟。

最后,治疗过程中不断重复第 4 步,通过睡眠滴定逐渐增加患者睡眠时长,直到睡眠效率维持在稳定状态,就是最佳平均躺床时数。

## 二、刺激控制技术

刺激控制技术对于治疗失眠是非常有效的方法。失眠者往往因为睡眠问题容易产生沮丧、担忧等不良情绪,并采取赖床等方式来试图继续入睡或缓解疲乏,卧床时过多的觉醒状态,使大脑产生了床与觉醒的消极联系。刺激控制技术原理是根据制约学习而来,主要目的是使睡眠相关刺激(包括床、卧室的物品等)与良好睡眠作联结,而不是跟清醒、焦虑或其他与睡眠不相容的活动(如看电视、看书)形成联结。

通常睡眠好的人进入卧室、躺到床上,就会联结到放松、舒适与入睡;然而失眠的人,则会联结到焦虑、担心与清醒。因此,他们必须通过刺激控制技术重新建立睡眠情境与睡眠的联结。刺激控制技术对于入睡困难和早醒者更有效,常常与睡眠限制技术一起使用。

刺激控制技术的练习步骤。

1. 限制卧室／床的刺激与非睡眠行为的联系 除了睡眠和性生活外,不在卧室进行其他活动。

2. 建立床和睡眠的刺激联结 避免提前上床,当有睡意感到困倦时才上床。

3. 限制在床上的清醒时间 躺在床上超过 20 分钟还没睡着,就离开床铺,甚至离开卧室,做一些放松身心的活动。直到感觉有睡意才重新回到床上。

4. 如果仍然睡不着,再重复以上步骤。

5. 重建睡与醒的作息规律 每天固定时间起床,不要因为半夜起来很多次,隔天早上就晚起,同时白天避免打盹或午休。

在实施刺激控制技术的初期,实际睡眠时间会比平时减少,这是非常正常的现象,也是好现象。因为睡眠时间减少,就会导致睡眠需求的增加,在上床时会更有睡意,更容易睡着。也就是说睡眠时间减少和睡意增加就是此疗法起作用的证据。刺激控制技术对一般人群来说都具有良好的耐受性,但对于躁狂症、癫痫、睡眠异态和伴有跌倒风险者应该谨慎应用。

## 加 油 站

### 良好的睡眠卫生习惯

1. 保持规律作息 每天在相同的时间起床和睡觉,周末或假期也一样。

2. 设定就寝时间 设定上床时间和起床时间并严格遵守,可以帮助你建立生物钟,以及每天拥有足够的睡眠和精力。

3. 感到困倦时才上床 除非你感到困倦,否则就不要上床。但如果不能在 30 分钟内睡着,也不必强迫自己入睡。

4. 如果上床后 20 分钟仍无法入睡就离开床或卧室 如果在床上辗转难眠,过了 20 分钟仍无法入睡,就立刻离开床。可以做一些能让自己平静下来的事情(如听轻音乐、阅读等),切记不要做让大脑过度活跃的事情(如使用电子产品、进行锻炼等),否则就会更难入睡。要等到产生了困意再上床。

5. 举行一个放松身心的睡前例行仪式 相当于预留出睡前缓冲期,如泡脚、喝热牛奶等。这既是为了放松和减压,也是在自我暗示该睡觉了。

6. 床或卧室只用于睡觉和性生活　在床上或卧室里只做有助于睡眠的活动,建立床或卧室与睡眠之间的联系。不要把白天未解决的问题带到床上,尽可能在睡前将问题解决掉。

7. 营造和保持安静舒适的卧室环境　卧室环境关系到睡眠质量,合适的光线、床上用具、房间的温湿度都很重要,避免不必要的噪声。

8. 夜晚的睡眠环境应保持黑暗或尽可能限制光线进入　白天应该享受充足的自然光;夜晚睡眠时应限制光线,因为光线会干扰人体的昼夜节律和褪黑素的分泌。

9. 睡前 30 分钟不要使用电子设备　电子设备屏幕发出的蓝光会抑制褪黑素的分泌,如果长时间暴露在蓝光中,人的昼夜节律就会被打乱。

10. 睡前不要大吃大喝　要规律进食,而且一天的最后一餐应安排在睡前 2~3 小时或更早。晚上不要空腹上床,饥饿感会妨碍睡眠。

11. 定期运动,健康饮食　制订锻炼时间表,养成规律的运动习惯,有助于克服入睡困难,提升睡眠质量。但要注意,睡前不要做激烈的运动。

12. 避免在下午 1 点半之后摄入咖啡因　咖啡因是一种增加警觉性的物质,喝了会让人兴奋,延迟生物钟,最终影响睡眠。含咖啡因的饮料和食物会导致入睡困难、夜惊觉醒、浅睡眠等问题。

13. 睡前不要饮酒和吸烟　酒精和尼古丁会干扰睡眠。其中,酒精属于一种抑制剂,会减少快速眼动睡眠或深度睡眠;尼古丁是一种兴奋剂,会造成入睡困难。

14. 白天避免打盹和小睡　小睡有时候有好处,特别是在前一天晚上睡眠时间过短,睡眠债累积过多时,小睡可以帮助你恢复精力。但是,要避免超过 30 分钟的小睡和在晚间入睡前小睡,这会导致你在夜间还很精神。

# 划　重　点

睡眠限制技术,也是一种被广泛采用的行为疗法。限制睡眠,是通过减少花在床上的非睡眠时间,来提高睡眠效率。它同样用于治疗心因性失眠,适用于那些夜间经常醒来,或睡眠断断续续的严重慢性失眠患者。

提高睡眠质量,实质上是提高睡眠效率,限制睡眠时间就是为了促进睡眠效率。睡眠效率差的人,躺在床上太久,反而胡思乱想,通过缩短或限制卧床时间,但不少于 5 小时,使患者对睡眠的渴望增加,白天不能小睡或午睡,使其在晚上容易入睡,而减少失眠者花在床上的非睡眠时间,提高睡眠效率。同时,养成良好的睡眠卫生习惯,也有利于保持好睡眠。

## 试 试 手

1. 请结合本节内容,指导小案例中的思思进行睡眠行为的调整。
2. 请使用睡眠日志,计算自己的睡眠效率。

# 第五章
## 社会活动指导

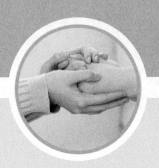

　　社会功能是指个体进行有效社会生活的能力,一般包括日常生活自理能力,维持和家人、朋友关系的社交能力,以及学习和工作能力。精神疾病患者常伴有不同程度的社会功能缺陷,尤其是精神分裂症患者,病程长、常反复发作、迁延不愈,甚至引起精神残疾,给家庭和社会带来沉重负担。社区和家庭康复治疗中很重要的一部分就是对患者进行社会活动指导,包括人际交往训练、情感表达训练、职业活动指导以及偏见与歧视的应对等。基于家庭及社区的社会活动干预是改善患者的社会心理环境,提高其社会适应能力,促进早日康复,重新回归社会的重要措施。

# 第一单元
## 人际交往训练

## 小 案 例

王某,26岁,患精神分裂症6年余,近两年病情控制可,情绪稳定,生活能自理,大多数时候一个人在家看电视、听音乐或者玩游戏,不出门参加集体活动,之前关系要好的朋友也没有往来。王某去医院复诊时需要其母亲的督促和陪伴,母亲非常担心儿子每天不与人交往会和社会脱节。应该怎么做呢?

## 定 目 标

1. 了解社会功能的内涵,知晓社会功能和人际交往技能的评估方法和工具。
2. 掌握人际交往训练的内容和注意事项。

## 跟 我 学

一、社会功能与人际交往能力的评估

1. 社会功能评估方法和工具   社会功能的评估可以在专业机构由专业人员评估。家庭照顾者可根据患者日常生活自理能力,工作或学习能力,是否与社会接触等方面的表现来初步判断患者的社会功能。首先,评估患者一般日常生活自理能力,是否能主动料理个人卫生,如刷牙、洗脸、洗澡、吃饭、吃药等;是否能完成简单的家务劳动,如扫地、做饭等;是否能正确处理自己的钱财,能否上街购物、买菜。其次,评估患者是否能正常工作或学习;能否履行自己在婚姻中的责任,照顾父母、子女的义务等社会职能。最后,评估患者社会

121

交往的能力,对社会活动是否感兴趣,是否关心和了解周围、单位、当地和国内外重要新闻和消息,有无社会性退缩,生活有无责任心和计划性等。

家庭照顾者还可采用社会功能缺陷筛选量表(social disability screening scale,SDSS)来评估患者的社会能力,该量表源于世界卫生组织试用的功能缺陷评定量表,主要用于评定最近1个月内精神疾病患者的各种社会角色功能缺陷程度。本量表主要归纳了社会功能相关的10个方面。

(1)职业工作情况。

(2)婚姻职能,包括夫妻交往、共同处理事务等。

(3)已有子女者的父母职能,对子女的照顾等。

(4)有无回避与人见面等社会性退缩行为。

(5)有无参加家庭活动以外的社会集体活动。

(6)在家庭内是否活动过少。

(7)家务职能表现。

(8)自己个人卫生等方面的照顾情况。

(9)对外界的动态、消息的兴趣和关心。

(10)对自己和家庭成员的责任心和对未来的计划性。

每个条目得分为0~3分,0分=无缺陷,1分=有些缺陷,2分=严重缺陷,3分=不适合,有2个或2个以上的问题被评为1分及以上的就有可能存在轻度社会功能受损。家庭照顾者也可以在医院等机构由专业人员对患者的社会功能进行评估。

2. 沟通能力评估方法和工具　沟通能力指沟通者所具备的能胜任沟通工作的优良主观条件。简言之,人际沟通能力是指一个人与他人进行有效沟通信息的能力,包括外在技巧和内在动因。其中,恰如其分和沟通效益是人们判断沟通能力的基本尺度。恰如其分,指沟通行为符合沟通情境和彼此相互关系的标准或期望;沟通效益,则指沟通活动达到了预期的目标,或者满足了沟通者的需要。下面是一个简单的小测试,回答"是"得1分,回答"否"不得分。得分为10~15分,说明善于沟通;得分为6~10分,说明协调、沟通能力比较好,但是有待改进;得分为1~6分,说明沟通能力不太好,需要提高。

**小测试**

- 你真心相信沟通在组织中的重要性吗?
- 在日常生活中,你在寻求沟通的机会吗?
- 在公开场合,你能很清晰地表达自己的观点吗?
- 在会议中,你善于发表自己的观点吗?
- 你是否经常与朋友保持联系?

- 在休闲时间,你经常阅读书籍和报纸吗?
- 你能自行构思,写出一份报告吗?
- 对于一篇文章,你能很快区分其优劣吗?
- 在与别人沟通的过程中,你都能清楚地传达想要表达的意思吗?
- 你觉得你的每一次沟通都是成功的吗?
- 你觉得自己的沟通能力对工作有很大帮助吗?
- 喜欢与你的同事一起进餐吗?
- 在一般情况下,经常是你主动与别人沟通还是别人主动与你沟通?
- 在与别人沟通的过程中,你会处于主导地位吗?
- 你觉得别人适应你的沟通方式吗?

## 二、人际交往训练的内容和方法

1. 访友训练 访友之前做好准备,如礼品的准备、访友前的电话联系、访友时间的选择、访友时的着装等。开始训练时可先由家庭成员为主导,患者跟随,家庭成员进行示范,访友后进行回顾和讲解,患者参与和学习,数次后交换角色,根据访友目的的不同,主动进行一些以患者为主导的访友活动,家庭成员跟随观察和指导。

2. 打电话技能训练 主动训练患者打电话,多给患者打电话的机会,在非紧急情况下,家庭成员与患者共同制订打电话的计划,做好打电话前的准备,如给谁打电话、事由、时间选择等。讲解打电话时的礼节,表达事情要简明、扼要、准确、全面。训练患者通话时间长短的合理性、通话开始和结束时的礼节。教会患者管理电话号码。

3. 就诊技能训练 就诊技能是精神疾病患者应该具备的基本技能,也是重要的技能之一。良好的就诊技能对患者保持精神疾病的持续治疗,提高治疗依从性,降低复发率,减少住院次数,恢复社会功能,全面回归社会至关重要。对精神疾病患者主要是针对精神疾病的就诊,也包括其他躯体疾病的就诊。重点是训练规范的就诊行为,提高就诊的效果。就诊技能训练初期,由家庭成员与患者共同确定就诊时间、就诊时要解决的主要问题、就诊前的准备工作等,在家庭成员的指导和陪同下进行,进行数次后家庭成员只陪同,进行必要的指导和提醒,并从家人的角度向医生反应患者情况,主要问题由患者自己来解决。训练时注意就诊前的准备工作,如需要找医生解决的问题,计划咨询医生的问题,需要携带的病历本等资料、检查结果、药品及其包装盒;就诊的交通问题,如往返路线、交通工具的选择;还有现金的准备与安全问题,饮食的考虑,网上预约,到医院后排队、就诊、向医生诉说病情,对所准备问题表达的准确程度,对医生的意见和建议的理解和掌握程度,回家后对医嘱的执行情况等。

4. 参加集体活动技能训练　由家庭成员与患者共同参加一项或多项集体活动,共同制订活动计划,做好准备工作,包括对活动时间、地点的掌握,活动内容(如发言稿)的准备,对活动整体情况的了解等。训练时注意参加集体活动前准备工作的充分性和计划的完整性、周密性。参加集体活动时注意语言表达的准确性和亲和力,行为的协调性;发言时注意表达的准确性、连贯性,以及注意活动中的礼节等。

### 三、人际交往训练原则与注意事项

1. 循序渐进原则　人际交往能力的提高是一个缓慢的过程,不可急功近利,要循序渐进,一般先由家庭照顾者示范,然后由患者来执行,家庭照顾者进行指导。刚开始时目标和期望应该小一点儿,这样有利于患者达成目标,增强信心,从而坚持训练。患者在训练的过程中可能会遇到困难,家庭照顾者应该帮助患者一起分析原因,想办法克服困难,而不是批评指责患者。

2. 充分的准备　开始训练前要做好充分的准备,包括准备活动用品和熟悉相关流程。

3. 及时进行点评指导和给予鼓励　每次训练完成后家庭照顾者应该及时鼓励表扬患者的进步,对做得不够好的地方,进行指导。

## 加　油　站

### 人际心理治疗

人际心理治疗(interpersonal psychotherapy,IPT),由 Klerman 教授于 20 世纪 70 年代创立。经过 30 多年的发展,人际心理治疗从开始被用于治疗抑郁症到现在适用于多种精神心理障碍,有许多研究已经证实它的有效性,世界卫生组织建议将 IPT 作为孕妇或哺乳期妇女中、重度抑郁症以及成年人轻度抑郁症的首选治疗方法。人际心理治疗是一种短程且有效的心理治疗方法,治疗目标是缓解患者症状、改善功能、解决当下的人际关系问题、构建社会支持以及沟通技巧。IPT 将人际关系事件划分为四个问题领域:哀伤、人际冲突、角色转换和人际缺陷。患者和心理治疗师合作,选定双方都认可的问题领域进行工作,需要注意的是,心理治疗是一个长期的过程,患者在初期阶段可能感受不到明显的效果,这时应该坚持参加预定的治疗会谈,完成治疗师布置的家庭作业,在双方的努力下才能达到期望的治疗效果。

## 划　重　点

精神疾病患者在人际交往的过程中,都会出现种种不如意。所以,要根据患者的实际情况,设立训练目标,循序渐进,先从简单的社交训练入手,教会患者怎样与朋友打招呼,如何与朋友相约一同看电影、逛公园、参观活动等,使其逐渐树立自我价值观念,并在活动中获得快乐和价值感,提高人际交往和社会适应能力。家庭照顾者应为精神疾病患者的康复创造一个和谐的环境,在对患者进行训练的过程中保持耐心,多以支持为主,对患者每一次的社交活动都应给予评价,并共同分析存在的问题,共同制订继续训练的目标,并逐渐实施。

## 试　试　手

1. 请问案例中王某的社会功能和社交能力如何?
2. 王某的家庭照顾者可以采取哪些措施训练王某,以提高其人际交往能力?

# 第二单元
## 情感表达训练

## 小 案 例

　　小王,19岁,是一名大学一年级学生,患有双相情感障碍。小王自从离开父母到外地求学,有些不适应,经常会因为一些事情陷入自己的负面情绪当中。比如室友们很晚睡,玩游戏声音大,影响到自己的睡眠,他不知道如何去沟通,只能忍着;打电话回家得知母亲生病他不知道该怎么表达自己的关心。那么,小王该如何训练自己,能够通过语言表达自己的需求和情感呢?

## 定 目 标

1. 了解情感表达障碍及其影响。
2. 学会指导患者如何表达自己的情感。

## 跟 我 学

### 一、述情障碍

　　1. 述情障碍的概念　　述情障碍也就是情感表达障碍,指的是人们缺乏用言语描述并表达自己情绪的能力。调查表明,述情障碍普遍存在于有精神心理障碍的人中。有的患者虽然不存在典型的述情障碍,但也缺乏恰当描述和表达自己情绪的能力。良好的人际交往也离不开情感表达。因而,要想提高患者的社会功能,有必要对其进行情感表达训练。情感表达训练所要达到的目标是能感受并辨别自己和他人的情绪,并能用准确的语言加以描述,能理解自己和他人的情绪并用恰当的方式加以表达或调节。

2. 述情障碍对患者康复的影响　述情障碍者对情绪变化的领悟能力差，因此对心理治疗反应不佳，常给治疗带来不利影响。述情障碍患者容易把伤心、愧疚、关心等情感用愤怒的形式表达出来，会影响其家庭及人际关系的和谐，从而间接影响患者康复。

### 二、情感表达训练的内容

1. 训练患者恰当地表达对他人的正面情绪　正面情绪包括喜欢、欣赏、爱慕、称赞、感激等。受文化的影响，中国人常羞于向他人表达自己的喜欢和欣赏，并把称赞别人当作是奉承。其实，人人都愿意接受喜欢自己的人，发自内心对别人称赞，别人会感到由衷的快乐。表达感谢同样重要，有些人可能认为别人帮助了自己，心里记着就行，没必要说出来。可是，你如果不说出来别人就不会知道，可能还会误以为你没有感恩之心。

表达情绪的原则：对事不对人，实事求是，就事论事。

下面介绍一些句型供大家参考，可根据患者情况加以修改，并用角色扮演的方式来练习，刚开始可能会觉得有些别扭，练习多了就习惯了。

表达喜欢："我很喜欢你真诚的为人，这让我感觉和你相处时非常放松。"

表达欣赏："我欣赏你的这个观点，它有独到之处。"

表达感谢："谢谢你的帮助，现在我感觉好多了。"

表达关切："需要我为你做点儿什么吗？"

2. 训练患者恰当地表达对他人的负面情绪　负面情绪包括不满、生气、沮丧、失望、愤怒等。我们通常认为要克制或掩饰自己对别人的不满或生气、愤怒等负面情绪，否则就会影响自己的人际关系。其实，良好的人际关系不是靠克制和掩饰维系的，真诚相处的人不必隐藏自己的不满甚至愤怒，说出来不仅有利于及时解决人际冲突，而且可以用一种较为安全的方式释放自己的负面情绪。当然，有两个前提，一是要确认自己的不满不是小题大做，二是要以恰当的方式去表达。表达负面情绪的原则和表达正面情绪的原则一样，那就是对事不对人，实事求是，就事论事。参考的句子有以下这些。

"你这样做让我感觉有点不舒服。"

"我对你做的事，感觉生气。"

"我不喜欢你用那种态度和我说话。"

"这件事情，让我感到受了伤害。"

"你没有按照你承诺的去做，我很失望。"

3. 训练患者能准确理解并回应他人的情感　别人对我们表达情绪、情感，如果我们无动于衷，没有回应，会使对方产生强烈的受挫感。因此，能准确回应别人的情绪，会使对方感到欣慰、快乐甚至感激。理解并回应别人情绪的句子有以下这些。

"我真为你高兴。"

"我很高兴你能让我分享你的喜悦。"

"你很苦恼,这种事的确很难处理。"

"你感到很为难,我能理解。"

4. 训练患者能和别人共享快乐,共担苦恼　一份快乐如果与他人分享会成为两份,一份痛苦向他人倾诉,痛苦也会减半。有的患者觉得向别人倾诉苦恼是麻烦别人,其实不然,只要适度,还会满足别人的助人需要。敢于让别人分担你的痛苦,是自信和他信的表现,相信自己能解决问题,相信别人能理解并支持自己。每个人都会有苦恼或烦心事,这使人得以理解并感受他人的痛苦,并在必要时伸出援手。大家会普遍认为男儿有泪不轻弹,这种认识是错误的,对不可改变的事情我们的确要能够忍受,但对情绪则不行,否则负面情绪积累到一定程度就会对自身产生很大的破坏作用。当然,坏情绪也不可以随便说,只要选对了人、时间以及表达方法,就可以用富有建设性的方式宣泄负面情绪。

## 加　油　站

### 情　商

情绪智力(emotional intelligence),简称"情商",是近年来心理学家们提出的与智商相对应的概念。美国哈佛大学的教授丹尼尔·戈尔曼等认为,情商由自我意识、控制情绪、自我激励、认知他人情绪和处理相互关系这五种特征组成。最新研究显示,一个人的成功,20% 归于智商,80% 则取决于情商。丹尼尔·戈尔曼表示:"情商是决定人生成功与否的关键。"情商是可以通过全面系统的培养而改变的。以下几点可以用来参考。

1. 了解自我　感知自己情绪的变化,能够察觉某种情绪的出现,观察和审视自己内心世界的体验,这是情绪智力的核心,认识自己,才能成为生活的主人。

2. 自我管理　调控自己的情绪,使之适时、适度地表现出来,即能调控自己。

3. 自我激励　能够依据活动的目标,调动、鼓舞自己的情绪,这样做能够使自己走出生命中的低谷,重新出发。

4. 识别他人的情绪　能够通过细微的社会信号,敏锐地感受到他人的需求与欲望,即认知他人的情绪,这是与他人正常交往,实现顺利沟通的基础。

5. 处理人际关系　调控自己对他人情绪反应的技巧。

## 划　重　点

精神疾病患者觉察和表达情绪的能力有限,通过对情感表达训练的学习,学会用正确的语言表达自己的正面和负面情绪,采取恰当的方式回应他人的情绪。学会通过情感表达来及时、准确而有效地向他人展示自己的价值,以便求得与他人有效的合作;另一方面又通过识别他人的情感表达来及时、准确而有效地了解他人的价值,以便更好地与他人进行合作。情感表达的主观目的在于向他人展示自己的能力、地位和价值需要,以求得他人的帮助,争得与他人的合作,取得他人的理解,赢得他人的尊重。

## 试　试　手

1. 案例中的小王是否有述情障碍,表现在哪些方面?
2. 小王该如何向室友提出自己的不满? 怎么表达自己对母亲的关心?

# 第三单元
## 职业指导

老王,45岁,10年前被诊断为精神分裂症,现与其年迈的父母一起生活,近年来规律服药,病情稳定。其父母想让他去找一份简单的工作,老王自己也曾打算外出打工,但是自从得病后从来没有工作过,他担心自己能力不够,也不知道该去哪里找工作。家属可以从哪些方面帮助他呢?

## 定　目　标

1. 了解职业类型及精神疾病患者就业途径。
2. 学会评估患者的职业技能和学习能力,帮助其提高职业水平。

## 跟　我　学

### 一、职业的类型及职业选择建议

按照不同职业的特点以及岗位所需技能,职业可以大致分为技能型、事务性、研究型、艺术型、经管型。职业选择是个人对于自己就业的种类、方向的挑选和确定,是人们进入社会生活领域的重要行为。通过职业选择,有利于人和劳动岗位的良好结合,使个人顺利进入社会劳动岗位。通过职业选择,有利于取得经济利益、社会效益等多方面共赢,促进人的全面发展。对于职业的选择有以下一些建议。

1. 尽量选择患病以前从事的工作或者相关工作,如果有相关经验,在就业市场会多一份可能性。

2. 选择不会对心理造成太大压力、应激以及有强烈刺激性的工作,以降低复发的风险。

3. 如果疾病仍处在活动期,药物控制尚不能达到稳定,不建议工作,应以稳定病情为主,这是对自己也是对他人负责。

4. 从事任何工作,都不要一下就进入长时间、高强度的工作节奏中,应循序渐进,尽量选择作息时间规律、不需要倒班的工作。

5. 考虑到部分药物本身对认知会有一定影响,不要沮丧,觉得自己变傻了、变迟钝了,可以先从简单的工作做起。

6. 尽可能做有成就感的工作,成就感可以促进恢复和预防复发。

7. 学习培养一门可以独立完成的工作技能,比如制作手工、写作、栽培等。

二、职业技能评估

家庭照顾者可以先对患者进行评估,根据患者职业能力指导、帮助患者选择合适的工作。

1. 工作适应能力评估 工作适应能力是个体能够顺应工作环境的变化,解决工作中的现实问题所需要具备的一系列能力,包括组织融合能力、工作沟通能力、学习发展能力、情绪调节能力和职业转化能力五个方面。在目前职业选择机会有限而竞争激烈的条件下,个体的工作适应能力如何,与就业和职业生涯的发展息息相关。

2. 学习能力评估 学习能力是职业能力中重要的一环,任何工作都有不一样的知识和技能的要求,学校里学的知识不一定能用到实际工作中,往往需要开始快速学习新的知识和技能,以适应岗位的需要。所以学习能力非常重要。学习能力包括感知观察能力、记忆能力、阅读能力、解决问题能力等,家庭照顾者可以根据这些方面来评估患者的学习能力,或者交给患者一项学习任务来考察其学习能力。

三、求职技能训练

1. 职业规划指导 家庭照顾者可以根据患者的文化水平、工作经验、兴趣爱好、性格、特长等方面,与其一起制订职业规划。可运用优劣势分析法(SWOT),协助患者分析自身优势因素(Strength)、劣势因素(Weakness)、机会因素(Opportunity)、威胁因素(Threats),然后总结职业目标、发展策略、发展路径,最后制订短期目标和长期目标。如果患者对自己的职业兴趣不清晰,可用一些职业兴趣测试软件,进行自我测试。部分患者因受精神疾病影响,逻辑思维能力差,脑部功能退化,理解能力有限,所以家庭照顾者要有耐心,用简单、通俗、易懂的语言与患者进行职业沟通指导。

2. 制作简历及寻求职业　家庭照顾者可以从网上下载一些简历模板,与患者一起进行制作,并协助拍摄证件照,插入简历中,简历完善后可以请人指导修改简历,使简历更加完善、漂亮。除了通过招聘会、商家门口张贴的招聘广告、熟人介绍等途径搜寻招聘信息,家庭照顾者也可教会患者在网上注册筛选招聘信息。还可以向当地社区、民政、残疾人联合会等部门寻求帮助。

3. 面试技巧训练　家庭照顾者可先对患者在生活技巧方面做康复训练,再从面试前准备工作、面试中注意事项、面试的基本流程、礼仪四个方面对患者进行训练。面试前需要在网上查找资料,对面试公司进行了解,了解是否正规。要提前查询好乘车路线,准备得体的服装,男生穿有领子的衣服,女生穿职业装为好,整套的西装或者裙装都可以。面试时要注意礼仪,先敲门,得到许可再进入,要双手递交自己的简历,面试中遇到不明白的地方谦虚提问,回答问题扬长避短。面试失败,未被录用是很正常的事情,家庭照顾者应该给予鼓励,帮助患者克服消极情绪,找回自信,继续找工作。

### 四、职业技能训练

在开展职业技能训练时需要注意精神疾病患者的特殊性,如就业场所及训练内容需要进行特殊安排等。就业场所应具备庇护性、支持性、过渡性及辅导帮助性的设施要求。职业训练除维持职业所需的工作技能训练外,应包括两项主要内容。

1. 训练学习能力　精神疾病患者由于疾病本身或药物原因而伴发认知能力缺陷,造成学习能力受损,出现工作速度受损、注意广度欠佳及不能集中注意力而阻碍了工作顺利进行,对参加工作和坚持工作不利。这基本属于社会技能缺陷,通常不见于躯体病残者。这项训练内容可放在过渡性就业机构,如专门为精神疾病患者设置的康复工场或工疗站等。

2. 训练工作适应能力　这项训练对保持工作特别必要。其内容有出勤、守时和履行职业技能等。其他内容如训练与上级及同事之间的人际交往能力及情绪管理能力也是工作适应的必要条件。

## 加 油 站

### 精神疾病患者的就业途径

精神疾病患者的职业康复困难重重,需要社会的接纳和包容。大多数精神疾病患者经常换工作,也有被企业辞退和拒绝的,一方面是他们的个人职业能力需要提升,另一方面,愿意给精神疾病患者提供工作岗位的企业较少,大部分患者选择向企业隐瞒自己的病情。此外,一些则是在亲属的公司或工厂工作。患者可以通过当地社区、民政、残疾人联合会等机构寻求职业帮助,到一些与政府、残疾人联合会等有合作的企业单位工作。或者通过亲戚朋友介绍、网络等途径求职,如果有条件的也可以尝试一些新兴的职业,比如自媒体或者开网店等。

## 划 重 点

精神疾病康复工作者通过帮助出院后症状稳定的精神疾病患者获取和维持职业,来帮助患者训练职业技能和社会技能、获取收入、增强自信和自我认同、提升生活质量,较好地回归社会。职业康复不仅是一种治疗方法,它还是一个系统,是帮助残疾人就业的重要领域。精神疾病康复者选择自己的职业需从实际出发,先就业再择业。

在择业时要注意以下几点:①从自己的兴趣出发,在自己的专业范围内选择相对最喜欢的;②在自己能力范围内选择,对于目前远高于自己能力范围的可以暂且搁置,切忌眼高手低。

## 试 试 手

1. 案例中的老王可以通过哪些途径获取招聘信息?
2. 老王的家庭照顾者该如何帮助其进行求职,顺利找到工作?

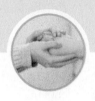

## 小 案 例

小王,15 岁,初中二年级学生,因为心情低落 3 个多月,在学校厕所割腕而被送往医院,经急诊科处理后被转到精神科住院治疗,诊断为抑郁症。小王住院 3 周后情绪恢复,在家休息 1 个月后返校上学。到学校后小王感觉班上的同学都离他远远的,以前要好的朋友也不和他一起玩儿了,他感到非常苦恼。是什么原因导致这种状况? 小王的老师或家长应该怎么帮助他呢?

## 定 目 标

1. 了解什么是偏见与歧视,会对患者产生哪些危害。
2. 掌握如何帮助患者应对偏见与歧视。

## 跟 我 学

一、偏见与歧视对患者的危害

1. 对患者治疗依从性的影响　社会上存在着对精神疾病患者的歧视和偏见,尽管近年来通过各种渠道进行精神卫生知识宣教,情况有所好转,但多数精神疾病患者得不到应有的理解和尊重,受歧视现象仍很普遍。患精神疾病后,由于患者和家属会担心受人歧视,很多家属不能正视现实,不能面对甚至不敢承认患者患病的事实,抱着侥幸心理,找出各种原因和证据,否认、拖延或掩饰病情,甚至有的明知患有精神疾病,却避重就轻,不及时就诊治疗,缺乏科学态度,错过了最佳诊疗机会,增加了治疗难度,影响患者的治疗效果。

资料显示,在初次到精神科就诊的患者中,大概一半患者首先到非精神科就诊,问题不能解决,万般无奈才到精神科。导致这种现象的原因有以下三点:一是,由于病耻感患者或家属不愿到精神科就诊。二是,综合医院医务人员精神卫生专业知识不足,确诊率低。三是,人们的精神卫生知识水平普遍缺乏,迷信观念严重。

2. 对患者疾病康复的影响　很多精神疾病患者出院后,得不到和正常人平等的待遇,在工作上、社会交往中受到歧视。失去工作的精神疾病患者,康复后很难找到工作。因为偏见和歧视,患者害怕自己和别人不同,担心朋友们异样的眼光,害怕社会的区别对待。这样的恐惧与担忧会阻碍他们进行正常人际交往,因为患者会很在意他人的看法,对他人的行为作出过度反应,甚至为了避免得到负面评价就选择拒绝社交。这会让患者难以融入社会,影响康复。

3. 对患者心理及家庭关系的影响　歧视和偏见使一些患者家庭失去了亲戚、朋友,邻居拒绝提供帮助、回避、往来减少,不愿与精神疾病患者家庭相处。对未婚患者的婚姻影响更大,一部分患者终身难以成家。即使成家,其离婚率据统计约为50%。患者因为受到歧视,工作、感情处处碰壁,可能会引起抑郁情绪,形成恶性循环。

## 二、如何正确应对偏见与歧视

1. 正确认识疾病,接纳自我　首先,把精神疾病当成普通疾病,实际上,精神疾病就像高血压、糖尿病、胃肠炎一样普通。只要坚持治疗,患者社会功能恢复会有很大可能,过上正常的生活。其次,精神疾病是一种病,并不代表个人有问题,患者的目标是配合治疗、控制病症、回归社会,而不是把自己和精神疾病挂钩,要把病和人分开。当患者深入了解自己的病情,并学会如何自我调适,就能够战胜疾病,排除偏见。

2. 适当隐瞒,但不回避社交　社会大众的观念很难在短时间内改变,患者为了工作、学习等需要可以适当隐瞒自己的病情。但是不能因为害怕大家知道自己有精神疾病,拒绝与人交往。因为工作、学习等社交活动能够提高自己的自尊水平和自信心。所以当患者进行了一段系统治疗、症状控制后,家庭照顾者应适当鼓励其去学校学习或工作。复元理论认为,患者即使患有精神疾病,仍可以在生活中扮演不同角色及肩负不同责任,可以建立起精神疾病以外的身份和生活,可以发展自己的才能及兴趣,享受有意义的人生。

3. 教育亲近的人了解精神疾病知识　在别人生病时,我们不能歧视他人,要理解他人的处境复杂。家庭照顾者可以通过转发一些科普视频、文章的方式对亲戚朋友进行科普,让他们了解精神疾病并没有那么可怕。让他们对精神疾病的认识逐步增加,明白需要治疗的是疾病,不是得病的人,患病的人没有错,他们不应该被歧视。

4. 远离、忽视有偏见的人 如果没有办法改变人们的思想,又深受这些人的歧视和偏见困扰,家属或照顾者可以让患者转校、换工作或者变换居住地,远离这些人。到一个新的环境中,重新开始一段新的生活。

5. 积极治疗,以行动证明自己 患者应该认识到最重要的是强大自己,只有在病情控制稳定的情况下积极改变自己,投入时间与精力提升自己,做一些对自身和社会有价值的事情,才能逐渐提升自己的自尊心和成就感,找到自己的优势和优点,不断放大,这样外人也会对自己刮目相看。

## 加 油 站

### 病 耻 感

病耻感是患者因大众对精神疾病患者产生的保守、固定的反应等而形成的一种内心耻辱的感受。患者的病耻感是如何形成的呢?患者感觉到周围人对自己的歧视和偏见,然后认同了他们的态度,之后把这种态度和信念加到自己身上,从而产生一些适应不良的行为。低自尊和对社会偏见与歧视有高度认同的患者更容易产生病耻感。

病耻感会带来一系列的不良后果,如降低自尊和自我效能,影响患者生活质量和疾病康复,增加住院次数,让患者敏感、焦虑、恐惧、羞愧、自罪等负面情感体验增加。家庭照顾者可以陪伴患者参加一些病友团体活动,同伴支持能增加患者的群体认同和掌控感,促进患者以合理的方式应对病耻感。

## 划 重 点

精神疾病患者对自身疾病应有正确的认识,只要经过正确治疗,都可以恢复健康状态。精神疾病患者应有充分的心理准备去面对社会偏见。应该认识到,由于精神卫生知识还不够普及,社会上对精神疾病患者的偏见在一定程度上还没有改变,精神疾病患者只有勇敢地面对各种社会偏见,才能增强对不良心理刺激的抵抗力。

精神疾病患者家庭照顾者应鼓励患者采取行动证明自己和正常人是一样的。指导患者正确处理由于社会偏见造成的不良人际关系,换位思考去理解别人的想法,缓解患者的不良情绪。选择适当的时机与周围人接触,接触应该把握分寸。

## 试 试 手

1. 请问案例中小王的同学们为什么会远离他？
2. 应该如何帮助小王调适自己的心理和行为呢？

# 第六章
## 预防复发指导

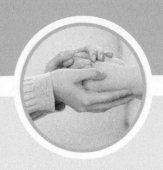

　　精神疾病是慢性的、复发率很高的疾病,复发增加治疗的难度,影响患者的社会功能,进而降低患者的生活质量,给患者及家庭带来沉重的负担。在症状早期出现时及时干预,能避免症状恶化,改善治疗结局。但引起复发的因素很多,预测复发也很难,所以,作为患者和家庭照顾者有必要了解预防精神疾病复发的相关知识,尽量避免复发的诱发因素。同时,早期识别复发的征兆,保证患者得到及时的医疗干预,减少或防止复发。

# 第一单元
## 病情复发的先兆识别

## 小 案 例

李某,女,18 岁,高中三年级学生,8 个月前诊断为精神分裂症,经过治疗,病情稳定。1 个月前回到学校,觉得学习压力大,上课注意力不集中、疲倦、想睡觉。15 天前将药物减量,认为服药影响学习。2 天前,出现烦躁、易怒,觉得同学的眼神不对,晚上不睡觉,在寝室走来走去,觉得寝室不安全。那么,这位女生是不适应学校生活还是病情复发了呢? 影响复发的因素有哪些? 如何早期识别?

## 定 目 标

1. 了解疾病复发的危害及引起复发的因素。
2. 学会识别疾病复发的先兆表现。

## 跟 我 学

### 一、疾病复发对预后的影响

大家对精神疾病治愈后的问题有很多,如精神疾病治好后的护理、婚育、就业、上学、服药、复发等,都是常见的焦点问题。我们知道,精神疾病的原因至今尚无统一明确定论,因此治疗与预后问题也都处于不断探索与研究之中。精神疾病是极为容易复发的,彻底治愈不是个简单的事情。很多精神疾病患者在接受治疗后精神状态大有改善,但是过一段时间后又复发。研究显示,在没有维持有效治疗的情况下,精神分裂症患者的复发比例 1 年后为 41.7%,

5 年后为 80%;国内调查发现,抑郁症的复发率为 80%。复发对疾病预后也有很大影响,而且复发次数越多,以后的治疗难度越大,主要表现在以下几个方面。

1. 复发损害大脑功能　复发导致大脑灰质丢失,大脑功能进一步损伤,患者的认知功能逐步恶化,注意力、记忆力、反应能力、社交能力、情绪表达能力都会受到影响,进而影响学习能力、工作能力。

2. 增加治疗难度　研究显示,复发次数越多,再次达到症状缓解需要的时间越长。

## 二、疾病复发的影响因素

掌握影响复发的因素,针对性地做好预防工作是预防复发的关键环节。下面,我们了解一下精神疾病复发的影响因素。

1. 发病年龄　一般来说,患者发病年龄越早,其复发率越高。因此,对于发病年龄早的患者,家人需要给予更多关注。

2. 经济能力　经济状况差,就医不方便,不能及时获得药物也是影响患者坚持治疗的重要因素。

3. 压力与复发　精神疾病患者的性格多孤僻、内向、偏激、敏感多疑、好幻想等,患者在回归社会后,由于疾病对其思维方式、情感、行为模式的影响,使他们更易遭遇负性生活事件,如果缺乏有效的应对方式,压力常导致复发。

4. 药物副作用　不能耐受药物副作用也是影响患者治疗的因素,了解患者药物治疗的副作用及对治疗的感受,及时与医生沟通,改善治疗的体验。关于药物副作用的表现及处理请参考"第二章　药物治疗居家护养"相关内容。

5. 对药物治疗的认知及治疗依从性　导致患者复发最常见的因素是对抗精神病药服用的不依从。在临床治疗中,患者脱离治疗较常见,特别是在疾病的早期阶段。因此,患者对疾病治疗的认知尤其重要,在药物治疗的基础上提高患者的认知,促进患者的服药依从性和持续性能有效预防复发。

6. 物质滥用　国外的众多研究显示物质滥用与精神分裂症较高的复发风险相关,许多研究发现大约 50% 达到精神疾病诊断标准的患者同时也符合物质滥用的诊断标准。持续使用酒精或其他精神活性物质对精神分裂症患者的结局是一个不利因素。多项研究发现精神分裂症合并物质滥用者的复发率远远高于未合并物质滥用者。物质滥用不仅容易引起病情的波动,且酒精类物质和镇静催眠药同服可能带来呼吸抑制作用。因此,治疗期间,应严格禁酒限烟。

7. 家庭支持　家庭是精神心理疾病患者的避风港,大部分患者在出院以后回到家庭中生活,家庭的支持和关爱在预防复发中发挥重要作用。家庭成员增加与患者的亲密程度,对患者多鼓励、多包容、少指责,减少与患者发生矛盾,可以减少疾病复发。

8. 复发的病史 既往复发是疾病复发的一个强有力的影响因素。因此,曾有疾病复发史患者的家庭照顾者应该加强对服药的监督,随时观察病情,定期督促患者复查,复查的时间应听从医生的建议。

9. 病耻感 患者和家庭照顾者对疾病认知不够,认为得病是一件羞于启齿的事情,对治疗采取回避和抵触的态度,使患者就医率较低,严重影响患者的治疗和康复。

### 三、疾病复发的先兆表现

复发对于患者的危害极大。但复发不会突然发生,患者往往会出现一些预警症状,我们应做好疾病复发的"侦察机",及时发现这些预警症状。早期发现、及时处理,就可以大大降低精神疾病复发的概率。那么,如何识别精神疾病复发的征兆呢?

1. 观察睡眠情况 如果在疾病的恢复期,患者突然出现入睡困难、早醒,或是白天过多的卧床不起,就要注意疾病有复发的可能。

2. 观察情绪变化 如患者在维持治疗的过程中,突然出现情绪不稳定、烦躁不安、易发脾气、无故担心等症状,且没有相应的生活事件,对偶发情况应加强观察,持续出现就要及时就医。

3. 观察表情变化 很多的精神疾病患者在发病的时候表情会变得麻木、目光呆滞、双眼发直,外界刺激难以引起其表情变化等,家人需要注意观察。当然,药物的副作用有时会使患者的面部肌肉不灵活,显得木讷、呆板,家人也需要和医生讨论,学会识别药物副作用。

4. 注意言语和行为的改变 言语表达方式改变,突然的语言增多或减少,自言自语,都可能是病情变化的先兆;也可能表现为行为改变,如反应迟钝、活动减少、不爱理事、生活懒散比较多见。

5. 询问躯体症状 出现头痛、头昏、疲乏无力、食欲缺乏、消瘦等,在排除躯体疾病和药物副作用的基础上,也要考虑是疾病复发的早期变化。

6. 及早发现精神症状 患者以前出现过的症状再次出现,如听见不存在的声音、觉得不安全、言语紊乱或自言自语、自笑等,家庭照顾者和患者都要了解疾病的表现。患者了解自己的病情更重要,当有复发的苗头时就能自我觉察。

7. 觉察患者治疗依从性 患者由原来主动服药治疗,变为突然不承认自己有病、拒绝服药治疗,这种变化存在复发的可能。

8. 生活规律突然改变 工作、学习效率下降也是疾病复发的常见表现。

## 加 油 站

### 复发与社会功能

精神分裂症是常见的高复发、高致残的精神疾病,超过 50% 的精神分裂症患者具有反复发作的特点。病情反复及频繁住院严重影响患者的社会功能,进而影响患者和家庭照顾者的生活质量,会带来沉重的社会负担。因此,需要加强患者及家庭照顾者的健康教育,学会识别复发的先兆,早发现、早处理,以降低复发率,改善预后。

抑郁症是常见的心境障碍,可由各种原因引起,以显著而持久的心境低落为主要临床特征,且心境低落与其处境不相称,严重者可出现自杀意图和行为。严重抑郁症病程多迁延,据统计抑郁症患者企图自杀率高达 28%。抑郁症是一种高复发性疾病,其病程多呈现为反复发作、间歇性缓解。抑郁症的高复发率直接导致该病具有高住院率、高致残率、高自杀率等特点。抑郁症患者由于受到情绪低落以及自我评价降低的影响,自我接纳程度较低,加上长期饱受睡眠质量不佳的困扰,导致工作效率和潜能发挥普遍降低,使抑郁症患者的社会功能受到多方面影响。社会功能恢复程度是判断抑郁症患者是否完全治愈的重要标志之一。

## 划 重 点

精神疾病的反复复发会导致患者大脑功能进一步损伤,社会功能逐渐下降,所以识别精神疾病复发的前驱症状非常重要。家庭照顾者可以从睡眠、行为、言语、情绪、精神症状、躯体症状及人际交往等方面进行观察,及时发现、干预和治疗。

## 试 试 手

1. 请分析小案例中的李某有哪些复发的表现?
2. 结合家中患者的疾病特点,思考如何监控疾病的症状以防止复发。

# 第二单元
## 维持治疗指导

## 小 案 例

李某,女,28 岁,诊断为精神分裂症。患病 5 年,服用药物治疗,病情一直很稳定,能正常工作和生活,现在结婚半年了,准备怀孕,到门诊咨询是否可以停药? 如何维持治疗? 吃药多长时间可以减药? 需要多长时间复诊一次? 这些都是大家比较关心的问题。

## 定 目 标

1. 掌握服药依从性和维持治疗的重要性。
2. 熟悉维持治疗的时间。
3. 掌握如何正确复诊。

## 跟 我 学

### 一、服药依从性的影响因素

精神疾病的治疗方法包括药物治疗、心理治疗、物理治疗和康复治疗。很多精神疾病经过治疗以后,症状能得到有效的控制,但大部分患者会有部分症状残留,且该类疾病复发率高,严重影响患者的社会功能和生活质量,影响患者回归社会。因此,正确、规范的药物治疗在控制症状、预防复发方面发挥着重要作用。

服药依从性是指患者的服药行为与医嘱的一致性。据世界卫生组织报道,在发达国家仅有 50% 的慢性病患者具有服药依从性。国内研究显示,自行停药者约占一半。另一项社区调查也显示,服药依从性好的患者占50.68%,服药依从性中等者占27.05%,服药依从性差者占22.26%。总而言之,患者服药依从性现状不容乐观。精神疾病患者服药依从性更低。

影响服药依从性的原因很多,主要包括以下方面。

1. 疾病认知　患者对自身疾病状态未能充分认识,认为自己病情好转甚至是认为自己没病,不需要治疗。

2. 病耻感　研究发现,48%的精神分裂症患者存在不同程度的病耻感,主要表现为较少与医护人员以外的人谈论自己的病情,向医师咨询治疗相关信息时感到羞愧等。病耻感会影响患者治疗的各个阶段,从就诊态度、就诊途径到治疗方案的选择,且显著影响患者的生活、工作、婚姻及社交等,应采取有效措施弱化患者的病耻感,引导患者保持积极的治疗态度,进而提高患者服药依从性。

3. 药物种类和药物副作用　抗精神病药的副作用较多,有研究显示,没有经历药物副作用的患者服药依从性是有过相关经历患者的12.78倍。因此,患者及家庭照顾者应经常与医生沟通,反馈患者的治疗情况,以便医生选择适合患者的药物,并尽可能减少药物副作用。家庭照顾者还要做好日常照护,让患者能理解治疗中出现的不适,并学会掌握应对药物副作用的技巧。

4. 家庭支持　家庭支持对患者坚持用药有着重要促进意义。家庭支持是一个紧密的社交网络,可满足患者身心各方面的需求,能增强患者维持治疗的动力,对患者治疗、康复具有显著预测作用。家庭成员要理解患者在治疗过程中可能出现的不适,如心慌、过度镇静、流涎等,应给予关心、支持和帮助。

## 二、维持治疗的重要性

1. 维持治疗是预防复发的主要措施　精神疾病患者在急性症状控制以后就会进入维持治疗阶段,这一阶段治疗的目的是预防急性精神症状的复发,以及改善心理社会功能,获得整体的康复。精神疾病是慢性的、复发率很高的疾病,研究显示自行停药的精神分裂症患者的复发率与坚持治疗的患者相比增加了5倍。另外,与持续用药相比,间断用药可能在预防复发方面效果欠佳;停用药物不仅容易引起复发,而且恢复治疗后获得缓解所需的时间延长,并最终可能进入治疗阻抗状态,所以一旦明确了精神疾病的诊断,尤其是严重精神疾病,就要像对于高血压、糖尿病这些需要终身服药治疗的疾病一样,尽可能地维持治疗。案例中的患者,因为特殊原因,担心药物对小孩有影响,这在日常生活中比较常见,也可以理解,但是否需要停药或减药,需要和医生探讨,根据病情斟酌,争取把影响降到最小。

2. 维持治疗是改善患者预后的关键　研究显示,复发患者的治疗难度较第一次发作增大,康复时间延长,且复发次数越多,影像学显示大脑的改变更明显,脑体积萎缩,脑灰质减少,患者的社会功能明显受损。尽可能规范地维持治疗,减少复发次数,既能减轻患者和家庭的经济负担,又能最小限度地减少功能损伤,改善生活质量。

### 三、维持治疗的方法

1. 选择合适的药物并尽可能坚持治疗　精神疾病的治疗是个性化治疗,总体原则是因人而异、因药而异。药物的选择要根据患者的病情、需求和患者对药物的反应等进行个体化的筛选,主要目的在于控制症状、预防复发、提高主观舒适度和生活质量。药物治疗的维持时间应根据不同的病情有不同的选择,所以药物治疗是个性化的过程。具体维持治疗时间需要医生进行全面评估,根据患者的情况进行个体化的决策。一般而言,对于有自杀倾向、暴力攻击行为或者反复发作的患者,药物维持治疗时间相对长一些。

2. 坚持规律复诊　出院后坚持定期门诊复查,让患者经常处在精神科医生的医疗监护之下,可获得必要的医疗咨询服务,提高治疗依从性,积极预防疾病复发。定期复诊并不是我们简单理解的定期开药,而是需要患者和家属与医生交流患者近期的疾病情况和治疗情况,以便医生根据患者的疾病和治疗情况及时调整治疗方案。另一方面,患者和家长也可以在复查时就自己对疾病和治疗方面的一些问题或疑虑向医生咨询,以解除遇到的困惑、接受医生的心理教育,缓解工作、生活、学习中的压力等。

(1)复诊时间的安排:复诊时间需要根据患者的病情以及医生的建议按时进行。一般情况下,出院后前半年需要每月复诊一次,病情稳定后,可以逐渐延长复诊的间隔。若患者病情波动时,应紧急寻求医疗帮助。

(2)复诊的技巧:复诊前要做好准备工作,能有效地和医生沟通,提高复诊质量,复诊技巧包括以下几个方面:①列举出你的疑虑,如吃了这么久的药物,需要药物调整吗? 病情有反复怎么办? ②记录症状的变化,如幻觉的变化情况(幻觉出现的频率、内容、持续的时间、清晰度等);服药后出现哪些改变(如症状的变化、不适的体验)? ③列出你曾经服用的药物或者目前正在服用的药物等,这些有利于医生快速掌握病情,根据病情准确地进行药物调整。④列出你想要的相关材料,如你想要一本关于精神分裂症的科普图书,或者是某种药物的介绍。⑤提前准备好病历资料、检查报告、测试的结果。⑥最好和自己的家人一同前往,可以互相补充,有利于医生全面掌握病情,家庭照顾者也能理解治疗的目的和观察的要点。⑦向医生实事求是地反映自己的情况。

## 加 油 站

### 提高服药依从性的技巧

服药依从性低是精神疾病患者普遍存在的问题,有针对性的干预对提高患者服药依从性具有重要意义。那么提高服药依从性的技巧有哪些呢?

1. 提高家庭对患者的心理支持　家庭在精神疾病患者的护理方面扮演着至关重要的角色,家庭成员如能掌握疾病的临床表现、药物治疗、康复治疗等知识,更能理解患者不适当的行为,也能了解患者的痛苦体验,进而提供关爱和支持。

2. 加强对患者心理教育　学习疾病的相关知识,包括病因、临床表现、治疗,重点了解药物治疗的重要性、药物的作用以及常见副作用的处理,当患者理解自己的疾病后,可以有效减轻病耻感,促进积极配合治疗;患者掌握药物治疗的知识,不仅能提高服药依从性,还能减轻对药物治疗的担心和恐惧,增加治疗的舒适度。

3. 尊重理解患者　每次制订治疗方案时充分与患者沟通,了解患者的需求和意向,担心与疑惑,针对性做好解释工作,能提高服药依从性。

4. 学习小技巧,避免遗忘　可以充分利用互联网技术,设置短信提醒,或者是由家人给患者发送短消息,提醒患者服药,这样可以明显减少患者遗忘服药的次数。

5. 长效制剂的使用　服药不便及药物的副作用是影响患者坚持治疗的重要因素,在医生、患者充分讨论的基础上,选择合适的药物,必要时可以考虑长效制剂,有效地避免遗忘和服药不方便带来的影响,具体内容参考"第二章　药物治疗居家护养"

## 划 重 点

目前为止,精神疾病发病原因不明,很多患者经过系统治疗后,症状得到有效控制,但个别患者会有很多残留症状,因此几乎所有患者都需要维持治疗。维持治疗的主要目标是确保症状持续缓解或者可控,维持或改善患者的功能和生活质量,有效预防病情恶化和复发,监测不良反应,继续促进康复过程。

# 试 试 手

1. 结合案例,思考有停药想法时,可以怎么寻求帮助?
2. 从哪几个方面提高治疗依从性?
3. 怎样达到有效复诊的目的?

# 第三单元
## 压力及压力管理

## 小 案 例

赵某,男,26 岁,研究生三年级学生,高中三年级时患抑郁症,经药物治疗和心理治疗后好转并顺利考上大学。根据医生建议,大学期间家属陪读,督促治疗和复查,并经常陪伴患者运动、聊天,患者病情稳定,并顺利毕业考上研究生。最近面临毕业论文提交和找工作的压力,患者逐渐出现睡眠差、敏感、易怒、注意力不集中,并伴有胸闷、腹胀等症状。显然,患者因为压力大而使疾病复发。压力在患者的生活和工作中不可避免,家庭照顾者如何帮助患者呢?

## 定 目 标

1. 了解患者常见的压力来源和压力对患者的影响。
2. 掌握帮助患者应对压力的技巧。

## 跟 我 学

### 一、压力与健康

压力是现代社会人们最普遍的心理和情绪上的体验,面对种种不如意,人们常常会感到焦虑不安,内心体验到巨大的压力。压力存在于社会生活的各个方面,工作、学习、就业都会带来很大压力,家庭问题、亲子关系、人际交往、日常生活事件,如拥挤的地铁、噪声也会带来应激。过度的压力总是与紧张、焦虑、挫折感联系在一起,久而久之会破坏人的身心平衡,造成情绪困扰,损害身心健康,继而会引起个体生理、心理和行为的变化。对于精神疾病患者来说,会面临更多的压力事件,如学习、工作能力的下降,经济压力,就业困难,社会歧视与隔离等,需要被更多关注。为了更好地理解压力应对方法,应先了解下面几个概念。

1. 压力 也称为"应激",是多学科关注的概念。应激是个体对环境威胁或挑战的一种适应过程,应激的原因是生活事件,应激的结果是适应的或不适应的身心反应;从生活事件到应激反应的过程受个体认知、应对方式、社会支持等多种因素的影响。

2. 情绪 是人对客观事物是否符合自己的需要而产生的态度体验,这种体验反映客观事物与人的需要之间的关系。根据是否符合需要,可能采取肯定的态度,也可能采取否定的态度,当采取肯定态度时,就会产生满意、喜悦等积极的内心体验,当采取否定的态度时,就会产生悲哀、愤怒等消极的内心体验。

3. 压力、情绪与健康 当人们面临压力时,会产生一系列身体上和心理上的反应,如果这些反应过于强烈或持久,就可能导致生理、心理功能的紊乱。

(1)生理反应:在压力状态下,可能会影响神经系统、内分泌系统和免疫系统的功能,导致心率过快、血压增高、呼吸急促、消化道蠕动过快或分泌减少、出汗等。持久的身心反应会带来病理性改变,形成疾病,如高血压、消化性溃疡、支气管哮喘等。案例中的小赵就是在压力和情绪的影响下出现了胸闷、腹胀的躯体症状。

(2)心理反应:压力状态下,可能出现警觉性增高、注意力集中、思维敏捷、精神振奋,这是适应的心理反应,有助于个体应对环境。但是如果过度的压力会带来负面反应,出现消极情绪,如焦虑、烦躁、愤怒、沮丧、悲观、失望、抑郁,导致人的思维狭窄,自我评价过低,自信心的减少,注意力分散,记忆力下降等。

4. 精神疾病患者常见的应激源

(1)生理性应激源:精神疾病症状和药物的不良反应是精神疾病患者常见的生理性应激源。幻觉、妄想、攻击性行为等阳性症状及缺乏交流、活动减少、情感淡漠等阴性症状都是严重降低精神疾病患者生活质量的应激源;患者需要长期服药,药物的不良反应也会造成很大的困难,如疲乏无力导致工作学习能力下降,体重增加影响自我形象等。

(2)心理性应激源:精神疾病具有病情迁延、易复发、遗传度高等特点,对于疾病的担心是患者和家庭主要的心理性应激源。同时,回归社会后,如何平衡工作与家庭,以及工作、学习能力的下降都是患者常见的压力。

(3)社会性应激源:社会对精神疾病患者的歧视和刻板印象会增加患者的压力,难以获得工作机会以及长期治疗带来的经济压力也是重要的社会性应激源。同时,长期照顾会给家庭带来沉重负担,继而影响家庭关系。

5. 压力对疾病复发的影响　精神疾病是指在各种生物学、心理学以及社会环境因素影响下大脑功能失调导致认知、情感、意志和行为等精神活动出现不同程度障碍为临床表现的疾病。由此可见,精神疾病的发生、发展与压力密切相关。而精神疾病的发生又会给患者带来新的压力,如疾病的困扰、经济压力、人际关系、工作学习能力、病耻感等,这些压力会影响患者对疾病治疗的态度和患者的情绪反应,而维持治疗是预防疾病复发和恶化的重要手段,当患者处于长期的应激状态时,可以导致生理功能紊乱,进而引起精神疾病的波动。

## 二、应对压力的技巧

为了防止疾病复发,家庭照顾者可以尽可能地避免某些压力事件的发生,例如,尽量安排患者力所能及的工作或任务。但是,在生活和工作中肯定有不少压力是无法避免的,患者会采取一些方法与技巧应对,以减低压力带来的消极影响,但这些方法有的效果是暂时的,有的效果是长远的;有的方法有助于成长,也有的方法会造成其他不良影响。下面介绍几种常见的积极应对方式和消极应对方式,家庭照顾者要帮助患者尽量以积极应对方式来处理生活中的压力事件,避免消极的应对方式。

1. 积极的应对方式

(1)直接解决问题:根据问题的轻重缓急,制订解决问题的优先秩序,做到忙而不乱。

(2)了解自己的能力,目标的制订要切实可行。

(3)暂缓一下:把自己可以解决的事情和无法解决的事情明确划分,有些压力靠个人无法解决,不妨抱着暂时不做的态度,合适的时候再寻求外界的帮助。

(4)劳逸结合,积极休息,培养业余兴趣爱好。

(5)加强体育锻炼,生活有规律,睡眠充足。

(6)建立和扩展良好社会支持系统,拥有朋友。

(7)如果感到疲倦,要学会放松自己,听歌、户外运动都是不错的选择。

(8)改变不合理观念:不要把每件事都想做到尽善尽美。

(9)如果太紧张或者焦虑,可以做腹式呼吸放松训练。

(10)学会表达情绪:忍不住就哭出来,允许自己产生情绪,然后用恰当的方式发泄出来,如放声大哭、外出散步、逗逗小狗、写写日记、画画,找个有建设性的方法表达。

(11)学会拒绝:不要强迫自己做一些不能办到的事情。

2. 消极的应对方式

(1)攻击:攻击有直接攻击,转向攻击两种。直接攻击是将愤怒的情绪,直接导向造成挫折的人和物,是一种向外发泄,如直接发生面对面的冲突。转向攻击就表现为自责,或寻找次要的人和物来发泄,如摔门、摔东西、打人、对家人发脾气等。

(2)大量的饮食:会引起肥胖,造成代谢紊乱;大量饮食后引起内疚、担心等情绪。

(3)借烟酒消愁:众所周知,烟酒对身体健康有明显影响。

(4)采用药物或睡觉的方式来逃避压力。

(5)倒退性行为:又称"退行",是指个体以退缩式反应来适应挫折境遇。即个体遭受挫折后,丧失追求目标的动机,对挫折情境以较幼稚的依赖行为来应对困境。

另外,针对患者在应对压力过程中出现的问题,家庭照顾者要尽可能采取合适的方法及时帮助患者,具体方法可以参照"第七章　家庭心理支持指导"的相关内容。必要时积极寻求专业人员的帮助。

# 加 油 站

## 心 身 疾 病

心身疾病指心理社会因素在疾病的发生、发展过程中起着重要作用的躯体器质性疾病和功能性障碍,心身疾病对人类健康构成严重威胁,成为当今死亡原因中的主要疾病,日益受到人们的重视。

理解心身疾病的概念需要注意以下几个方面:①心身疾病以躯体的功能性和器质性病变为主,一般有比较明确的病理、生理改变。②个性特征与某些心身疾病关系密切,如A型行为的人具有争强好胜、雄心勃勃、急躁易怒、时间紧迫感和竞争敌对倾向等特征,是冠心病的危险因素。③心理社会因素在疾病发生、发展及预后中起着重要的作用。④同一个患者可以有几种心身疾病存在。

心身疾病的范围非常广,典型的身心疾病包括消化性溃疡、溃疡性结肠炎、甲状腺功能亢进、类风湿关节炎、原发性高血压、支气管哮喘等,目前把糖尿病、肥胖、癌症也纳入心身疾病的范畴。

## 划 重 点

精神疾病的产生有两大重要的影响因素：一是与个人先天的遗传和脑神经发育等生物学因素有关；另一个则是后天的环境压力，这与个人在生活环境中所遭受的压力冲击大小，其压力调适能力有关。要成功地排解压力，需要在心态上训练自己有积极乐观的思考习惯。在行为习惯上则需建立起良好的饮食、运动及作息习惯。学习能让自己放松，或培养兴趣爱好，同时也需要可以谈心的朋友，必要时还可以寻求专业心理医生的帮助。

## 试 试 手

1. 分析一下精神疾病患者常常面临的应激源有哪些？
2. 如果你是赵某的家属，应该怎样帮助他积极应对目前面临的压力？

# 第四单元
## 社会康复资源的利用

## 小 案 例

　　王某,女性,35岁,诊断为精神分裂症16年,一直在家,白天多睡觉,晚上玩手机到凌晨,体重为80千克,患有糖尿病、高脂血症。家属督促其起床活动,患者也是三天打鱼两天晒网,家属很苦恼,想要寻找康复机构能帮助患者。那么,现在有哪些康复机构可以开展哪些精神康复活动呢?

## 定 目 标

1. 掌握精神康复的目的和意义。
2. 熟悉医院、社区的康复机构。
3. 熟悉康复活动的内容。

## 跟 我 学

### 一、精神康复的目的和意义

　　精神疾病患者在长期患病过程中会出现不同程度的躯体、心理及社会功能损伤,复发次数越多,功能损伤越大,恢复的机会越小。患者反复住院治疗以及精神症状的残留会给患者的社会功能带来明显影响,给家庭带来沉重的经济负担和精神负担。患者在恢复过程中,也会面临歧视、精神症状控制不稳定、缺乏经济支持、应对压力能力不足等问题。掌握相关的知识和技能,比如了解关于疾病和治疗的知识,以及针对服药依从性的管理,预防复发的技巧,社会技能的训练,残留症状的处理等都是治疗康复非常重要的组成部分。研究证明,通过精神康复训练可以有效地改善患者的社会功能,提高应对压力的能力,减轻病耻感,促进精神疾病患者康复,过上有意义的生活。精神康复需要长期坚持,家庭照顾者要了解相关康复机构及康复内容,以帮助患者选择合适的康复机构和康复形式。

## 二、医院、社区的精神康复机构

自 20 世纪 50 年代开始,西方国家开始重视精神疾病患者的社区康复,整合社区和医院资源,让患者接受以社区为基础的照顾,尽早回归社会。目前发达国家已建立了成熟完善的社区精神卫生康复模式体系,涵盖管理、治疗、护理、康复、监督等功能的日间照料中心、康复会所,过渡性康复服务中心,日间医院及其他康复服务机构等。

我国精神卫生康复工作起步于 20 世纪 50 年代,近年来得到了国家的高度重视,精神卫生康复工作进入了快速发展轨道。在总结国外社区康复经验的基础上,结合本土情况,探索发展出医院—社区一体化的康复模式,能够为康复者提供不同层级的精神康复服务,内容涵盖随访、分级管理、应急处理、个案管理、免费服药、康复训练、健康宣教、心理咨询等。目前社区主要的康复机构和康复形式包括以下几种。

1. 日间照料中心　通过为精神疾病患者提供安全的活动环境,按照白天将患者托管在中心,晚上或节假日接回家的服务形式,为处于康复期并伴有社会功能减退的慢性精神疾病患者提供康复服务。一般日间照料中心每周开放5~6 天,开放时间大约为上午 9:00 至下午 4:30,以社区为依托,为患者提供各种康复活动。活动的内容包括两种形式,一种是以娱乐为导向,另一种是以工作为导向,为患者提供娱乐活动和工作支持,满足不同职业需求。有的医院也开设了日间照料中心。

2. 日间医院　日间医院是一种过渡性服务机构,帮助精神疾病患者由医院转向社区或日间照料中心,主要为急性期精神疾病患者提供诊断,药物治疗、心理治疗和职业治疗在内的综合性精神治疗。与日间照料中心不同,日间医院主要以健康服务为导向,为需要心理健康监测的急性期精神疾病患者提供短期、更密集的治疗性服务,促进患者从医院转向社区。日间医院一般在周一至周五的工作时间开放,白天为患者提供职业治疗及康复等综合服务,夜间患者需要回到自己家中生活,一般治疗周期为 4~12 周。康复服务一般由精神科医生、心理咨询师、职业治疗师、艺术治疗师、护士及社会工作者组成多学科团队提供,主要包括疾病治疗活动,如诊断、医疗检查、药物治疗与咨询等诊疗活动以及心理治疗活动和健康教育等。日间医院还为患者提供社会及职业技能训练及文娱活动等康复活动,提高其社会功能,促进其参与社会活动。

3. 精神康复会所　会所模式是指以自愿、平等、尊重的原则实行会员制度，引导患者实现自我管理，融入集体生活，恢复患者的社会交往能力，最终回归社会。团队成员包括会员（患者）、职员（心理咨询师、社会工作者、精神科医生、精神科护士）等。服务内容是会员在类似于一般工作和商业的环境中与职员共同管理和参与会所中的工作，工作日为周一到周五，每天工作 8 小时，在晚间、周末和节假日会所会举办各种文艺、体育活动。精神康复会所在帮助患者适应社区生活环境，增强会员的自我管理能力，提高社会生活功能等方面取得了较好的效果。

4. 中途宿舍　是指在模拟家居、社区、工作环境下，为患者提供过渡性康复和住宿场所，入住中途宿舍的患者通常为无家可归或不愿意回到原来生活环境的精神疾病患者，通常可以在中途宿舍康复 2~3 年。服务团队包括精神科医生、社区护士、心理咨询师、社工、职业康复师等。服务内容包括生活技能训练、服药训练、社会技能训练等。

5. 个案管理　是指社区根据患者的具体情况为患者提供综合、持续和个性化的服务过程。个案管理团队包括精神科医生、心理咨询师、职业治疗师、社区医生、护士、社会工作者、助残员、民警等，由其中一个人直接与患者联系，提供康复服务，包括综合评估患者精神状况、躯体疾病情况等，制订个性化的服务计划。服务内容包括健康教育、危机处理、药物管理、自我认知能力训练、生活技能训练、职业康复训练等。

6. 主动性社区治疗　在社区建立一支细致、深入、多学科服务团队，为社区内患者提供服务，以达到改善患者症状、提高患者社会功能和生活质量的目的。服务团队包括项目领导者、精神科医生、心理咨询师、职业康复专家、物质滥用治疗专家、项目助理、朋辈专家及护士。服务内容包括精神疾病治疗、心理疏导、药物滥用治疗、医疗费用问题、躯体健康等。

7. 家庭病床　是指患者在家庭环境中接受治疗和护理，充分利用家庭和社会生活中有利因素，使患者病情好转和康复。服务对象为病情稳定，但不愿接受康复机构治疗或因为家庭条件的限制不能到康复机构进行康复的患者，如农村精神疾病患者。服务内容包括精神病防治医生为患者建立档案，定期到患者家中随访，进行药物指导、康复指导、家庭干预、心理治疗等。

### 三、精神康复活动的内容

精神疾病患者在疾病的不同阶段功能损伤存在差异，且不同性别、不同年龄、不同家庭背景的患者对康复的愿望和需求也不一样，不同的机构能够提供的康复服务内容也不同。因此，康复内容的设计需充分评估患者、患者家庭以及服务提供者的能力，主要的内容包括以下几方面。

1. 健康教育  健康教育的对象包括患者及家庭,大部分的患者出院后会回到家庭中生活,家庭成员掌握相关知识,有利于观察病情、督促患者配合治疗、为患者提供支持。患者掌握相关知识,可以减轻病耻感,学会自我管理、自我监测,提高治疗依从性,预防疾病复发。健康教育的内容包括:疾病知识、药物知识、预防复发的技巧、家庭关系的处理技巧、家庭照顾者的情绪表达、家庭照护的技巧、家庭支持、危机事件的处理等。

2. 心理干预  疾病给患者和家庭照顾者带来沉重的经济负担和精神压力,研究显示,患者从疾病的影响中恢复有时比从疾病中恢复更难,影响因素包括:歧视、隔离、耻辱、贫困等。因此,加强对患者和家庭的心理干预尤为重要。目前,干预的内容包括家庭互动的技巧、病耻感的消除、心理减压、危机干预等。

3. 社交技能训练  社交技能是指符合社会规范,得到社会认可的人际行为能力,包括衣着得体、谈吐得当、合理地表达感受、保持恰当的人际交往距离、在不同场合能做出相应的恰当行为等。精神疾病患者的社会交往能力往往因脱离社会生活而变弱,有的慢性患者甚至严重变弱以至丧失。药物虽然可以治疗或缓解症状,却无法改善社交技能缺陷。采用社交技能训练,可以改善患者处理应激情况的能力,提高社会适应能力,适当参与社会生活,提高生活质量和功能结局。社交技能训练可从以下几方面进行,包括与他人的基本交谈技巧、有主见的技能、处理矛盾的技能、交友约会的技能等。训练方式可以采取角色扮演、讨论、作业、讲解等形式。

4. 生活技能训练  生活技能训练是以改善或恢复完成基本的生活能力,如衣、食、住、行,个人卫生等方面进行的一系列训练活动,通过生活训练能够使患者重获日常生活技能,提升自我照顾能力,处理生活问题的能力,转移患者注意力,淡化疾病本身对患者的影响,并锻炼患者动手动脑,延缓衰退。训练项目包括:整理个人用物、饮食、衣着、排便等个人卫生与生活自理能力活动。

5. 职业技能训练  职业技能训练以提高自身的独立生活能力和质量为前提,通过各种工作行为的康复训练,延缓患者的精神衰弱,提高患者与家人、社会交往的能力,使精神疾病患者具有一定的就业能力,为回归社会做好准备,最终使他们回到正常的生活中去。根据患者病前不同的社会角色、文化程度和病情,而采用不同的康复训练内容和方法,使他们能尽快适应相应的康复训练,尽快回归社会。

6. 休闲娱乐  为患者提供休闲娱乐的场所。在相对封闭的环境,患者会感到安全、被理解,同时,也能得到放松。体育锻炼对增强患者体质,减少并发症的发生能起到很好的促进作用。团队的氛围也能为患者提供人际交往训练的机会,促进患者回归社会。

### 四、康复机构或康复活动的个性化选择

精神疾病患者经过系统规范的治疗,精神症状能得到有效改善,但大部分患者仍然会存在部分功能缺损,如精神症状的残留、认知功能的障碍(注意力不集中、记忆力下降、人际交往能力减退、述情障碍等),需要长期的康复训练。但每个患者的功能障碍表现、严重程度存在差异,患者的教育背景、认知水平以及患者和家庭对康复的期望也不一样,应选择适合患者实际情况的康复机构和康复活动。

目前,全国各地的康复机构水平参差不齐,医院、社区、民政部门、地方红十字会都可能有涉及,开展的内容也不一样。患者和家庭可以根据自身实际、交通方便程度进行实地调查,尽量选择提供的服务与患者的实际情况相匹配的康复机构。建议病情稳定、功能较好的患者选择治疗、教育、训练为主的机构,促进患者尽快回归社会。而慢性患者,建议选择以基本生活训练和休闲娱乐为主的机构,提高患者的生活质量,促进自我照顾。

康复活动和训练内容的设计需要进行专业的评估,根据患者的能力和康复的意愿以及家庭、社区的资源,患者的优势、特长进行设计,活动要既能调动患者参与的积极性,又能与康复目标契合,总的原则是由易到难、循序渐进。

案例中的小王是慢性疾病患者,存在生活节律紊乱,患有与代谢综合征有关的疾病,存在缺乏目标、没有动机、缺乏人际交往的能力等问题,需要进一步改善功能状态,患者和家庭照顾者可以了解当地的医疗机构、民政系统、社会组织目前开展的针对精神疾病患者的康复设施情况,由专业机构评估,根据患者的情况设计动机访谈、社交训练、休闲娱乐和体育锻炼、营养管理等康复计划,帮助患者实现回归社会的愿望。

## 加 油 站

### "互联网+"在康复中的应用

"互联网+"就是互联网加各个传统行业,是利用信息技术与互联网平台,让互联网与传统行业进行深度融合,创造新的发展生态,代表一种新的生产力,为改革创新发展提供广阔的网络平台。互联网+护理就是将医院的各种信息,通过互联网与手机的终端连接,可以实现在医院内开展各种医疗护理服务,也可以开展出院后患者的延续护理、长期护理服务。

通过"互联网+"技术,可以对居家患者和家庭照顾者进行远程疾病评估、疾病知识宣教、药物知识指导、心理问题解惑。同时,可以开展远程的康复训练,做到线上线下一体化。

# 划　重　点

让精神疾病患者回归社会,像正常人一样工作、学习、生活,是精神康复工作的主要目标。然而,事实上不少精神疾病患者的社会功能受损后,并非都随着精神疾病症状的控制而同步恢复,他们出院后往往变得懒散、退缩,对社会交往缺乏信心。精神疾病患者治疗康复与最佳链条是由医院—家庭—社会三部分组成。患者和家庭照顾者通过对康复机构、康复内容的了解,可以寻找适合自己特点的康复机构,促进患者尽快回归社会。

# 试　试　手

1. 目前,我国有哪些类型的精神康复机构可供患者选择?
2. 精神康复的内容涉及哪些方面?
3. 本人所在的城市、社区有哪些康复机构? 如何选择适合自己的康复机构?

# 第五单元
## 复发的应急处理

李某,男,20岁,大学一年级学生,3年前诊断为精神分裂症。2个月前,认为寝室同学不友好,在背后说自己的坏话,认为寝室里安装有窃听器,不愿上学。回到家中,仍然感到害怕,觉得楼上邻居在水里放了毒,拒绝吃饭、饮水。一天趁父母上班之际,将家里的抗精神病药服下,被送到急诊科抢救。那么,针对李某出现的复发情况,家庭照顾者可以采取哪些紧急应对措施?

## 定 目 标

1. 了解疾病复发可能会导致的严重后果。
2. 掌握患者疾病复发后的应急处理措施。

## 跟 我 学

### 一、复发会导致的严重后果

精神疾病患者由于症状的影响,可能会出现攻击、自杀、自伤、跌伤、窒息等危害自己或他人的行为。研究显示,自杀者中患有精神疾病的比例63%,60%到急诊科就诊的精神疾病患者曾经出现过暴力行为。

精神疾病患者发生窒息的比较多,其原因有两方面:第一,患者进食过快、过猛,有时会出现抢食行为造成窒息。第二,服用抗精神病药发生锥体外系副作用时,会出现吞咽肌肉运动不协调而造成窒息。窒息表现为患者在进食时突然发生严重的呛咳、呼吸困难,出现面色苍白或青紫等危象,甚至窒息死亡,应立即处理。

## 二、疾病复发后的应急处理措施

对于自杀、暴力、窒息的处理,有专门的章节进行讨论,本节主要讨论复发导致症状的应急处理,以使患者家庭照顾者能采取恰当的措施,及时处理,避免症状的恶化。

1. 密切观察病情的变化,与患者沟通,了解症状对患者的影响及患者采取的应对措施。

2. 当发现病情变化时,及时就诊,寻求医疗帮助。

3. 保管好药品及刀、剪、绳等物品,减少危险物品的可获得途径。

4. 随时陪伴患者,让患者感受到关心、支持,获得安全感。

5. 出现危害自己或他人的情况时,及时寻求外界帮助,必要时报警,以保障患者和他人安全。

6. 出现幻觉症状时的应急处理。

(1)不与患者争论幻觉内容的真实性。

(2)陪伴及安慰患者。

(3)耐心倾听患者的诉说,了解幻听的具体内容、出现的频率、患者的感受。

(4)安排丰富的活动(散步、看电视、听音乐等),转移患者注意力。

(5)教会患者降低唤醒水平的技术:放松训练、深呼吸、闭眼、捂住耳朵等。

7. 出现妄想症状时的应急处理。

(1)不和患者争论其妄想的真实性。

(2)不附和患者,强化患者的病态信念。

(3)可采取不表态、持中立态度,并列举一些事实,提出疑问,供其思考。

(4)安排丰富的活动,转移患者注意力。

案例中李某采取服药的方式自杀,提醒家属或照顾者要做好药品的管理工作,特别是患者病情波动时,除了及时就诊,还要保证环境的安全,减少获得药物、刀、剪等危险物品的可能性。当发现患者有过量服药的情况时,应让其大量喝清水,然后刺激咽喉部催吐,同时打急救电话,保证患者及时得到救治。同时,家庭照顾者一定要确定患者服药的种类,将服用的药品一起带到医院,有助于医生准确治疗。

## 加　油　站

### 是否可以将精神疾病患者强制送医

为防范"被精神病"，发展精神卫生事业、维护精神疾病患者的合法权益，2013 年 5 月 1 日起正式颁布了《中华人民共和国精神卫生法》对精神疾病患者送医问题，作出如下规定。

第一，除个人自行到医疗机构进行精神疾病诊断外，疑似精神疾病患者的近亲属可以将其送往医疗机构进行精神疾病诊断。

第二，对查找不到近亲属的流浪乞讨疑似精神疾病患者，由当地民政等有关部门按照职责分工，帮助送往医疗机构进行精神疾病诊断。

第三，对于疑似精神疾病患者发生伤害自身、危害他人安全的行为，或者有伤害自身、危害他人安全的危险的，其近亲属、所在单位、当地公安机关应当立即采取措施予以制止，并将其送往医疗机构进行精神疾病诊断。

第四，就诊者为严重精神疾病患者，在两种情况下应当对其实施住院治疗，一种是已经发生伤害自身的行为，或者有伤害自身的危险的，并且经其监护人同意；另一种是已经发生危害他人安全的行为，或者有危害他人安全的危险的。

第五，精神疾病患者或者其监护人、近亲属认为行政机关、医疗机构或者其他有关单位和个人违反本法规定侵害患者合法权益的，可以依法提起诉讼。

因此，精神疾病患者病情复发，首先要做好解释工作，要详细耐心地解释，尽量和患者多交流、多沟通，取得患者的信任与配合，尽量让患者自愿就医。如果确定患者是精神疾病，且有危害他人健康的可能，可以通过精神科的医生和公安人员进行强制措施，送至精神病医院治疗。

## 划　重　点

精神疾病的治疗是一个很漫长的过程，每次复发后，其治愈难度就会增加，会给患者的心情和信心造成很严重的打击，还可能会给家庭及社会带来危害。因此，在维持治疗期坚持药物治疗，坚持定期到门诊复查，及时发现复发先兆，减少诱发因素，尽量最大限度地减少复发。一旦发现复发征兆，应采取紧急应对措施，降低疾病复发带来的危害，并及时送医。

## 试 试 手

1. 疾病复发可能会导致哪些严重后果?
2. 患者出现幻觉时怎么办?
3. 患者出现妄想症状时怎么办?

# 第七章
## 家庭心理支持指导

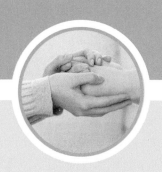

　　精神疾病的治疗多是一个长期的过程,而且大部分的治疗时间都是在家庭中度过。同时,有相当一部分精神疾病患者的症状很难完全消除,他们可能需要带着症状生活和工作。患者的康复和生活质量肯定离不开家庭成员的支持。良好的家庭支持可以提高患者治疗依从性,帮助患者改善心理社会功能。相反,不良的家庭支持也可以加重患者的症状或者导致患者病情复发。因此,作为患者的家庭照顾者,应该学会一些科学方法,争取做一名患者康复路上的助力者。

## 第一单元
### 倾听与共情技术

## 小 案 例

小花,女,26 岁,研究生毕业后上班不到 2 个月,自诉因为压力太大,导致抑郁情绪困扰而辞职,现来诊室寻求帮助。收集病史得知患者并不喜欢目前的职业,当初学这个专业都是父母安排的,自己的想法经常是刚一说出来就遭到父母的否定和打压,一定要自己接受他们的意见才罢休。所以,患者慢慢地就什么都不说了,也不敢表达自己的想法和感受,怕被打压否定。小花目前的状态与父母亲一贯的做法是否有关系呢? 小花父母的做法有什么问题呢?

## 定 目 标

1. 了解倾听与共情的作用。
2. 掌握倾听与共情的原则,学会倾听与共情的技巧。

## 跟 我 学

案例中小花的想法从小就不能被父母亲很好地倾听和接纳,导致她慢慢地不愿与父母亲沟通。其实我们身边像小花父母这样的不在少数。家庭照顾者要给患者提供好的家庭支持,学会倾听和共情是基本要求。这里的倾听是指全神贯注地接收和感受对方在交谈时发出的全部信息(包括语言的和非语言的),并做出全面的理解,也就是除了要听懂患者字面上表达的意思,还要听懂语言表达之外的情绪、感受和需要等。共情是指能设身处地地站在患者的角度考虑问题,感受和理解患者的处境和情感,通俗来说就是换位思考、感同身受、将心比心。

一、倾听与共情的作用

1. 帮助患者接纳自己的负面情绪　情绪是友好的,当患者有负面情绪时,家庭照顾者能通过积极倾听和共情,表现出对患者情绪的接纳,患者也可以通过家庭照顾者的反馈来感受到自己的行为和情绪是可以被接纳的,他们能从家庭照顾者的回馈中学习到,情绪确实是友好的。

2. 帮助家庭照顾者准确理解和把握患者的内心世界　倾听与共情可以帮助家庭照顾者设身处地更好地理解患者,了解患者行为背后的想法和需要,理解患者的情绪,从而对患者的内心世界更为清楚。

3. 满足患者情感需求,帮助患者疾病的康复　由于人们对精神疾病的误解,患者的心声往往被认为是不可信的,是无意义的。因此,如果有人能够很好地倾听和理解他们的痛苦和不容易,鼓励他们表达、发泄不良情绪,能让患者感到被支持和关怀,从而满足患者被理解和情感倾诉的需求,对于患者疾病的康复有着药物治疗无法替代的效果。

4. 帮助建立家庭成员之间温暖的亲密关系　有相当一部分精神疾病患者的困扰来自各种人际关系的处理,其中就包括非常重要的家人之间的亲密关系。被另外一个人倾听并共情的经历会给倾诉者带来极大的满足感,倾诉的人也会感受到倾听者的温暖情谊。患者的症状和感受如果能够被家人倾听和理解,反过来,患者也会更加容易或愿意倾听和理解家人,欣赏家人看待问题和处理问题的方式。这样,家庭成员之间的关系会变得越来越好,而且家人之间的合作也会越来越好,也是提高患者治疗依从性的关键所在。

5. 促进患者做深入的自我探索,帮助患者自己解决问题　我们知道,当患者可以把问题说出来时,就说明一方面他想要解决问题,另一方面说出来也会帮助他把问题想得更加透彻。但是,很多家庭照顾者最苦恼的是患者在家什么都不说。患者愿不愿意说跟家庭照顾者会不会倾听有着密切关系。通过倾听与共情,可以促进患者的自我表达,促进其更全面、准确地认识自己,进一步深入了解自己的情绪和行为,从而找到解决问题的办法。

二、倾听与共情的原则

1. 放下自己的参照标准或评判　当我们听到与我们想法、期望或价值观不一致的内容时,我们很自然地就会根据自己的参照标准对患者进行评判。例如,我们一听到患者讲不想吃药就会很快对患者做出"不听话"的评判,看到患者发脾气就会有"发病了"的评判。一旦带有这些评判就很难很好地去倾听和共情患者。

2. 同时使用倾听与共情　一方面,我们要真正听懂患者语言背后的感受,就必须在倾听的同时与患者共情。另一方面,要与患者共情就要充分听懂患者的表达。所以,必须同时使用倾听与共情才能真正达到帮助患者的效果。

3. 不建议不指导　我们一般在听患者讲话时很容易还没听完就在心里武断地下了"这是不对的"等结论,所以会迫不及待地要告诉对方如何做才是正确的,或者急于劝说患者接受我们的观点或建议。这是间接地表示对患者的否定,也是对患者的评判,会影响倾听与共情技术的使用。

### 三、倾听与共情的技巧

倾听不仅仅只是听,倾听的过程还需要我们大脑的思考,真正的倾听包含:听到、专注、理解、回应、记忆等五个要素,下面我们围绕几个主要的倾听要素介绍有效倾听的技巧。

（一）听患者把话说完

1. 不随意打断　不管患者说的话是多么的不可思议、没有道理,也请你不要随意打断他的讲话,听他讲完。这一点做起来不是那么容易,因为我们都习惯于听到与自己意见或价值观不一致的话就特别急于要用自己的观点说服对方。例如,当患者早上告诉你他不想吃药,很有可能我们马上就会打断他,给他讲一大堆不吃药的后果,并且想极力劝说他好好吃药。实际上,当我们听完患者的话后会发现,其实患者要表达的可能只是不想在早上吃药,因为早上吃药会让他一上午没有精神,他只是想把吃药时间调整一下。如果随意用自己的武断评判患者,很有可能患者就不愿意再跟你表达他的想法而直接拒绝你。

2. 适当回应　少说话不代表完全沉默,正如我们前文在倾听的要素中讲到的,倾听的整个过程也包含回应说话者,所以选择在适当的时候用鼓励的方式给予回应,用点头、鼓励的眼神注视对方,或用"嗯""然后呢"等简短的词句回应,以鼓励说话者把话说完。当我们听到患者说不想吃药时,应以鼓励、关切的眼神回应患者,鼓励并给患者机会把话说完。有时患者可能不会主动表达过多,我们也可以用鼓励性的语言回应对方,例如,我们可以这样说:"你做这个决定肯定有你的原因,我很想听听"或者"你愿意告诉我原因吗""我能听听你的想法吗"。

（二）共情地听

倾听患者讲话时不仅仅要听清楚患者语言表达的字面意思,还要听懂患者的感受、情绪、需要、意图等,并能真正理解患者。

1. 集中注意力耐心地听　全神贯注地、耐心地听患者说话是倾听与共情的基础和前提。

2. 设身处地地理解患者　站在患者的角度,善意地为患者的言行寻找合理性,设身处地地去理解患者语言背后的想法和感受。例如,当我们听到患者诉说其被害妄想的内容时,我们既要听到其言语表达的内容,又要能把自己放在患者的角度,想想如果是自己听到这些声音,内心肯定是充满恐惧和不安的,这个时候最想要有人能理解自己的恐惧并给予陪伴。

3. 表达对患者的理解与尊重　在充分倾听的基础上把自己对对方内心体验的理解传达给对方,例如"听到这些声音确实很让人生气"。为了避免因为对患者共情不到位而引起患者的反感,有时我们需要采用试探性或者向患者求证的语气表达对患者的理解,例如"你看我可以这样理解吗""我想你现在可能……对吗"通过对患者的倾听和共情,表达对患者理解与尊重的同时可以进一步引发患者自己的思考,促进患者自我成长。

(三) 学会寻找重点

部分患者因为疾病症状的影响,思维逻辑欠缺,表达有限,往往不能准确表达,或者说了一通但缺乏重点。在这种情况下,我们可以利用自己思考的速度比患者说话快的优势,在患者表达时寻找其说话的重点,还可以利用一些提问题的方式,引导患者说出他想要表达的核心内容,找到患者表达的信息中的重点。或者根据自己的判断帮患者整理出他想要表达的主要意思,再反馈给他,请他确认。例如,听完患者一通不着边际的话后直接问他"你是不是想要我们保护你啊"。

# 加 油 站

## 正确认识精神疾病患者

正确认识精神疾病患者是帮助家庭照顾者理解、接纳患者的前提。可以从以下几个方面来认识精神疾病患者。

1. 患者的症状和行为都是疾病的表现　患者可能会表现出各种不可思议的行为,例如伤害家人、伤害自己。我们要清楚,他们的这些行为都是疾病的表现,就像阑尾炎患者出现的腹痛、发热、白细胞增高的表现一样,没有好坏对错之分,我们不能以常规的道德标准或法律规范来衡量他们。

2. 患者的行为都有其自己的目的和意义　患者的行为可能在别人看来是不可理解的,但是对患者来说是有其特有的目的和意义的。例如抑郁症患者自杀有可能是因为他认为自己一无是处,是家里人的负担,所以,为了不拖累家人和社会,采取自杀的方式结束自己的生命。精神分裂症患者伤人,可能是因为对这个人有被害妄想,认为他会伤害自己,所以,为了保护自己的安全,他必须先下手。

3. 患者的疾病是由于大脑功能的损伤　很多人对精神疾病和精神疾病患者有误解或歧视，认为他们思维不正常，不能沟通和交往，对他们充满了恐惧和戒备。其实他们的行为表现都是大脑功能损伤的表现，就像人体免疫系统功能失调也会引起一系列的症状一样，只是人的大脑功能受社会环境、自然环境以及个体功能状态的影响，所以在功能失调下出现千差万别、错综复杂的症状。

## 划　重　点

家庭照顾者对患者的倾听与共情能够建立家庭成员之间的亲密关系，帮助患者应对疾病导致的负面情绪，帮助患者自己解决困难，有利于患者康复。一般需要同时使用倾听与共情，注意不要用自己的参照标准来评判患者，不随意给患者指导与建议。对患者倾听和共情时，要耐心、认真地听患者把话讲完，予以适当回应以表示对患者的讲话感兴趣，鼓励患者说出他的感受和想法，设身处地地理解患者并表达对患者的理解与尊重。

## 试　试　手

作为小花的父母，应该如何改进自己对待小花的态度？

# 第二单元
## 解释技术

## 小 案 例

思琪,女,21 岁,大学在读,两年前曾诊断为抑郁症。因学习压力比较大,导致病情复发。家人想带她就诊,但是本人拒绝,主诉不想出门,不愿见任何人,也不愿就诊吃药,因为吃药有副作用。家人多次劝说,并且也给了患者很好的倾听和共情,但患者仍然因不能接受药物副作用而不愿配合。那么,作为思琪的家庭照顾者,应该如何跟她解释症状和药物副作用,使她配合就医呢?

## 定 目 标

1. 了解解释的作用。
2. 学会解释的技巧。

## 跟 我 学

### 一、解释的概念和作用

解释是运用某一种理论或者自己的人生经验来描述出患者的思想、情感和行为的原因、过程、实质等,或者对患者的某些心理现象、过程或疾病表现等进行解释。有时候患者的问题仅仅靠倾听和共情还是不能很好地帮患者解决问题或情绪,或者不能完全取得患者配合。我们需要采用合适的方法向患者解释所面临的问题,用于解答患者的疑问,消除患者的疑虑,使患者从一个新的、更全面的角度来重新认识、思考和面对所面临的困扰、周围环境和自己。目的在于明确问题并找到解决问题的方法。对什么样的人和什么样的心理问题,在什么时间,运用什么理论,怎样解释最好,需要我们灵活地、熟练地、创造性地在实际生活中运用知识和理论进行解释。

## 二、解释的技巧

1. 同感解释法　同感意味着准确而敏锐地领会和理解对方所表达的意思及情感,并进一步把这种领会和理解传递给对方,让对方明白。同感解释法要求解释者善解人意,机敏而准确地捕捉对方的有关信息,设身处地地体谅和理解对方。例如针对案例中思琪不愿见人、不想出门见医生的表现,我们可以试着理解她,其实她也不愿过这样的日子,她也很想回到以前健康的状态。所以,我们可以这样跟她解释:"你不想去见医生也许并不是你真实的想法,你也想快点好起来,但是现在就是疾病的症状让你不想出门、不想见人,这让你很矛盾"。这样的解释可能会引发患者的思考:我并不是不想治疗,只是抑郁的症状让我不想出门见人,我需要努力克服。

2. 替代解释法　是解释者把对方消极看待的东西换一种积极的说法或解释。这种解释的特点,一是从积极的方面来解释对方的问题,例如把对方的痛苦症状说成是预示着问题即将获得解决。这和发现对方的优点和长处不一样,因为替代解释的注意力还是指向问题的。二是对患者某些消极的认识或想法,从积极、正面的角度给予解释。例如对方说:"我讨厌自己这么慢,我真的很厌恶自己整天慢吞吞和懒散的样子"。解释者:"可是在我看来,你行动缓慢是因为你想先把事情想清楚,然后再行动"。

3. 比喻解释法　是在解释过程中,针对问题选择比较恰当的比喻进行解释,来促进对方的领悟。在对话中,打个比方、讲个故事、举个例子,都可以看作是比喻解释法的运用。面对案例中的思琪,家庭照顾者可以采用比喻解释法:"抑郁让你不愿出门见人就像感冒了让我们难受、乏力一样的,普通的感冒如果不积极治疗可能会发展成更严重的心肌炎、脑膜炎等,所以我们需要积极治疗。至于药物的副作用确实让人很难受,也像感冒药副作用一样,不是每个人吃感冒药都难受,所以每个人对药物的反应是不一样的,我们可以请医生帮忙选择对你来说副作用小一点儿的药物"。这样解释就可以消除她的疑虑和担心。

## 三、解释的注意事项

1. 家庭照顾者要具备一定的相关知识　家人患有精神心理方面的疾病,较长时间都需要家人的照顾和指导、支持,作为家庭照顾者要主动地从各种渠道学习相关知识和技能,包括疾病、治疗的相关知识,各种情绪行为表现的原因、意义等,只有这样才能保证给患者的解释有说服力。

2. 要全面了解患者的问题　解释之前,必须要对患者的问题有较为全面的了解,包括可能的原因、面对这些问题时患者的看法和反应等,这样才能进行有针对性的解释。否则,对患者的问题还没有很好地了解就盲目解释,可能会偏离患者问题的本质或者导致患者的不信任感。

3. 解释要实事求是　既包括医学解释,也包括情绪感受、心理反应、心理现象的解释,家庭照顾者给患者解释时不能不懂装懂,或者欺骗患者。

4. 选择合适的解释时间　当全面了解患者的问题或者问题得到澄清之后,可以根据会话的情况,选择有利时机向患者进行解释。有利的时机是患者对有关问题在情绪上已经有了接纳的心理准备,对问题已经有了一些解释或领悟,自己又似乎难以表达清楚的时候。这时候的解释对患者获得新的领悟有较好的点拨作用,使患者有茅塞顿开之感,从而可以满怀信心地进入问题处理阶段。

5. 解释应因人而异,区别对待　对不同的人、在不同的时间的解释,要具体情况具体分析。如果对方文化水平较高、领悟能力较强,解释可以深入些、系统些、全面些;如果对方理解能力不够、文化水平较低,应尽量解释得通俗易懂,多打比方,多举例子,这样更容易被对方接受。

6. 解释不能强加在患者身上　一方面,不能在患者还没有心理准备的时候就匆忙给予解释,过早的解释往往会使患者不知所措、难以接受。另一方面,不能把患者不同意或有怀疑的解释,强加在患者身上。例如,"你的问题就是这样,你不理解是因为你不懂"或者"你不同意我的解释也没办法,到底是你懂还是我懂"这样强迫患者接受,效果往往不好。用平等接纳的态度,给患者提供解释和拒绝的机会。

## 加 油 站

### 过早解释的弊端

1. 过早解释往往是轻率而错误的　仅凭患者的只言片语和自己的主观臆断,就过早地提供所谓的"解释",往往对患者的问题还缺乏真正的把握,甚至可能根本不符合实际情况,这样,就会使患者感到自己没有得到尊重,在最应当得到理解的地方被人误解了。

2. 过早解释会妨碍自我反思和自我救助　解释只有在促进患者自我发现的时候给出,才能让患者真正理解。意思是说,由患者自己发现而不是由别人提供的解释,会更容易在患者心中扎下根,产生更大的影响。由此可见,在向患者提供解释前,必须充分做好铺垫工作,有时候,即使时机已经成熟,也不一定要把解释和盘托出。真正高明的解释,应该是启发对方,让对方把解释者心中想说的话说出来。

3. 过早解释会破坏对方的心理防御机制　解释初期,患者还没有做好直面现实的心理准备,还不愿意听到或不能接受对他问题的新看法,如果在此时向他提供解释,等同于"揭穿真相",患者不仅不能接受和领悟,还会感到焦虑不安、惶恐迷茫。只有患者对解释者有了充分的信赖,确信解释者对自己是认真负责的,会为自己提供无条件的支持,才适合去解释,以免破坏患者的心理防御机制。

## 划　重　点

解释一定要理论联系实际,这是使用解释技术的基本要求。在解释前,必须对患者的问题有较为全面的了解,不能在患者还没有心理准备的时候就匆忙地予以解释,过早的解释往往会使患者不知所措,难以接受。不能把患者不同意或怀疑的解释,强加在他的身上,这样效果不好。

## 试　试　手

如果你是案例中思琪的家庭照顾者,打算如何为患者提供解释?

# 第三单元
## 沟通技术

## 小 案 例

张某,男,22岁,患有精神分裂症。患者7年前与家人生气后渐渐出现精神失常、睡眠差、学习成绩下降等情况。患者敏感多疑,怀疑有人议论自己,认为有同学说自己坏话,感觉周围环境不真实。患者凭空能听到有人和自己说话,听到家人说要害自己,有时打家人。患者多次住院,每次出院后不能坚持服药,病情一直不是很稳定,对家人不耐烦,脾气大。现在家属因害怕他发脾气而不敢与其说话。

## 定 目 标

1. 了解家庭照顾者的角色定位。
2. 掌握沟通的原则。
3. 学会使用相关沟通技巧。

## 跟 我 学

作为精神疾病患者的家人,在患者疾病康复过程中扮演着非常重要的角色,给患者提供好的照顾是义不容辞的责任。在照顾患者的过程中与患者的有效沟通是非常重要的,可以帮助提高患者治疗依从性,抚慰患者不良情绪,帮助患者应对疾病。那么,首先要了解作为家庭照顾者应该承担什么样的角色,学会从不同角色、多个角度与患者沟通,达到有效沟通、帮助患者的目的。

## 一、家庭成员的角色

1. 照顾者角色　精神疾病患者一方面由于疾病症状的影响,另一方面由于治疗副作用的影响,尤其是在治疗初期阶段,他们的生活自理能力和心理社会功能都受到一定程度的影响,需要家庭照顾者提供科学有效的照顾,以帮助提高他们的生活质量。

2. 支持者角色　一方面由于社会上对精神疾病存在一定误解,导致社会对该类患者的接受度不是很高;另一方面,他们受到各种症状和负面情绪的困扰。因此,除了专业人员外,家人就是患者最强大的支持。

3. 顾问者角色　精神疾病患者遇到的困难比一般人要多很多,他们在应对困难的过程中需要家庭照顾者提供指导和帮助。

4. 朋友角色　患者疾病康复过程中需要家庭照顾者的科学管理,家庭照顾者也需要患者的大力配合,在这个过程中家庭照顾者要与患者保持一种平等的、相互尊重的朋友关系,才能更好帮助患者。

## 二、沟通的原则

1. 不评判、不否定、不指责　当家庭照顾者面对患者的某些症状或表现时,往往因为这些症状或表现与我们的常规想法不一样,很自然的会对他们进行评判,进一步否定、指责他们。例如,当患者对某位平时对他照顾很多的家人发脾气时,或者讲一些不满的话,家庭照顾者脑海中可能就会浮现一个个念头,"他怎么这么不懂感恩""他就是自私""他就是不知好歹""太过分了"等等,进而就会讲一些否定、指责患者的话。这是一种语言暴力,不但不能帮助患者,反而会阻止患者表达感受和想法,阻碍有效沟通。

2. 不比较　我们每个人都希望自己比别人好,经常会拿自己的方方面面跟别人去比较,尤其是当家人患有精神疾病时更容易出现这样的情况,自然而然地就会与别人家进行比较,觉得很没面子,觉得自己很不幸,甚至对自己生病的家人产生嫌弃厌恶或者恨铁不成钢等想法,家庭照顾者的这些想法都会严重影响与患者之间的沟通。

3. 勇于承担责任　推卸责任的沟通方式也是在我们日常沟通模式中很常见的。当患者得了精神疾病后,家庭照顾者可能很快就会想"他从小很固执""他从小就脾气大"等,其实,这就是家庭照顾者自然地把患者生病的责任推给了患者。又比如,当患者不配合治疗时,家庭照顾者经常说的是"她就是不听话呢""我真的没一点办法";患者病情复发时,家庭照顾者也会讲"就是你不好好吃药"。勇于承担责任还包括要勇于承认自己的错误,有时候我们错误的沟通方式确实对患者的疾病或情绪有一定的影响。因此,为了促进家庭成员之间的有效沟通,家庭照顾者需要学习使用负责任的沟通模式代替推卸责任的沟通。

4. 尊重接纳患者 由于社会对精神疾病的一些误解,认为他们的思维都是不正常的,讲的话都是不可信的,甚至觉得对他们的尊重不尊重都无所谓,反正他们不懂,这些都是错误的认识。正是因为社会对他们的偏见,他们更需要尊重和被接纳。如果家人都做不到对他们尊重和接纳,他会更不敢面对社会,更加回避社会交往,对于患者的康复都是非常不利的。

5. 先通情再达理 我们在处理问题时都特别擅长给对方讲道理,但都忽略了其实我们也是很反感别人给自己讲道理。因此,在沟通时一个重要的原则就是先通情再达理,对于精神疾病患者尤为重要。只有在先与患者充分共情,让患者感受到你对他的理解接纳,他才可能接受你的道理,才可能达到有效沟通的目的。

### 三、沟通的技巧

结合上面讲的沟通原则,介绍几个主要的沟通技巧。

1. "看见"患者 "看见"患者就是要承认对方的感受和想法,不与之争辩,理解和承认对方的不容易。例如,面对患者不愿意吃药的问题,家庭照顾者可能会急于要用各种道理来劝说他服药,但是往往收效甚微。家庭照顾者可以改变一下,先说"要每天坚持吃药确实需要毅力";当患者因为不能忍受幻听或妄想等精神症状的困扰而大发脾气时,家庭照顾者可以对他说"要忍受这些声音确实不是一般人能做到的"。这也是共情的表达,有了这些对患者的理解和接纳,接下来的沟通就会顺利很多。

2. 鼓励患者多说 每个人都有表达自己的愿望和需要,在家庭中,多鼓励患者谈论他们自己的事情,不打断、不随意指导和建议,这将有利于让患者对家人产生信任感。例如,患者如果在情绪低落或焦虑的时候,鼓励患者多说,一方面可以帮助患者释放负面情绪,也可以帮助家庭照顾者更多地了解患者,同时让患者感受到了家庭照顾者的尊重,就能起到很好的沟通效果。

3. 给予反馈 为了准确理解患者的讲话,在患者讲完话后,应该将患者的讲话做出概括性总结,这是反馈的一个重要方面。它不仅表明你的确认真在听他说话,也很愿意听他讲话,并且想要真正帮助他,也为患者提供了一个澄清误解的机会。对于一些不能肯定的地方,可以通过直接提问的方式,来寻求得到患者的澄清,同时获得更多的有关信息。

4. 我信息的使用 通俗来讲,我信息就是讲话时用"我"开头。很多时候我们免不了要给患者一些指导,或者会向患者表达我们的感受和想法。但是,我们往往都习惯用你信息,将你的想法和对患者的评判一倾而出,"你要好好吃药啊""你要听话啊""你这样做让我很生气""你好伤我的心""你让我很失望"等。当表达的方式以你信息为主,就如同一一数落对方的不是。因此,正确的表达需要以我信息来表达,表达客观事实和自己的感受、需要和请求(注意最好不要表达你的评判),可以更好地分享感觉、表达情绪,帮助彼此的沟通和了解。如"我看到你这么大声跟我讲话,我有点害怕(或者难过),我也很担心你。"而我们最好不要说"我看到你动不动就脾气这么大",动不动、脾气大都是评判,很容易引起患者的反感。

5. 直接提出请求　患者在做出一些不恰当或不理智的行为时,其实是他们不知道应该要如何做。但是,往往我们在面对患者的不恰当言行时,只会用批评、否定的方式指责他们。这样的话,他们在面对同样问题时还是不知道要怎么办。家人应该在充分理解接纳他们的同时给予明确具体的指导。例如案例中张某的家庭照顾者在面对他因为受妄想的影响而发脾气、打家人时,可以结合上面介绍的几点技巧这样说:"我看到你这样,我知道你肯定很难过,我希望你在难过时能第一时间告诉我。"

# 加　油　站

## 常见的不良家庭支持

### 一、过分奉献和过度保护

过分奉献和过度保护都是不良家庭支持的表现。有的家庭照顾者错误地认为由于自己对待患者不够关心才导致患者得病或病情加重,产生一种内疚感,愿意通过更多的关心和照顾予以补偿,甚至错误地认为只有对患者百依百顺才能治好患者的心病,像对待小孩一样保护他们,时刻伴其左右,让他们饭来张口、衣来伸手,将患者封闭起来,害怕患者再受到刺激。其结果往往适得其反,不仅助长了患者的不良习惯和对家庭照顾者的依赖,而且阻碍了患者克服困难的积极性、主动性,削弱了患者社会交往和职业能力,影响患者的精神康复和回归社会。

### 二、冷漠或嫌弃的态度

有些家庭照顾者因为对疾病表现不理解,尤其是对患者的一些破坏性和攻击性行为,进而对他们指责、批评甚至打骂,又对患者的这些行为感到紧张害怕,觉得无计可施、身心疲惫,对患者产生厌烦或敌视情绪。另外因为受社会偏见或歧视的影响,认为家人得了精神疾病就没脸见人了,认为是患者让整个家庭蒙羞,造成家庭照顾者心态失衡,产生对患者的不满、敌视,缺乏亲情。这些会给患者无形中施加压力,造成患者紧张、自卑、退缩,对疾病康复失去信心。

### 三、家庭照顾者的不良情绪反应

有些家庭照顾者由于缺乏对疾病的认知,认为一旦患有精神疾病就不能恢复,从而对治疗缺乏信心,过分担心患者的未来生活。或者没有意识到有些精神疾病具有慢性发展的特点,对治疗效果求之过急,或期望值太高,盼望患者能很快恢复到病前状态或能治愈,以至于对患者的一举一动非常敏感,稍有异动就引起家庭照顾者紧张、焦虑、寝食难安等,家庭照顾者的这些情绪反应都是不利于患者康复的。

## 划 重 点

沟通是人与人之间、人与群体之间思想与感情传递和反馈的过程,以求思想达成一致和感情的通畅。精神疾病患者家庭照顾者要做患者的照顾者、支持者、顾问和朋友,遵循不批评、不否定、不指责、不比较、勇于承担责任、尊重接纳患者、先通情再达理的原则,运用"看见"患者、鼓励多说、给予反馈、我信息、直接提出请求等沟通技巧,与患者进行有效沟通,帮助患者提高治疗依从性,克服疾病带来的一系列不良影响,帮助患者康复。

## 试 试 手

1. 当案例中的张某不愿吃药时,我们如何与其进行有效沟通?
2. 请反思自己与家中患者沟通存在的问题,以及如何改进沟通方法。

# 第四单元
## 情感支持技术

## 小 案 例

丁某,女,35岁。因抑郁症住院治疗好转后出院,休息一段时间后恢复工作,单位考虑到患者的病情,特意安排其到收发室做收发报纸的工作。患者下班回家后总是跟家人抱怨自己记忆力不好,担心自己会把别人的信件和报纸弄错,上班非常紧张,担心别人说自己这么简单的工作都做不好,甚至经常说着说着就哭泣。丁某的家人不能理解,工作这么简单,就算弄错也不会有严重后果,有什么好担心的。丁某的家人有这样的想法对吗? 他们应该如何做呢?

## 定 目 标

1. 了解情感支持的作用。
2. 学会情感支持的技巧。

## 跟 我 学

### 一、情感支持的概念

情感支持指帮助因疾病或损伤的患者度过其所经历的不同情感时期,如面对恐惧或焦虑、平息愤怒、应对损失和悲伤。情感支持关注患者自身状况所致想法和情感并作为同伴给予其支持,表达关心、共情和爱意,使患者很容易地表达情感,帮助患者感到更舒适。情感支持不直接关注患者解决问题或摆脱烦人的情感反应,而是促进其情感过程。情感过程可以理解为情感反应的过程,患者在受到威胁时、需要照顾时或者生活发生变化时,随着其心理、生理和社会活动产生感觉,继而联合生理和心理功能做出最恰当、最有效的反应的过程。

## 二、情感支持的作用

1. 帮助患者度过其正常的情感过程　疾病或损伤可触发患者产生各种情感反应,其中许多反应属于正常的情感过程,且将随时间发展而消退。但是,我们不能因为患者的情感反应是正常的情感过程而忽视,尤其对于精神疾病患者,精神疾病是一种慢性疾病,治疗需要长期坚持,如果任由患者独自处理其情感反应,其情感过程可能会延长而使患者丧失应对能力。家庭照顾者是患者获得情感支持的主要来源和最有力量的支持,在照顾患者时,以随和的态度接受及尊重患者情感的反应,保持与患者的亲密关系,帮助患者度过情感过程。

2. 有助于患者的康复　家庭照顾者给予患者情感表达的机会(对于某些不会表达自己情感反应的患者,家庭照顾者应该鼓励或帮助患者表达情感反应),使患者情感反应的强度逐渐减弱,最终得到解脱,建立新的情感。可以帮助患者更好地应对现在自身的状况,减压排忧,减少悲伤,并能更快地应对疾病或损伤所带来的改变。情感支持还可以协助患者调整自身状态,鼓励其坚持为治疗投入努力,可在很大程度上帮助患者康复。

## 三、情感支持的实施方法

1. 鼓励情感表达　患者往往有很多可见的感情,常常被紧紧地压抑,家人也因为害怕患者的情感表达而尽量避免提及和关注患者的情感。家庭照顾者面对患者的情感反应时,应鼓励患者放下负担,用试探性的话语邀请患者表达其情感。例如,案例中丁某的家人不要因为害怕或不理解患者的情感反应而回避,可以这样鼓励她表达其情感:"要重新适应一个新的工作环境,对任何人来说都需要时间,你愿意跟我谈谈这个问题吗？"

2. 营造安全环境　大多数情况下,我们对于情感表达都会有些害羞,尤其是在流泪时,常想去掩饰或为之道歉。家庭照顾者在为患者提供情感支持时,要让患者感到安全、不被监察和打扰,感到没有距离和隔阂。首先,应选择温馨、舒适的环境,保护患者隐私,让患者感到安全,不受打扰,避免影响患者情感表达的人和事。其次,家庭照顾者要放下自己一贯比较强势或权威的角色,把自己放在与患者更加平等的位置与其交谈,让患者觉得你可以信赖,合适时可以拉起患者的手,以温和的目光与患者交流。

3. 允许情绪和情感的表达　自然地接受患者的情感表露,患者所流露的担心、懊悔、愤怒、悲伤、消极等个人情感及落泪等非暴力行为均可被接纳,任何情感表达都不被反驳或打断、不令其感到尴尬和羞耻,努力让患者感到安全、可信任,感到向家庭照顾者表露其任何情感都是安全、被接纳、被允许的,从而欣然接受家庭照顾者给予的情感支持。案例中丁某家庭照顾者的想法实际上就是在说"这么简单的工作,你不必担心"或者"你别担心了,就算搞错了,也没什么大不了的,换过来就是",这在阻碍患者情感表达,不能促进患者情感过程的发展。可以这样做:坐下来,陪伴着患者,也可以拉着她的手说:"不着急,慢慢来,想哭就哭,想说就说,不要害怕什么,想到什么就说什么。"

4. 倾听并易化情感过程　一旦患者对家庭照顾者产生信任、感到安全并不断与家庭照顾者讨论时,家庭照顾者需要积极倾听、适当回应、间断提问,并鼓励患者继续表达,帮助患者探索内心的想法和情感,不必急于解决患者的情绪问题。这里主要要用到上文介绍过的倾听与共情的技巧,促进患者情感表达。

5. 回馈患者的情感表达　家庭照顾者要始终记得我们给予患者情感支持的目的是让患者情感表达变得容易,并帮助促进患者的情感过程。家庭照顾者通过充分的倾听、共情,向患者反馈你对其情绪和情感反应的理解、接纳,也可以让患者感受到你理解他的程度。家庭照顾者也可以与患者分享自己的情感和反应,与患者产生情感共鸣,让患者感知家庭照顾者的共情,可以促进交流的深度,鼓励患者继续对话。

6. 给予支持　支持让人有一种从烦恼的情感压力或情形中获得释放的感觉,当患者感到自己一直被倾听、被关注,家庭照顾者愿意与其分享情感且以轻松方式讨论问题时,其情感就得以表达并获得支持,甚至觉得充满希望。对患者的陪伴、倾听、共情都能让其体会到很好的支持。

### 四、情感支持的注意事项

1. 家庭照顾者个人情感发展水平是给患者提供情感支持的基础　情感支持实施者的个人情感发展需达到一定水平,才能与患者感同身受,为患者实施有效的情感支持。家庭照顾者对患者情感的理解能力、对情感反应的敏感度,均可影响其情感支持的效用。如家庭照顾者对情感反应小心谨慎、情感表露不自如、强行抑制自身的情感表达,则较难为患者提供情感支持。因此,在为患者实施情感支持前,家庭照顾者可了解自己的情感反应,评估自己能否实施情感支持并预测其可能的效果。

2. 正确认识患者的情绪反应　患者出现焦虑、愤怒、生气、悲伤等情绪反应并不代表患者有问题,可能是我们在给予患者情感支持方面有疏忽,也可能只是他们在疾病状态下的正常情感反应,我们并不需要急于为患者解决问题。

3. 关注患者的特殊时刻　在工作岗位发生变化、工作压力大、人际关系出现问题、有处理不了的事情、受到威胁、需要照顾、疲劳的时候,或者日常生活中出现任何变化时,家庭照顾者更应该关注患者的情绪反应和情感过程,及早给予情感支持。

## 加　油　站

### 如何做到对患者的积极关注

积极关注的目的是促进患者自我发现与潜能开发,达到心理健康全面发展。我们应以积极的态度看待患者,注意强调他们的长处,有选择地突出行为中的积极方面,利用自身的积极因素,达到康复的目标。

具体做法包括对患者积极、光明、正性的言语和行为给予关注,从而使患者拥有积极的价值观,拥有改变自己的内在动力。通俗地说,积极关注就是辩证、客观地看待患者,给予患者支持、鼓励和帮助,促使他们从困境中崛起,走出迷茫的泥潭,减轻甚至消除痛苦。因此,家庭照顾者应始终立足于给患者以光明、希望与力量。家庭照顾者要帮助患者深化对自我的认识,从只注意失败、缺点和不足转移到客观、全面、准确地认识自己,帮助患者挖掘自身积极、光明、正性的内容,发现自己的优点、长处和所拥有的资源。积极的注意包括愉快的言语和深情的身体接触或行为举止,这些都有助于接受者感到被认可、鼓励或支持。例如,以肯定的方式回应患者,包括表扬、点头表示同意、微笑等。

## 划　重　点

当患者表露其情感时,家庭照顾者不必惧怕,也没必要逃避,不必立即平复患者情绪,不必有负罪感、责备感或失败感。应营造安全的环境,鼓励患者谈话,给予倾听,允许患者表达情感,以理解、同情、接受的态度进行交流。

## 试　试　手

1. 作为丁某的家庭照顾者,应该如何为丁某提供情感支持?
2. 丁某的家庭照顾者在为其提供情感支持的过程中应该注意些什么?

# 第五单元
## 家属或照顾者的自我照顾

## 小 案 例

一位精神疾病患者的父亲电话咨询:"医生,我的孩子 20 岁,他有精神方面的疾病,我的心理压力很大,不能与其他人诉说,害怕周围人发现我孩子的事情。我爱人压力也很大,经常跟我哭诉,我也不敢跟她聊自己内心的想法,还要强装镇定,怕她受不了,也不知道怎么办,整夜不能入睡。不想也不敢与任何人去接触,怕他们提到孩子,我不知道怎么回答。有时候看到孩子犯病就想发火,控制不住地想揍他。真不知道自己还能坚持多久? 真心觉得日子很难熬,你说我该怎么办呢? "

## 定 目 标

1. 了解家属或照顾者的压力与情绪来源。
2. 学会识别自己的压力。
3. 学会科学应对各种照顾负担带来的压力。

## 跟 我 学

由于精神疾病有慢性、复发性的特点,对患者的照顾压力和照顾负担基本上都落在家庭上。

一、家属或照顾者的压力来源

1. 家庭负担加重　一方面,精神疾病患者尤其是病程较长的患者,基本上都有不同程度的心理社会功能受损,甚至部分患者自理能力也受到一定程度的损伤。患者可能存在幻觉、妄想等精神病性症状,可能存在情绪不稳定、人际交往障碍,不但不能分担家庭责任和负担,家属还需要时刻照顾,保证其安全。提供支持稳定情绪,甚至还需要照顾患者得生活起居,消耗了照顾者的大部分精力,占据了大部分时间。长此以往,照顾者除了日常照料需要承担的身体压力之外,心理上也会因为繁重的照顾任务产生心理压力。另一方面,精神疾病患者的治疗也是一个长期的过程,在经济上也给家庭增加了不小的压力。

2. 病耻感的影响　由于社会对精神疾病的误解和偏见,大部分患者家属都会有病耻感。他们认为家人患病是一种耻辱,不愿让别人知道自己家中有这样的患者,甚至要想方设法向身边的同事、邻居、亲友等隐瞒患者病情。这些不但阻碍了他们获得社会支持的途径,还会进一步加重他们的心理压力和负担。

3. 对照顾者生活和工作的不利影响　为了照顾患者,照顾者常常需要牺牲自己的兴趣爱好和休息时间,甚至要放弃自己工作和事业发展的机会,给照顾者带来不少遗憾或者对自己人生目标不能实现的不满感等。

4. 对患者未来生活的担忧　有相当一部分患者,尤其是重性精神病患者预后不良,且随着病程的延长治疗效果越不明显,心理社会功能受损越厉害,照顾者尤其是年老照顾者担心自己很快就照顾不了患者了,对患者的未来生活很是担忧。

5. 对家庭发展的无望感　有些患者年轻时就发病,没能受到比较好的教育,也没有满意的职业发展,甚至也没能像大部分人一样正常成家婚育,照顾者对自己家族的发展感到无望,尤其是独生子女家庭。

## 二、家属或照顾者的压力识别

家属或照顾者在照顾患者的过程中会承受比较大的压力,但是很多情况下,人们对于自己正在经受的压力感知不明显,更不会想到要想办法来处理压力事件;所以,家属或照顾者可以从以下几个方面的表现来识别自己的压力状态,采取对应的措施。

1. 身体反应　出现身体疲倦感、精力减退、头昏脑胀、肌肉紧张,以及头、颈、肩、腰、背等部位的慢性疼痛,入睡困难、多梦、易醒、睡眠不深等睡眠问题,胸闷、心悸、气短、胃部不适等身体方面的反应,经医院检查没有明显异常。

2. 认知反应　出现注意力下降、记忆力减退,感觉自己反应变慢,甚至身体协调能力也受到影响。严重者对自己或周围环境持消极的态度。

3. 情绪反应　容易失去耐心,有时会莫名的烦躁、容易发脾气,发脾气后又后悔,加重自己的负罪感。心慌、不踏实感,容易着急。有时会因为患者的不配合或其他家人的支持不够而感到委屈、气愤而哭泣,或者产生挫败感、情绪低落、烦闷、抑郁。有的家属把患者患病的原因归咎于自己对患者的照顾不周,而产生懊恼、悔恨的情绪。有时会想起命运对自己不公而产生愤怒感。

4. 行为反应　喜欢埋怨、絮叨,容易对家人不满而经常指责家人,导致家庭关系恶化。有的家属或照顾者因为过度焦虑,尤其是过度担心患者的病情和预后,导致对患者过度的控制行为和包办行为,不放心让他们做任何事情。在压力过大的情况下,容易丧失信心、沮丧,自暴自弃,回避遇到的困难和社会交往。

### 三、家属或照顾者的自我压力应对方法

#### (一) 加强疾病相关知识学习,克服病耻感

一方面,家属或照顾者要有意识地加强疾病相关知识的学习,客观地了解疾病及患者的特点,科学看待患者,接纳患者的各种疾病表现,有助于减轻焦虑。另一方面,有的家属因对精神疾病缺乏客观、科学的认识而产生明显病耻感,认为自己家人患有精神疾病是一种耻辱。因此,家属也需要全面了解精神疾病的发病原因、疾病的发生发展规律、治疗方法和预后等,消除自己对精神疾病的某些误解,进一步正视疾病,克服病耻感。

#### (二) 参与同伴支持性团体

有的医院、社区会组建各种团体或社会组织,将精神疾病患者和家属组织在一起,定期开展活动。在这里,因为大家都是面临同样的问题,比较容易互相理解接纳、互相支持,大家还能交流应对疾病的经验,也能够敞开心扉诉说自己的困难和想法,还有专业人员给予专业指导。所以,定期参加这类活动对于帮助应对照顾患者面临的困难和情绪有着不可替代的作用。

#### (三) 合理安排自己的生活

家属越是照顾压力大,越是不能弄丢了自己的工作和生活。要注意劳逸结合,进行有规律的运动,根据自己的兴趣爱好适当安排休闲活动,例如散步、听音乐、跳广场舞、玩棋牌、看电影、短途旅行等,可以带上患者一起参加,既能让自己得到放松,又能同时照顾患者,还能促进患者的社会功能的康复。

#### (四) 主动寻求支持和帮助

召开家庭会议,明确告知其他家庭成员自己的压力,要求家庭成员共同承担照顾患者的任务,条件允许情况下,可以考虑雇人帮忙照顾或者将患者托管在医疗机构或社区的日间照顾中心。

（五）学习心理学知识

照顾患者过程中一些实际存在的困难是无法避免的,可以学习一些心理学的知识和技能,例如学习从心理学的角度来分析自己和患者的各种表现帮助正确认识自己,正确认识和对待周围事物,培养积极的工作生活态度,改善人际关系,让自己更加容易接受和面对压力局面;学习放松训练、正念、冥想等技能帮助放松自己,缓解不良情绪,提高压力承受力,采取积极应对方式等。

（六）压力和情绪的自我管理

当出现各种不良情绪时,我们可以尝试以下方式管理自己的情绪。

1. 觉察情绪　当压力来临时,应对自己的情绪有所觉察。觉察的内容包括发生了什么事? 我的想法是什么? 我的感受是什么? 我有什么需要没有被满足? 我做了什么或者我想要做什么? 只有觉察到压力对情绪的影响,才有能力处理情绪。

2. 接纳情绪　学会接纳自己的情绪,不评判自己的情绪,允许自己产生的各种情绪,并为自己的情绪负责。我们不必为情绪而道歉,也不能把自己的某种情绪强加于别人,我们要做的就是接受情绪、为自己的情绪负责。

3. 表达情绪　将自己的情绪以适当的方式直接表达出来,当自己有情绪的时候,可以通过言语表达出来,让对方知道你的情绪,而不是用一些过激的言语或行为表达。比如"我现在感觉非常难过""这个事情这让我很伤心"等。

4. 疏解情绪　可以采取下列方法来疏解自己的情绪:①转换环境,可以通过换一个环境,使自己暂时脱离不良情绪的环境当中。可以从家里的环境中走出去,可以出去旅游,可以到开阔的地方走走。可以做一些事情来转移自己的情绪,也可以通过一些舒缓的方式,比如听自己喜欢的音乐、画画、写字、做家务等。同时还可以将自己的情绪通过日记的方式记录下来,让自己更了解自己的情绪。②言语宣泄,过分压抑只会使情绪困扰加重,而适度宣泄则可以把不良情绪释放出来,从而使紧张情绪得以缓解、轻松。因此,遇有不良情绪时,最简单的办法就是宣泄。采取的形式可以尽情地向至亲好友倾诉自己认为的不平和委屈等,或是到空旷的地方,拟定一个假目标大声叫骂,发泄胸中怨气,一旦发泄完毕,心情也就随之平静下来。必须指出,在采取宣泄法来调节自己的不良情绪时,必须增强自制力,不要随便发泄不满或者不愉快的情绪,要采取正确的方式,选择适当的场合和对象,以免引起意想不到的不良后果。③行为宣泄,采取行为宣泄时一定要注意自身安全,应多采取一些积极的宣泄方法,不要用伤害到自己或他人安全的一些行为。可以采取体育运动、唱歌、劳动等方式来尽情发泄。也可以用击打沙袋、挤捏压力球、撕纸、在一张纸上胡乱作画、捶打枕头等方式将不良情绪发泄出来。

# 加 油 站

## 照顾负担的自我评估

照顾者可以使用中文版 Zarit 照顾者负担量表对自己正在经受的照顾负担进行评估,帮助觉察自己的状态。

该量表是由 Zarit 等在 20 世纪 80 年代发明,用于测量照顾者负担的程度。目前该量表被译成多种文字,在世界很多国家被广泛应用。它共有 22 个条目,包括角色负担和个人负担两个维度。每个条目按负担的轻重 0~4 分 5 级评分,其中 0 分表示从来不,4 分表示几乎经常。总分为 0~88 分,得分越高,说明照顾者负担越重。

说明:以下问题是反映当在照顾患者时您的感受,过去一个星期内您是否出现了以下感受,请您仔细阅读下表中的每一项,然后在最适合您本人情况的数字上打钩。

| 请在以下各问题中在您认为最合适答案的代码上打钩(√) | 没有 | 偶尔 | 有时 | 经常 | 总是 |
|---|---|---|---|---|---|
| 1. 您是否认为,您所照料的患者会向您提出过多的照顾要求? | 0 | 1 | 2 | 3 | 4 |
| 2. 您是否认为,由于护理患者会使自己时间不够? | 0 | 1 | 2 | 3 | 4 |
| 3. 您是否认为,在照料患者和努力做好家务及工作之间,您会感到有压力? | 0 | 1 | 2 | 3 | 4 |
| 4. 您是否认为,因患者的行为而感到为难? | 0 | 1 | 2 | 3 | 4 |
| 5. 您是否认为,有患者在您的身边而感到烦恼? | 0 | 1 | 2 | 3 | 4 |
| 6. 您是否认为,患者已经影响到了您和您的家人与朋友间的关系? | 0 | 1 | 2 | 3 | 4 |
| 7. 您是否认为,对未来感到担心? | 0 | 1 | 2 | 3 | 4 |
| 8. 您是否认为,患者依赖于您? | 0 | 1 | 2 | 3 | 4 |
| 9. 当患者在您身边时,您感到紧张吗? | 0 | 1 | 2 | 3 | 4 |
| 10. 您是否认为,由于护理患者,您的健康受到影响? | 0 | 1 | 2 | 3 | 4 |
| 11. 您是否认为,由于护理患者,您没有时间办自己的私事? | 0 | 1 | 2 | 3 | 4 |
| 12. 您是否认为,由于护理患者,您的社交受到影响? | 0 | 1 | 2 | 3 | 4 |
| 13. 您有没有由于患者在家,放弃请朋友来家的想法? | 0 | 1 | 2 | 3 | 4 |

续表

| 请在以下各问题中在您认为最合适答案的代码上打钩(√) | 没有 | 偶尔 | 有时 | 经常 | 总是 |
|---|---|---|---|---|---|
| 14. 您是否认为,患者只期盼您的照顾,您好像是他/她唯一可依赖的人? | 0 | 1 | 2 | 3 | 4 |
| 15. 您是否认为,除外您的花费,您没有余钱用于护理患者? | 0 | 1 | 2 | 3 | 4 |
| 16. 您是否认为,您有可能花更多的时间护理患者? | 0 | 1 | 2 | 3 | 4 |
| 17. 您是否认为,开始护理以来,按照自己的意愿生活已经不可能了? | 0 | 1 | 2 | 3 | 4 |
| 18. 您是否希望,能把患者留给别人来照顾? | 0 | 1 | 2 | 3 | 4 |
| 19. 您对患者有不知如何是好的情形吗? | 0 | 1 | 2 | 3 | 4 |
| 20. 您认为应该为患者做更多的事情是吗? | 0 | 1 | 2 | 3 | 4 |
| 21. 您认为在护理患者上您能做得更好吗? | 0 | 1 | 2 | 3 | 4 |
| 22. 综合看来您怎样评价自己在护理上的负担? | 0 无 | 1 轻 | 2 中 | 3 重 | 4 极重 |

## 划　重　点

精神疾病患者的照顾负担比一般患者都要重,除了一般的经济、体力、时间的负担外,还有病耻感、患者和家庭的未来发展以及疾病特点带来的压力。家属和照顾者要从自己的身体反应、情绪状态、认知改变和行为等方面及早识别自己的压力,可以通过加强疾病知识和心理学知识的学习,保证规律生活,积极寻求各方面支持,学会自我压力和情绪管理方法等来帮助自己应对照顾患者的负担和压力。

## 试　试　手

1. 评估一下自己的照顾负担处于什么水平? 主要来自哪里?
2. 请列出您的压力表现?
3. 您打算采取什么方法来应对目前面临的压力?

# 第八章
## 危险行为管理

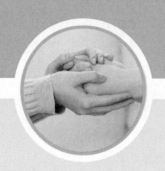

　　精神疾病患者常常由于精神症状的影响或严重的精神刺激等原因发生自杀、外走、暴力等危险行为,这不仅严重影响了患者的健康和安全,也威胁到他人的安全和社会秩序,给家庭成员带来经济负担和精神损伤。居家精神疾病患者虽然处于病情稳定期,但是会由于各种原因,如自行停药,遭受生活、工作、学习压力等,导致病情波动,出现危险行为。因此,家庭照顾者需要学习患者危险行为发生的原因和先兆、预防和紧急处理方法,做患者的安全守护神。

# 第一单元
## 自杀行为的预防

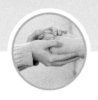

## 小 案 例

周某,女,38岁,两年前诊断为抑郁症,其间服药不规律,病情时有反复,但未再工作。近日患者称心烦,要去吹吹风、舒舒心,让老公带其至楼顶,到了楼顶后,周某抱着孩子欲跳楼,家人报警后成功将其解救,送至精神卫生中心诊治。作为抑郁症患者的家庭照顾者,预防患者自杀行为的发生是一项非常重要的工作。居家期间如何做好自杀的预防和安全管理呢?

## 定 目 标

1. 了解自杀的原因和危险因素。
2. 掌握自杀的预防与居家安全管理方法。

## 跟 我 学

一、自杀的原因和危险因素

(一) 疾病因素所致

1. 抑郁症  抑郁症发作时患者失去了对生活的乐趣、情绪低落、悲观绝望,看不到生活的希望。

2. 酒精滥用和依赖  一次大量饮酒醉酒后,出现酒精性幻觉或妄想,或酒依赖患者突然中断饮酒后出现戒断综合征,会导致患者意识清晰度下降,失去自我控制能力,在清醒的状态下患者对自己的行为有悔恨,伴有情绪抑郁时都可以引发患者自杀。

3. **精神分裂症**　处于幻觉和妄想症状明显期,如患者听到有人叫他"跳下去""你想全家安全,你就要去死"等;有被害妄想、被控制感的患者觉得有人要害他,被别人害死还不如自己一死了之等。

4. **儿童情绪障碍患者**　儿童的情绪波动大,反复自伤以达到解除痛苦的目的,一旦自伤行为过度,也可以导致可怕的后果。

5. **其他精神心理障碍疾病**　如有严重的焦虑障碍、强迫症、创伤性应激障碍和适应障碍、神经性厌食症和神经性贪食症等的患者,也会发生自杀。

（二）心理学因素

1. **重大的负性生活事件**　如婚姻、恋爱受挫,失业、失学等工作学习挫折,亲人病故、父母离异等家庭变故,失去财产、失去名誉等。

2. **人格和心理特征**　性格内向、孤僻、敏感、自我中心,行为冲动、盲目、不计后果,有不良的认知方式,对事、对人、对己、对社会倾向于从负面看问题,自卑和自尊心过强,以上性格特征的患者是自杀的高风险对象。

有自杀史、家族自杀史,近期遭受失恋、失业、家庭变故等应激事件,社会支持系统不良,如贫困、独居等情况的患者,是自杀的高危人群。另外,精神疾病恢复期患者,因为要面对就业、经济负担、家庭责任等现实问题,但又因社会的误解和歧视,使患者感觉困难重重,难以承受,而选择自杀的方式以求解脱。

## 二、自杀的预防与安全管理

1. **严密观察患者病情变化**　注意患者的睡眠、饮食、表情、情绪等变化,如果患者出现无原因的失眠、情绪低落、食欲缺乏、活动明显减少或增多,有自言自语,出现幻听或妄想症状,是病情复发的征兆,要及时带患者复诊。

2. **督促患者坚持服药**　维持病情稳定是预防自杀的基本保障。家庭照顾者要关注患者每次服药的情况,尽量看着患者服药。有些患者不愿意家庭照顾者看着服药,家庭照顾者可以趁患者不在的时候检查剩余药物的量是否按医嘱药量规律减少。定期带患者到医院复诊、检测血液药物浓度,来了解患者是否按医嘱服药。

3. **创造和谐温馨的家庭环境**　家庭成员间互相尊重和关爱,让患者融入家庭环境,感受家庭成员的支持和关心。

4. **主动与患者交流**　及时了解患者内心的想法,交谈时可以从患者感兴趣的、家庭成员共同关心的、积极的社会热点问题作为打开话题的线索,逐步深入交流各自内心的想法,以解除患者的疑虑。沟通过程中记住"三忌":一忌批评说教,二忌提意见和利用"激将法",三忌轻视患者的痛苦感受。

5. **让患者回归社会**　尽量让患者去工作、学习,与朋友多接触,减少患者与他人隔离的感觉。如案例中的周某,未再工作,失去了与社会的接触,会产生社会隔离感,个人价值得不到体现,而产生悲观厌世心理。

6. 及时进行心理调适 患者一旦出现心理压力反应,可以帮助其采取合适的调适方法,如运动、听音乐、倾诉等,让患者尽快调整心态,维持良好的情绪。如果自我调适效果不好或心理压力太大,要及时带患者进行心理咨询或复诊,让患者在专业人员的帮助下及时宣泄内心的困惑和心理压力,同时家庭照顾者要给予真诚的关怀和陪伴。

7. 做好居家环境的安全管理 对有自杀风险的患者,居家环境中要尽量避免可导致伤害自身的药品、物品、器具出现,室内设计安全简单。

(1)家庭装修要简洁流畅,减少出现尖锐物、凸出物,用防撞条、软装修等方法将尖锐的家具角、凸出物、暖气片等包裹起来。家中的晾衣竿、窗帘、浴帘挂杆尽量隐蔽或选择承重小的材料,减少自缢的环境因素。

(2)高楼住宅要安装防盗栏或窗户限位,定期检查防盗窗栏和窗户限位的完好性。

(3)做好药物和化学物品的管理:患者所服用的药物应该由家庭照顾者妥善保管、监督服用,家中不要备有强酸强碱类化学品,杀虫剂、农药等要上锁保管。

(4)做好刀、剪等锐利物品和钝器的管理:家中不要使用大型的刀、剪,生活用剪刀可以用平头剪,水果刀、切菜刀可用平头小型刀具。

(5)养成定期检修煤气管道、燃气设备的习惯,做好煤气安全管理。

(6)家庭照顾者要熟悉家中电源总开关,保持触电保护器完好。

## 加 油 站

### 自杀的几个高危时期

自杀的高危时期主要有以下几个。

1. 患者病情处于严重阶段,如抑郁症发作期、幻听和妄想严重期,是患者自杀的高发期。

2. 重性精神病患者恢复期,患者的自知力逐步恢复,对自己病中的行为感到羞愧,害怕别人歧视,出现严重的自卑感和绝望感,是自杀的高发期。

3. 自杀行为多发生于凌晨或清晨,在夜深人静、入睡困难的时候,患者的负面情绪会大量涌现,而此时家人已入睡无法给予心理安慰及发现不及时,是患者采取自杀行为的高危时段,而且后果比较严重。

4. 抑郁症患者的自杀手段多隐蔽,有预谋,常给人某种假象,如微笑型自杀,即当抑郁症患者无缘故情绪突然好转时,家属或照顾者千万要警惕。如案例中的周某,借口散散心而提出到楼顶这种危险地段时,是非常危险的征兆。

5. 有些患者为了达到个人目的,用自杀方式恐吓、威胁对方,尽管家人明了患者威胁要自杀只是为了达到某种目的,也不能掉以轻心,要及时采取干预措施终止患者的危险行为,防止假戏真做,酿成事故。

## 划　重　点

自杀是世界性的、严重的公共卫生问题,自杀的动机各有不同。有的患者自杀意念坚决、行为比较隐秘、危险性大,后果严重。有的患者以自杀行为来要挟他人,性格冲动、不计后果,稍有不如意或被激惹,就会采取冲动性行为而酿成悲剧。有些青少年患者只是为了单纯地发泄情绪采取非自杀性自伤行为,这种行为发生频率高,后果会越来越严重。所以,不管患者的动机如何,只要存在自杀的原因和危险因素,就要加以关注和防范。

## 试　试　手

1. 精神疾病患者发生自杀的原因和危险因素有哪些?
2. 居家环境中,如何做好精神疾病患者的自杀预防?

# 第二单元
## 自杀行为的紧急处理

## 小 案 例

潘某,女,23岁,两年前诊断为抑郁症,治疗后病情较前改善,能正常工作。一周前与闺蜜闹矛盾,出现情绪绝望,跟父母说"生活好累,不想活了",父母劝她想开点,珍惜现在这份稳定的工作,以后可以结交新朋友。患者觉得父母不理解她,将自己反锁在房内,在家自服地西泮约50片,约30分钟后家人撬开房门,发现患者意识尚清晰,立即给予催吐,送医院急诊洗胃治疗。

在与患者相处的过程中,如何发现患者的自杀征兆? 一旦发现患者自杀,该如何进行急救?

## 定 目 标

1. 识别患者自杀先兆。
2. 掌握自杀行为的紧急处理方式。

## 跟 我 学

### 一、自杀征兆的观察与识别

约80%的患者在自杀前会自觉或不自觉地发出各种信息,家庭照顾者可以从以下几方面进行评估,识别自杀征兆。

1. 语言信息　多数患者在自杀前会流露出一些语言救助信号,如"活着其实也没多大意思""活着太痛苦了,死了就一了百了""活着只会给家人、社会添麻烦"等,问一些可疑的问题,如"这种药吃多少会要命""什么样的死法不痛苦""从 6 楼跳下去会死吗"等。

2. 行为信息　如收集绳子、刀具或贮藏药片等可以用来自杀的物品;将自己反锁在房间或厕所内;无故出现失眠,全身不适感等;安排后事、财产分配、子女抚养等;整理物品向他人馈赠;反复浏览购买剧毒药品、化学物品的网址、自杀信息等;有的患者为了掩盖自杀行为突然表现出配合治疗,按时就餐服药,表现得很活跃;不告而别,离家出走等。

3. 情感信息　患者情感低落,表现为紧张、焦虑,经常哭泣,显露出无助无望感;有的患者在抑郁了一段时间后表现为没有原因的开心,对亲人过分关心;有的患者显得非常冲动,易激惹,情绪不稳定。

## 二、自杀行为的紧急处理

常见的自杀方式有自缢、服毒、割腕、坠楼、烧炭、触电等。

1. 对自缢者　发现患者自缢,首先要保持镇定,不要慌了手脚。立即抱起患者双腿向上托举,呼叫他人协助解下绳索,就地让患者仰卧,注意保护患者的头部,防止撞击导致的二次伤害。然后松开患者的领口、内衣、裤带,清除患者口腔分泌物,拉出舌头,判断患者心率、呼吸情况,必要时实施心肺复苏。

2. 对服药(毒)者　如果患者意识清晰,立即催吐,用筷子或长柄勺子刺激患者的咽喉部,使其反射性呕吐,呕吐后让其喝下 500~800 毫升水后继续催吐,催吐可以反复多次进行,直至吐出的水无色无味为止。如果患者意识不清,应立即拨打急救电话,在等待救援的过程中注意保护好患者,将患者去枕平卧,头偏向一侧,及时清除口鼻分泌物和呕吐物。保留中毒物质及外包装,随患者一起带入医院,将以上情况如实告诉医护人员,为进一步救治提供依据。

3. 对割腕者　快速判断是否伤及动脉,在第一时间压住伤口处的血管,防止血液流失,如果伤及动脉要勒住伤口近心端的部位。尽量上举受伤的手臂,伤口要高于心脏高度,如平躺时应将受伤手臂举到与地面垂直的胸部以上,坐着时应将受伤手臂举过头顶。

4. 对跳楼、撞击等自杀行为者　这类患者往往有多发性损伤,发现者要保护好现场,在不清楚患者伤情的情况下不要轻易搬动患者。有大出血者,紧急压迫出血处止血,清理口鼻分泌物,维持正常呼吸。及时拨打急救电话。

5. 对一氧化碳中毒(俗称"煤气中毒")者　立即开窗通风,将患者转移到空气流通的地方,并积极送医院救治。如果患者出现意识不清、心搏呼吸骤停,应立即实施心肺复苏。

6. 对触电者　立即关闭电源或用绝缘物体,如干燥的木棍、竹竿挑开电线,使患者脱离电源。如地面有水,施救者要穿上胶鞋,用干燥的布带套在触电者身上,然后牵拉触电者离开电源。患者脱离电源后,若心搏呼吸骤停应立即进行心肺复苏。

# 加　油　站

## 单人徒手心肺复苏

当发现患者呼叫无反应、大动脉搏动消失、无自主呼吸,即可判断为心搏呼吸骤停,要在最短时间内拨打急救电话,拨打电话时将手机打开免提功能能放在患者身边,家庭照顾者一边与急救中心工作人员汇报患者情况,一边按照对方指令或遵循以下操作步骤实施急救。

1. 把患者仰卧放置在坚硬的表面上(地板、瓷砖地面、硬板床、平坦的道路),头后仰,后仰的时候注意保护患者的颈部,不要扭动。松解患者领口、裤带。

2. 胸外按压　家庭照顾者跪在离患者胸部约一拳的距离处,两膝中点大致对着患者肩部,一只手掌放在患者胸骨中下方(相当于成年男性两乳头连线中点),另一只手掌放在第一只手上面,两手平行重叠,肘关节伸直,上半身前倾,使两手臂垂直于胸部,借助身体重力垂直向下,以每分钟 100~120 次的速度行闭胸心脏按压。成人按压深度至少让胸部下陷达到 5 厘米,但不超过 6 厘米,儿童大约为 5 厘米。每次按压和放松的时间大致相等,放松时让胸廓完全回弹,但手掌既不要离开患者胸壁,也不要依靠在患者胸壁上施加压力。

3. 口对口人工通气　按照上面的方法进行有效的心脏胸外按压 30 次后,将患者头偏向一侧,用纱布、手帕或衣角等快速清除患者口鼻分泌物,取下义齿,然后让患者头部后仰,一手将患者下颌向上抬起同时保持嘴张开,另一手用小鱼际压住前额,拇指和示指捏紧鼻孔,吸气后用嘴紧贴患者口唇,完全包住患者口部,口对口密闭吹气,每次通气时间要在 1 秒以上,直至患者胸廓向上抬起,然后使患者口部张开,并松开捏鼻的手指,如此 2 次人工呼吸后再进行心脏胸外按压 30 次,再行 2 次人工呼吸,如此循环直到患者恢复自主心脏搏动、呼吸,或者急救人员到场。

【注意事项】

1. 心脏骤停的表现并非总是很直观,切忌由于犹豫不决或忙于检查脉搏等额外动作而延误了宝贵的抢救时间。

2. 按照按压:通气 =30:2 的频率进行心脏胸外按压与人工呼吸。要不间断进行,坚持到患者意识恢复或医疗急救人员到来。

3. 如果家中有制氧机,可以在心肺复苏同时让患者吸氧。

## 划 重 点

　　对于患者自杀,一定要做到预防为主,一旦发现患者采取自杀行动,首要是抢救生命,不管现场如何恐怖,家庭照顾者一定要镇定,大声呼救并立即采取紧急措施,避免伤害的继续发生,降低后果的严重性。急救专业人员到场后,家庭照顾者配合将患者送到医院进一步检查,对症处理。在患者生命体征稳定后要及时寻求精神科医生的帮助,进行心理危机干预和专科治疗,重新评估患者自杀的风险,避免再次发生类似事件。

## 试 试 手

1. 精神疾病患者自杀前会有哪些征兆?
2. 如果您是自杀现场第一目击者,您该怎么处理?

# 第三单元
## 外走行为的管理

## 小 案 例

　　赵某,男,46岁,精神分裂症病史20年,病情时好时坏。最近一周,赵某自行减药,睡眠颠倒,不肯吃父母做的饭菜,称自己不是父母亲生的,不愿意跟家人待在同一个房间,多次想偷偷出门,称要找同学看病、去寻找自己的亲生父母。昨夜趁父母入睡后离家,在高架路上行走,过路司机报警后,由警察通知家人去认领。精神疾病患者发生外走的原因有哪些? 如何预防患者外走? 我们一起来学习。

## 定 目 标

　　1. 了解患者外走的原因和危险因素。
　　2. 了解预防患者外走的方法。

## 跟 我 学

### 一、外走的原因和危险因素

（一）有目的的外走

1. 疾病因素

（1）精神分裂症:患者在幻觉和妄想的支配下发生外走。当患者有命令性幻听,如听到有人说"走出去,走出去",患者就会按照幻听的指令出走;有被害妄想的患者,觉得在家里不安全,某个邻居或家人对他不利或在监视控制他,会外出寻找一个安全的环境;有钟情妄想的患者,要离家与他的"心上人"一起生活;有夸大妄想的患者,觉得自己能力很强,要出去闯一番天地,实现他的宏伟目标。案例中的赵某就是因为在非血统妄想支配下发生的外走。

(2)情感障碍:患者在焦虑、抑郁等负面情绪的影响下外出寻找结束生命的机会和场地。躁狂症患者情感高涨、精力充沛,外走寻找发泄机会。

(3)人格障碍:在病理性意志增强的情况下,患者不断外走寻找所谓的真理和事件的真相,多见于一些偏执型精神分裂症和偏执型人格障碍的患者。为了所谓的真理、公正的待遇,有的患者不断地外走、上访,有过一次被遣返经历的患者,会在再次外出前做好相应的准备工作,甚至采取绕道走的方式躲避和防止再次被"抓"。

(4)物质依赖和成瘾:患者抵制不住内心渴求,外出觅酒、觅药、偷窃、赌博、寻找网吧游戏等。这类患者一旦出现欲望,难以控制,外出后不达目的不罢休,经常反复多次发生。

2. 心理因素

(1)负性事件的刺激:有的患者在与家人发生争吵后,感受到家庭紧张的氛围,要脱离这个令人不愉快的环境而外走;有的患者父母离异、亲人故去,会缺乏安全感和关爱,导致外走;有的患者被严厉责备后感觉自尊心受伤,情绪愤怒、逆反,也会发生外走;有的患者觉得自己受精神和躯体虐待、合理需要得不到满足等原因而外走。

(2)压力的影响:患者因为某些原因觉得压力很大,自己无法应对,又得不到理解和帮助,外走寻找发泄机会,或者采取外走的方式逃避。

(3)对亲情、友情的渴望:有的患者与家人分隔两地,如其中一位子女在外地或父母两地分居,患者思念外地亲人想去探望而外走;现在网络发达,有的患者通过网络认识一些网友,不告诉家里人,因好奇心驱使出去追求友情、爱情而外走。

(二)无目的的外走

主要发生在精神发育迟滞、痴呆等认知功能障碍的患者中,这类患者的外走没有明确的目的,如阿尔茨海默病患者认知功能下降,外出购物时因迷路找不到家发生走失。

二、外走的预防

1. 加强病情观察,及早发现征兆　家庭照顾者要了解精神疾病患者的病情特点,做好症状的观察,及早发现患者疾病复发的征兆,如患者幻觉、妄想症状严重,情绪波动大等,要赶紧带患者复诊。

2. 坚持治疗,防止疾病复发　家庭照顾者做好监护工作,提醒患者按时按量服药,服药过程中给予关心,当患者有服药后的不良反应时,及时联系医生复诊处理,提高患者的服药依从性。除了做好药物治疗外,对于生活自理能力健全的患者要鼓励他参加力所能及的家庭活动和劳动,提升患者的价值感。一旦发现患者有疾病复发的先兆时,要及时带患者复诊,防止疾病加重。

3. 尊重患者,建立良好的家庭关系 家庭成员要正确掌握精神疾病的特点、症状表现、治疗方法等知识,正确对待患者的病情,不歧视患者,给予患者家庭温暖,让患者感受到亲人对他的关心和关爱,能融入家庭中。可能的话,跟邻居、亲戚朋友介绍患者的病情,让邻居和亲戚朋友也能正确看待精神疾病、尊重关爱患者。

4. 做好看护,尽量不把患者单独留在家中 如果必须要让患者单独留在家中,家庭照顾者离开前要跟患者做好解释工作,取得患者理解,讲好离开、回来的具体时间,在规定的时间内返回家中,避免患者出现烦躁不安情绪而外走。在离开期间可以间隔一段时间跟患者通电话,稳定患者情绪。必要的时候可以交代邻居帮助看护。

5. 防外走设备的使用 对痴呆患者,家人可以购买定位手环给患者佩戴,尤其是外出的时候,一旦发生走失,可以通过定位手环找到患者。也可以在患者的衣服上缝制患者信息,如患者姓名、疾病诊断、家庭照顾者联系方式等,如果其他人员发现患者可以第一时间联系到家庭照顾者。家庭照顾者平时可以将患者的照片复印多份,一旦发现患者走失,可以分让周围群众帮助一起寻找。

## 加 油 站

### 常见的外走环节

1. 家庭照顾者外出,患者独自在家时,是患者外走的高发时段。

2. 有目的、有计划外走的患者,白天因为有家人看护没有机会外走,会趁着夜间家人熟睡的时候外走。

3. 患者借口外出购物、办事情的时候,尤其是物质依赖、网络成瘾的患者,会采取骗取家人信任的方法,寻找机会外走。

4. 跟家人发生剧烈争吵后,患者在情绪激动失控的情况下,会不顾任何阻拦,强行出门。

5. 悲观厌世的患者在夜间、凌晨,趁着夜深人静的时候出走,寻找自弃的机会。

6. 上下班路途中直接出走 有的患者上班不去工作单位、下班不回家,直接外走。

7. 痴呆、精神发育迟滞的患者单独留在家中,患者会失去安全感,产生焦虑情绪,会离家寻找家人,在离家期间迷失方向或者被其他事物吸引而走失。有的患者在跟随家人外出散步、购物过程中被外界环境吸引,家人没有全程看护导致患者走失。

## 划　重　点

精神疾病患者常常受幻觉、妄想症状的控制发生外走,也有患者企图自杀而外走,有的患者因难以忍受的情绪而外走发泄,还有的患者因夸大妄想、怀有远大理想抱负而外走。部分严重认知功能障碍患者会因迷路走失或漫无目的地外走。总之,患者外走是很危险的行为,照顾者要严加看护和管理,防止外走等意外事件发生。

## 试　试　手

1. 患者外走的原因有哪些?
2. 为了防止赵某再次发生外走,其家人可以做些什么?

# 第四单元
## 外走行为的紧急处理

## 小 案 例

孙某,男,27岁,精神分裂症患者,被送到医院的时候面容憔悴、衣着不整。其父亲诉患者前两天在家和父母发脾气,说父母帮着外人监视他的一举一动,不让他找女朋友。当时孙某被父母训斥几句后说要离家出走。家人以为他只是闹闹情绪,没引起重视。第二天父母发现患者不在家也无法联系后报警,经警察协助在外市的一个网吧里找到了孙某。患者外走前有哪些征兆,如何识别? 一旦发现外走,如何紧急处理?

## 定 目 标

1. 能识别患者外走的征兆。
2. 掌握患者外走的紧急处理方法。

## 跟 我 学

### 一、外走征兆的观察与识别

1. 语言信息　有的患者与幻觉、妄想对象进行对话,有要出去解决问题的言语。有的患者不听从家人的劝说,多次提出不合理要求。有的患者对居家环境有厌恶感,在与家人之间发生激烈争吵后患者表达对家庭不满意,说出如"我在这个家待够了""我要出去生活"等话语。有的患者思念远方的家人、朋友,说"我想奶奶了,我要去看看她"等。

2. 行为信息　患者近期出现频繁地与异地的家人、亲戚朋友联系,将身份证件随身携带,向家人要钱又不说真实的原因,收拾物品且不让家人进房间,反复查看地图、车票信息等。有的患者否认自己有病,不愿意坚持服药治疗。物质依赖及成瘾的患者出现对依赖物质的向往,行为表情比较谨慎,暗地里对家庭照顾者察言观色。

3. 情感信息　有明显的幻觉、妄想的患者,一天中情绪有很大的波动。抑郁症患者流露出悲观厌世的想法。

4. 意识不清、认知功能障碍的患者,出走时无目的、无计划,也不讲究方式。他们没有任何征兆表现,只要家人稍不注意就会外走。

## 二、外走的紧急处理

1. 立即设法联系患者　如果患者带有手机,可以拨打患者的电话、社交软件语音通话或视频通话,联系上患者后要耐心和蔼地沟通,劝说患者返回家中或待在原地等待家庭照顾者接回。千万不可责备患者,防止激惹患者断开联系或采取极端措施。如果患者负气拒绝联系沟通,可以给患者微信或短信留言,充分表达对患者的共情和理解,再设法劝说患者回家。

2. 组织人员寻找　分析患者外走的原因和可能的去向。一旦发现患者外走,第一时间发动亲戚朋友、周围群众,告诉她们患者的身高体型、相貌、衣着等特征,借助集体力量寻找。如果猜测到患者有具体的去向,可以通过车站等公共交通管理部门和警务人员协助拦截患者。借助网络平台发布寻人启事,网络平台的浏览量大,寻找更快捷。

3. 报警　有的患者外走没有目的,家人也不清楚患者外走的原因,有的患者受精神疾病症状支配外走,可能会发生意外事件,家人应及时报警,请求警察的帮助,一定要实事求是完整地提供患者的信息资料,包括患者照片、身份证号码、疾病诊断、可联系方式、平时喜欢联系的人员等。

4. 找回后的处理

(1)安慰患者:患者发生外走后,他自己也有后悔、自责、紧张、害怕等情绪,当家人找到患者后,要安慰患者平复紧张的情绪,让患者感受到家人对他的关心关爱,尽快稳定情绪。有的患者不善于表达或者由于病情的原因有不当的言语,家庭照顾者要理解,千万不要责备、打骂患者,不能刺激患者,防止疾病症状进一步加重。

(2)卫生处置和全身检查:患者外走后可能会发生一些意想不到的事件,找回患者后,家人要仔细检查患者的全身,及时发现有无伤害情况,如果发现患者有痛苦不适、外伤或女性患者被侵犯的征象,要及时送医院就诊,接受进一步检查治疗,必要时需要报警处理。

(3)待患者情绪稳定后,详细询问患者外走的原因、去向、路线图及外出期间发生的事情,给予对症处理,采取有效的防范措施,防止再次发生类似事件。

(4)必要时送专科医院复诊、治疗。

# 加　油　站

## 外走的后果

精神疾病患者一旦发生外走可造成不同程度的后果。

1. 外走目的明确的患者在发病期间自我控制能力极差,且容易被激怒,为了达到"目的",可能会出现无故伤人、毁物等暴力行为,增加社会不安定因素。

2. 有些患者自我保护意识差,外走后有可能发生交通意外,或被不法分子利用和侵犯。

3. 有些患者为了自杀而外走,如果长时间未找回,就可能酿成严重后果。

4. 无目外走的患者缺乏自我保护能力,在寒冷和高热天气下容易发生冻伤、中暑,女性患者及儿童容易受到猥亵、性侵等。如果在外长时间未进食会导致低血糖昏迷,或食用不洁食物导致胃肠疾病。

5. 患者外走后,中断治疗,会导致原有疾病复发或症状加重,会增加患者及家庭照顾者的精神伤害及经济负担。

# 划　重　点

患者一旦外走,可能发生意想不到的后果,因此,提前做好预防非常重要,家人给予患者关心关爱、督促患者接受正规治疗、关注患者疾病复发的先兆、做好监护工作,把防范工作做在前头。一旦发现患者外走,要尽早求助寻找,不要有隐瞒,及早找回可以减少和避免严重后果的发生。

# 试　试　手

1. 精神疾病患者外走的征兆和表现有哪些?

2. 一旦患者发生外走,家庭照顾者要如何紧急处理?

# 第五单元
## 暴力行为的预防

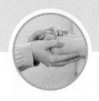

李某,男,30岁,精神分裂症患者,在家经常辱骂母亲,并称自己不是父母亲生的,稍不如意就对父母拳打脚踢,把家里东西砸烂,甚至扬言要把冒充自己父母的人杀掉。那么,是什么原因导致李某出现了暴力行为? 家庭照顾者又该如何预防呢?

跟　我　学

了解患者暴力行为发生的原因和危险因素,针对患者存在的危险因素提前做好防范,防止患者暴力行为带来人身、财物或其他方面的损害。

### 一、暴力行为的原因与危险因素

1. 疾病因素　精神疾病患者的暴力行为同精神疾病种类是有关联的。暴力行为发生率高的是精神分裂症、心境障碍、精神发育迟滞的患者。与暴力有关的精神症状包括幻觉、妄想、意识障碍、情绪障碍等,尤其是幻听、被害妄想、躁狂状态和谵妄状态。值得注意的是,部分人格障碍患者,如偏执型人格障碍、反社会型人格障碍等患者,因为认知偏差和情绪控制能力、处理问题能力欠缺,也容易发生暴力行为。

2. 患者自身因素　年轻、男性、单身、失业、处于疾病期或波动期、既往有暴力行为史是暴力行为的高危因素。良好的婚姻状况、家庭及社会的支持可减少暴力行为的发生。

3. 既往暴力行为史　精神疾病患者暴力攻击风险比普通人的暴力攻击风险高,其行为不仅伤害患者的自身,同时也对他人造成了困扰。值得注意的是,精神疾病患者攻击行为每发生一次,其发病时再次发生暴力行为的可能性会显著增加。

4. 家庭环境　家庭作为个体最早接受社会化的场所,对个体有着重要的影响。家庭的亲密度、家庭成员之间关系的和谐、家庭的支持等,都与精神疾病患者发生攻击行为有着不可或缺的联系。由于精神疾病患者的心理异常敏感,如果家庭照顾者对患者的关心不够或态度冷淡,患者的心理和现实要求得不到满足,便可能诱发患者暴力行为的发生。

## 二、暴力行为的预防及安全管理

1. 注意沟通交流的方式　当家庭照顾者或监护人发现患者有暴力行为征兆时,首先应做好个人情绪管理,保持冷静,学会使用缓和技巧,避免激惹患者。首先,倾听、尊重患者的想法很重要。其次,家庭照顾者或监护人要给患者诉说的机会,鼓励患者说出内心想法,并给予适当的心理安慰。再次,使用患者喜欢的称呼,寻找其感兴趣的话题,分散注意力。最后,家庭照顾者或监护人应向患者传达安全、尊重和关怀的态度,避免语言刺激,适当满足患者的合理要求;对其提出的无理要求,要给予合理的解释,以消除患者的不良情绪,与患者达成共识,不宜做出无法实现的承诺。

2. 建立和谐的关系　家庭照顾者应充分关心与保护患者的内心,建立和谐的家庭关系,取得患者的信任;不断给予其物质关怀和精神鼓励,引导患者倾吐心声,表达内心的感受,了解患者心理需求与精神痛苦,给予患者充分的理解与信任,不用尖锐刻薄的攻击性语言刺激患者,使患者意识到自身的重要性,从而产生满足感,有利于平复患者激动和狂躁的情绪。

3. 积极应对精神症状　精神疾病患者的攻击行为往往与幻觉、妄想、情感不适及怪异行为有关。对有命令性幻听的患者,家庭照顾者或监护人应细心了解患者幻听的内容,观察患者的行为,尽量有专人看护,避免在幻听支配下导致的突发行为。对妄想严重的患者,细致的观察与沟通对评估患者的妄想对象至关重要,可采取相应的干预措施,必要时专人看护,如有必要及时送医治疗。对目光游离不定、心神不安、不能进行有效交谈的患者,接触患者时要有心理防备,避免与患者单独相处。鼓励患者以适当方式表达和宣泄情绪,如丢沙袋、枕头、棉被,撕纸,做运动等;无法自控时,求助家庭照顾者或医护人员的帮助。

4. 提高患者情绪管理能力　指导、陪伴患者进行放松训练,通过呼吸放松、肌肉放松、静坐放松、冥想放松等方法释放压力与负面情绪,提高患者应对焦虑、愤怒等情绪的能力,防止暴力行为发生。

5. 提供安全舒适的环境　患者的房间非睡眠时间应保持光线明亮,避免过分拥挤,布置应简洁,避免过分鲜艳的色彩,营造愉悦、和谐、温馨、舒适的家庭环境,良好的物理环境有利于调动患者的积极情绪。不要用强烈的灯光和色彩刺激患者。患者的房间墙上不宜有钉子、铁丝或拉绳,玻璃窗最好使用防暴玻璃,保持良好的环境,减少噪声的刺激。家庭照顾者或监护人应定期严格检查患者的居住环境,对危险物品应收缴,如剪刀、刀具、打火机、绳子、药物等。

## 加　油　站

### 暴力行为的类型

精神疾病患者的攻击对象可以是自己、他人或物体。暴力行为从手段上可分为语言攻击、身体攻击和精神暴力。

1. 语言攻击　即口头攻击,使用侮辱、歧视性的语言、表情,致使他人在精神和心理上遭到侵犯和损害,如谩骂、威胁、讥讽、嘲笑等。

2. 身体攻击　即肢体攻击,使用身体的特殊部位(如手、脚)以及利用工具对他人、自身或环境实施暴力,如抓、打、踢、咬、吐口水、破坏物品等。

3. 精神暴力　又称“软暴力”,以各种方式侵犯他人的人格和尊严,对他人造成精神折磨和痛苦,它的特点是常常容易被忽视。精神暴力虽不能够把别人打得鼻青脸肿,但足以让他们的心灵受伤,常见的行为有冷漠、过度役使等。

## 划　重　点

面对具有暴力风险的患者,家庭照顾者或监护人应学会识别暴力发生的原因及危险因素,在与患者的沟通交流时,保持沉着冷静,使用委婉的语言,站在患者的角度思考问题,重视患者的感受和需要,使其学会表达自己的感受,与其商量解决问题的方法。在沟通的过程中要保持真诚的态度,不承诺做不到的事情。家庭照顾者或监护人要注意自己的沟通方式,维持和谐的家庭关系,避免进一步激惹患者,帮助患者提高自我控制能力,保证环境安全,预防暴力行为的发生。

## 试 试 手

1. 精神疾病患者暴力行为发生的危险因素有哪些？
2. 如何预防精神疾病患者暴力行为的发生？

# 第六单元
## 暴力行为的紧急处理

患者,女,48岁,无明显诱因下认为别人说话都是针对他,并与人吵架,乱发脾气。在家怀疑女儿侵吞她的财产、要害她,常责骂女儿,要求女儿归还财产,目光凶狠。某日趁女儿不注意时,将手机砸向其头部,致头部淤青,还欲拿刀砍伤女儿。女儿报警后,在警察的协助下送患者至医院治疗。

## 跟 我 学

### 一、暴力行为征兆的观察与识别

1. 语言信息　患者出现暴力行为之前可能有一些语言的表达,包括对真实或想象的对象进行威胁,提一些无理要求,或说话声音大并具有强迫性。

2. 行为信息　兴奋激动可能是暴力行为的前奏。一些早期的兴奋行为包括踱步、不能静坐、握拳或用拳击物、下颚或面部的肌肉紧张等。

3. 情感信息　情感信息包括表情容易紧张且僵直、目露凶光、步步紧逼、大叫、双唇抖颤、焦虑、恐惧、抱怨及要求多、愤怒、敌意、情感不稳定等,可能表示患者将失去控制。

### 二、暴力行为的紧急处理

1. 控制局面　当患者出现暴力行为时,如攻击他人、破坏物品、自伤等,首先呼叫其他家庭照顾者帮助,保持与患者1米左右的安全距离,并且家庭照顾者站在有利于控制患者的位置,从背后或侧面阻止患者的冲动行为,不可迎面阻拦。如没有把握控制住患者,家庭照顾者应站在易于脱身的位置。

2. 言语降温　家庭照顾者要表达对患者安全及行为的关心,缓解患者的紧张,取得其信任,稳定患者的情绪。家庭照顾者应积极处理诱发患者冲动行为的原发事件,以平和患者的愤怒,并可答应患者的合理要求,让患者自行停止暴力行为。

3. 解除危险品　对手持危险物品或杂物的患者,家庭照顾者要用真诚的语言安抚、劝导患者放下危险物品。或采取转移注意力的方法,与其他家庭照顾者配合,趁其不备时拿走危险物品,行动要果断。不可用强制的方法硬性夺取,以免激起患者的伤人行为。

4. 脱身　当患者出现暴力征兆时,家庭照顾者保持冷静、自控,与患者保持适当距离(1 米),侧面面对患者。家庭照顾者避免站在角落或贴墙站,不可使患者站在出口堵塞撤退之路。避免与患者产生正面冲突,应以交谈及聆听方式初步接触,而不要试图以武力控制患者。尽量减少受到患者的伤害及伤害患者,并迅速移至安全地方及寻求支援。一旦被患者控制,首先要保护颈总动脉、气管、面部及重要脏器或部位,适时呼救;与患者沟通,缓解患者情绪,使其不加重伤害,争取时间等待救援。

5. 隔离　当家庭照顾者顺利脱身后,应尽量将患者隔离在单独的房间内,同时确保室内陈设简单,墙上无钉子、拉绳、刀、打火机、绳子等危险物品,以免患者出现意外。

6. 送医　家庭照顾者在隔离患者期间,若患者仍情绪不稳定,具有明显攻击性,家庭照顾者应选择报警,或等待其他家庭照顾者到达后,将患者送至医院进行治疗。

# 加　油　站

## 如何指导患者行为重建

大部分患者发生暴力行为都是因为遇到问题时不知道如何采取正确或合适的方法解决,或者他们从小学习到的解决问题的方式就是采取暴力。因此,帮助患者重建正确的行为方式非常重要,具体方法和步骤如下。

1. 评估靶行为与激发情景的关系　我们把患者的暴力行为当做是我们要工作的对象,称为靶行为,引发患者暴力行为的情景称为激发情景,即暴力行为发生的时间、地点、原因、表现等。

2. 寻找靶行为与激发情景之间的突破点　激发情景是如何引发患者暴力行为的,断开激发情景与暴力行为之间的连接点。

3. 建立新的行为反应方式　对患者进行生活技能训练、人际交往技能训练、情绪管理能力训练、应对挫折能力训练、行为矫正治疗等,使患者正确评估自己的行为,重新建立适合自己的行为模式。

4. 评价效果,因人而异修正治疗方案。

## 划 重 点

患者在暴力行为发生前,通常会在言语、行为或情绪方面有些先兆表现,家庭照顾者要学会识别并提高警惕。当患者发生暴力行为时,家庭照顾者要保持冷静,在保证自身安全的同时,采用关心、坚定的对话了解患者发生暴力行为的确切原因,尽量答应患者的合理要求平复患者情绪,控制场面,安全拿走危险物品等,防止对患者及周围人员和环境的损害。

## 试 试 手

1. 应从哪些方面识别精神疾病患者暴力行为发生的征兆?
2. 当发生暴力行为时,应采取哪些方式进行紧急处理?

# 第九章
## 儿童青少年心理障碍的居家护养

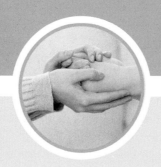

　　儿童青少年心理健康工作是健康中国建设的重要内容。随着我国经济社会快速发展，儿童青少年心理行为问题发生率和精神障碍患病率逐渐上升，已成为关系国家和民族未来的重要公共卫生问题。这些问题的严重性已经引起了社会各界的高度关注。若儿童青少年出现心理问题，在其情绪、行为及生理方面会出现异常变化，这些外在表现可以看作儿童青少年心理求助信号。因此，父母应了解有关儿童青少年心理障碍的知识，及时识别心理问题。

# 第一单元
## 游戏成瘾的预防及应对

## 小 案 例

小刘,11 岁,自暑假开始迷上了一款网络游戏,每天有 7~8 个小时都在打游戏,不管父母如何劝说都不愿意放下手机,逼急了还会发脾气摔东西。甚至有一天对父母撒谎说去同学家玩,一晚没有回家,父母心急如焚,最后在附近网吧找到小刘。气急败坏的父亲把小刘锁在家里,不准出门,小刘在房间哭闹不止。这孩子怎么了? 网络游戏真的有这么大的吸引力吗?

## 定 目 标

1. 学会早期识别游戏成瘾。
2. 了解儿童青少年游戏成瘾的原因。
3. 掌握儿童青少年游戏成瘾的预防和应对。

## 跟 我 学

2019 年,世界卫生组织将网络游戏障碍(又称"游戏成瘾")纳入了《疾病和有关健康问题的国际统计分类》第 11 次修订本的精神疾病范畴。游戏成瘾给儿童青少年的身体、心理造成了极大伤害,也给家庭、学校和社会带来了很多不稳定的影响。因此,识别、了解游戏成瘾的原因,预防游戏成瘾,引导游戏成瘾者重新回归正常的生活是非常重要的。

## 一、游戏成瘾的观察与识别

可以通过以下几个方面来识别是否游戏成瘾。

1. 对玩游戏很渴求,玩游戏、回想游戏、期待玩游戏几乎占据了人的整个日常生活。

2. 不让玩游戏时,常表现易怒、焦虑、悲伤等症状。

3. 需要玩的时间越来越长。

4. 无法控制玩游戏的意图。

5. 因游戏而对其他爱好丧失兴趣。

6. 即使知道玩游戏的危害仍难以停止。

7. 为了玩游戏而向家人、朋友说谎。

8. 用来逃避困难或缓解负面情绪。

9. 危害到工作、学习和人际关系。

## 二、游戏成瘾的原因

### (一) 生理因素

研究发现,长时间上网会导致大脑神经细胞多巴胺水平增高,多巴胺可以使人产生高度兴奋。如果这种变化持续产生,生理因素和网络游戏之间就建立一种连接,使这种行为强化,人就会花更多的时间沉浸在网络游戏中。

### (二) 心理因素

1. 人格因素　儿童青少年对新鲜刺激的事物兴趣较高,对单一重复的事物兴趣较低。而学习生活具有单一性,儿童青少年就会选择另外的途径寻求弥补。有研究显示,性格内向、社会适应能力较差的儿童青少年更容易网络成瘾。此外,如低自尊、缺乏动机、寻求外界认可、害怕被拒绝等人格特征也可能是网络成瘾发生的原因。

2. 心理需求因素　游戏成瘾者普遍都存在满足感缺失。首先,网络游戏具有仿真性和实时性,其中虚拟世界可以逼真地演绎现实生活,并且能在最短的时间内达成愿望,获得满足感。其次,在游戏中,参与者可以抛开顾虑,向对方隐瞒真实身份、年龄甚至性别等特征,他们可以畅所欲言,毫无顾忌地宣泄悲愤、烦恼,即满足了其交友的心理需要,也能缓解他们的情绪压力。最后,个人的网络使用时间、学习压力、生活压力、抑郁倾向等因素,都会对游戏成瘾产生直接影响。

3. 认知因素　很多游戏成瘾的儿童青少年在认知上存在偏差,他们对现实生活感到不满意,生活态度消极,认为网络是自己施展才华的唯一地方。

### (三) 家庭、社会因素

面对不稳定、功能不良的家庭环境,儿童青少年有可能采用网络游戏作为一种应对策略。父母婚姻突变、家庭经济地位低下、父母存在心理健康问题、养育方式不当、亲子关系恶劣等因素让孩子受尊重、被爱、归属感的心理需求没有得到满足,会导致儿童青少年反抗、敌对,增加其游戏成瘾的风险。网络内容具有丰富性、隐匿性和虚幻性,满足了儿童青少年的心理需求,吸引儿童青少年流连忘返。媒体的不当引导和有关部门对网络的监控力度不够,儿童青少年缺乏健康的上网和学习环境,都会加剧儿童青少年游戏成瘾。

### 三、游戏成瘾的危害

1. 生理方面　长时间沉迷网络的儿童青少年容易出现视力下降、肩背肌肉劳损、生物钟紊乱、睡眠节奏紊乱、食欲缺乏、消化不良、体能下降、免疫功能下降,如果停止玩游戏则会出现失眠、头痛、注意力不集中、消化不良、恶心厌食、体重下降等症状。

2. 心理方面　游戏成瘾的儿童青少年一旦停止玩游戏便会产生强烈渴望,难以控制对游戏的需要或冲动,这种冲动使其工作、学习时注意力不集中、记忆力减退,逻辑思维迟钝,沉迷于虚拟世界而与现实疏远,为人冷漠,缺乏时间感,常处于玩游戏与不敢面对现实的心理冲突之中,情绪低落、悲观、消极。

3. 行为方面　表现为频繁寻求游戏活动的行为。为了能玩游戏,不惜用掉自己的学费、生活费,借款,欺骗父母,甚至丧失人格和自尊,严重者甚至出现偷窃、抢劫行为。对游戏成瘾的儿童青少年学生而言,最直接的危害是不能集中精力听课,不能按时完成作业,成绩下滑,甚至逃课、辍学。

4. 人格方面　游戏成瘾者喜欢独处、敏感、警觉,不服从社会规范,易激惹、忧虑、抑郁、烦躁不安、易受环境的支配,失眠、遭遇挫折时容易沮丧悲观,缺乏与人接近的勇气等。

### 四、游戏成瘾的预防与应对

1. 加强网络道德教育　预防为主,平时多加强网络道德教育和宣传,使儿童青少年认识到游戏成瘾是一种疾病,认识到迷恋网络的危害性。让他们明白有的网络信息是有毒信息,帮助其树立安全上网的意识。

2. 改善家庭关系　家庭关系和谐、亲密无间、幸福温暖,会促进孩子身心健康发展。一是家人之间讲话委婉、平和,不随便指责和挖苦,哪怕孩子犯错也要选择恰当的时机适度提醒和劝诫。二是要学会表扬,家人都各有优点,对他的优点要不时地予以赞扬,在他人面前表扬,在公开场合赞扬,让其知道自己被重视、被肯定、被尊重。三是要多交流沟通,要告诉家人自己的行踪,自己的需要,自己对事物的看法,自己的处境,让家人了解,有益彼此增加信任,营造和谐温馨的家庭氛围。

3. 调整养育方式　父母应该正确对待子女游戏成瘾的现象,游戏成瘾只是孩子在成长过程中会经历的千千万万挫折中的一个,要相信孩子的问题是可以解决的,只是需要时间。不要过多指挥命令孩子,要善于与孩子沟通,学会做孩子的朋友,同时父母也需要经常学习,更新思想观念和教育方法,防止过度教育或溺爱。

4. 控制网络使用时间　父母了解孩子使用网络的目的和时间,和孩子一起制订学习计划及使用手机的计划,做到和善而坚定,不批评、指责,不妥协、纵容。帮助他们减少不必要使用电脑的主要方式是要让他们能够参与到一些支持他们认知、社交以及情感发展的有益活动中去。学校和家长都可以帮助孩子拓展在学校内或课余时间的活动多样性,例如多增加户外活动。

5. 提高人际交往能力　沉迷网络游戏的一个重要原因是缺乏老师、同伴的认可。因此儿童青少年要学习人际交往的基本知识,给予社交行为训练:主动热情打招呼、面带微笑、保持适当的目光接触、音量适当等,提高人际交往的技能。可以让儿童青少年扮演不同的社会角色,学会站在不同的角度分析处理问题,以了解他人的需求,体会他人的感受,从而学会待人接物,达到改善人际关系的目的。

6. 培养抗挫折能力　孩子在遇到压力、挫折和困难时不能很好地应对,往往通过网络游戏来逃避。因此,在孩子遇到困难和挫折时,家长和老师都要理解他们的难处,及时指导他们正确看待、解决问题,培养孩子抗挫折能力。

7. 培养兴趣爱好　要有意识地培养孩子积极、健康的兴趣爱好。兴趣是人们对某种事物探索的欲望,只要有了好奇心,有了探索欲望,人们就会花时间去研究喜欢的事物,会乐此不疲。对于孩子,如果他对学习提不起兴趣,业余兴趣爱好又极少,当他从网络游戏中获得极大的满足和快乐时,尚未形成成熟的自我调节能力的孩子就会沉湎其中。但是,如果孩子的兴趣广泛,比如弹琴、画画、读书,甚至天文地理,他能从中得到快乐,网络游戏对他就不会有吸引力了。

8. 必要时就医　当患者出现严重情绪障碍或者家人无法管理时,及时就医寻求心理咨询师、心理治疗师甚至精神科医生的帮助,必要时给予药物治疗和系统专业的心理干预。

## 加 油 站

### 游戏成瘾与人格特质

人格是一个人的气质、性格、能力等心理特征的总和。它包括以下四个方面:第一是完成某种活动潜在的特征和能力。第二是心理活动的动力特征,即气质。第三是完成活动的态度和行为方式方面的特征,即性格。第四是活动倾向性方面的调整,如动机、兴趣、理想、信念等。人格作为一个人的整体精神面貌是个体社会化的产物,其社会化是一个连续不断的终身过程。人格每一阶段社会化的进程都是以前一阶段社会化为基础的,如果前一阶段社会化没有达到预期目标,后一阶段社会化则出现明显困难。有研究表明,具有游戏成瘾倾向的大学生由于儿童青少年时期父母不良养育方式、家庭变故、社会不良风气及自卑心理等影响,在人格塑造中带来了一定的负面影响,使儿童青少年自我统一性发展受阻。他们在现实生活中屡屡受挫,为获得代偿,他们往往寄希望于从其他环境中获得补偿,而网络这个虚拟空间正好符合这种要求。

## 划 重 点

要解决游戏成瘾问题,我们首先要知道网络游戏是什么,它有什么神奇的力量,会让孩子顶着批评、责骂甚至严惩都要冒险前行。这些问题不清晰,家长一味地扼杀和阻拦孩子,往往事与愿违,只有清楚了游戏成瘾背后的心理需求,我们才知道该如何应对。尊重理解孩子,给孩子民主、宽松的家庭环境,培养孩子的兴趣爱好,逐步减少孩子玩游戏的时间。对于诊断为游戏成瘾的孩子,家长需要配合医生进行干预和治疗。

## 试 试 手

1. 游戏成瘾的表现有哪些? 案例中小刘是游戏成瘾吗?
2. 如何预防游戏成瘾?
3. 案例中小刘的父母如何应对小刘这种情况?

# 第二单元
## 厌学的预防及应对

## 小 案 例

小孙,女,15岁,初中三年级学生。从小性格温和、内向。小学阶段勤奋好学、品学兼优,学习成绩优异。进入初中后,感到学习有点累,初中一年级下学期,学习成绩有所下降,虽不算太差,但自己觉得不如以前,对自己很不满意,所以更加努力地学习,成绩基本稳定。进入初中三年级后,物理、化学课开设以来,更觉得压力增大,每次考试都不理想。小孙觉得自己没有能力搞好学习,不再想去上学,每天在家看电视,父母非常苦恼。孩子这是怎么了? 父母该怎么做才能帮到孩子呢?

## 定 目 标

1. 学会识别厌学的表现。
2. 知晓厌学的原因。
3. 掌握厌学的预防及应对措施。

## 跟 我 学

厌学虽不属于疾病,但是如果不重视,不能及早发现并正确干预,会给孩子、家庭、社会带来严重影响。厌学很有可能是孩子遇到了困难或压力不知道如何处理,如在学校或上下学途中被欺凌、学习内容太难等,出现焦虑、抑郁等情绪问题的早期表现,如果不及时处理又会进一步加重孩子的情绪或心理障碍。

一、厌学的观察与识别

厌学是学生对学习负面情绪的表现,从心理学角度讲,厌学是指学生消极对待学习活动的行为反应模式。主要表现为学生对学习认识存在偏差,情感上消极对待学习,行为上主动远离学习。厌学问题已成为阻碍学生身心健康发展的重要问题。厌学可表现为很多种形式,如孩子变得不爱上学,不愿见老师,甚至每到上学前,孩子就喊肚子痛、头痛等;有的孩子不愿做作业,一看书就犯困;即使在没有外界干扰的情况下,注意力也常常不能集中;有的孩子虽然也在看书,却看不进去;不愿大人过问学习上的事情,对父母的询问常保持沉默,或者表现烦躁,或者转移话题;上课时常打不起精神,课后却十分活跃,表现为玩不够,进一步发展为逃学行为。

二、厌学的原因

1. 社会方面  社会上有些人虽然读书不多,但凭借某方面的特殊才能获得成功,过上比较富足的生活。个别孩子就幻想自己也能"一步登天",而不愿努力学习。也有些孩子因缺乏对朋友的辨别能力,结识了社会上的一些不良少年,受同伴影响产生厌学情绪,甚至逃学。

2. 学校方面  第一,个别教师教学方法老套、单一或者经验不足,不能适应现社会孩子们的心理特点。第二,老师教育学生的方法有失偏颇,学生感受不到尊重和爱,从而对学校或个别老师产生厌烦甚至报复心理,出现厌学或逃学现象。第三,学校受升学压力的影响,在教学内容上紧紧围绕升学考试,甚至是密集的考试和排名,满足不了孩子们的好奇心和求知欲,孩子们在学校体会不到学习的乐趣。

3. 家庭方面  家长对孩子期望值过高,不顾孩子的实际情况,用神童的标准去要求孩子,强迫孩子学习,使孩子对学习产生反感,甚至与家长对抗,有的还发展到因丧失生活的信心而轻生。有些孩子因家庭关系紧张、父母离异或外出打工等原因,父母对其放任自流,没有正确引导,造成孩子缺少父母的关爱和教育,性格孤僻,学习不好,从而产生厌学心理。

4. 自身方面  孩子对学习的期望过高,心理压力过大,精神过度紧张和疲劳,唯恐成绩下降;对考试和平时学习信心不足,过分看重考试成绩,自卑心理严重;学习生活欠规律,学习方法不科学,不适应新的环境和老师的教学方式;对老师的批评不能以平常心对待,都容易造成不良的身心状态。同时,如果孩子自卑胆小,人际关系紧张,不知道如何与同学、老师沟通交流,或被同学孤立、欺凌,都是导致孩子厌学、逃学的原因。另外,可能由于家庭经济条件较好或家长的溺爱,孩子找不到学习的动机和动力。

三、厌学的预防与应对

1. 培养学习兴趣和激发学习动力　兴趣是学习的动力,是求知欲的源泉。在培养孩子的学习兴趣时,以下方法值得借鉴:①良好沟通。父母、老师和孩子良好的沟通是非常关键的,应和孩子站在平等的地位,用和善的方式与孩子沟通。②故事激励。可以根据孩子喜欢听故事这一特点对孩子进行有效的引导,可以买与学习兴趣相关方面的漫画故事书给孩子看,父母也可以给孩子讲这方面的故事,让孩子从故事中产生对学习兴趣。③经常鼓励。要常鼓励孩子,不管是学习,还是孩子在做其他事情,都一定要善于发现孩子的闪光点,然后借助这个闪光点对孩子大加赞赏。孩子提出问题时,鼓励孩子探索和思考。④树立理想。从小引导孩子树立理想和人生目标,教育孩子为了实现理想需要付出努力。

2. 培养学习责任感　教育孩子懂得"每个人每个阶段都有自己的责任和义务"这句话的道理,每个人都要自觉地承担好自己的责任和履行好自己的义务,社会才能稳定健康发展。学生阶段,学生的主要责任和义务就是要好好学习,在学习中每个人都会遇到各种挫折甚至失败,引导孩子正确看待挫折和失败,有意识地培养孩子坚强的意志力,让孩子学会在失败和困难中迎难而上,积极寻找失败的原因和解决问题的办法。

3. 帮助孩子解决困难　孩子开始厌学大部分都是因为遇到了他们暂时没办法解决的困难,可能对新的学校、新的老师、新的同学和新的学习内容不能适应。家长要加强与老师的联系,及时向老师反馈孩子的情况,一起寻找孩子厌学的关键问题和主要原因,进一步鼓励、帮助孩子提高适应能力,如指导处理人际关系,指导提高学习能力和效率的方法,指导养成良好学习习惯等。可能孩子遇到了他们没能力处理的欺凌事件,家长要及时了解情况,帮助孩子解决问题,提高孩子安全感。

4. 减轻学业负担　减负是为了提高效率,要实现减负增效,全面提高教学质量,在学习中老师和家长必须彻底摒弃传统教学中的"满堂灌""填鸭式"等方法,彻底摒弃那种为应付考试而采用的题海战术,教学讲究有趣、灵活,留有充裕的时间让学生动脑、动手、动口,让学生自行研讨、自己学习,逐渐培养良好的学习习惯,逐渐地让学生热爱学习、学会学习。

5. 设定合理目标　制订的学习目标要具体,可以在短时间内实现。这样的目标可以使孩子们比较容易地享受成功的欢乐,增加孩子们的信心。因此,目标学习法也是成功教育的主要策略之一,同时,实现学习目标也是实现人生目标的开始,只有大小目标、远近目标有机结合,才会避免一些无效劳动。制订目标时需要遵循五大原则:具体的、可衡量的、通过适当努力可以达到的、和其他目标具有相关性、有具体的时限。如一周看 3 本课外书、下次考试提高 20 分等。

6. 改善人际关系　儿童青少年渴望寻求同龄人的接纳、赞美,倾向于从同伴身上看到自身的优点,否则会感到孤独和无助。儿童青少年一旦自尊心受到打击,或同伴之间发生矛盾,则会发生胡思乱想、上课注意力不集中等,久而久之对学校生活产生恐惧,产生厌学心理。因此应增加孩子人际交往互动,提高孩子人际交往的能力,从而避免孩子在学校因人际关系紧张导致的厌学。

7. 指导压力应对方法　给孩子营造宽松、安全表达的家庭环境,对孩子的所做、所为、所感、所想,不要打压、指责、批评、否定,引导他们自己思考是否合适、是否还有更好的办法。在孩子考试成绩不如意或感觉学习压力大时,指导孩子进行积极的自我暗示,减轻压力,缓解焦虑;正确看待考试成绩,不因考试分数不理想而否定自己;在失败中找到自己要解决的主要问题,并想办法解决问题。

# 加　油　站

## 时间管理四象限法

时间管理四象限法是一个具体的、操作性很强的管理时间、提高学习和工作效率的方法。这个法则根据我们的学习或工作任务的重要性和紧急性分为两个维度、四个象限,如图 9-1。两个维度分别是重要性和紧急性,四个象限分别是重要紧急、重要不紧急、紧急不重要、不紧急不重要。重要而紧急的事情要马上做,但是在处理这个象限的事务前,要先判断这件事情能否向第二象限重要不紧急的方向转移。第二象限是重要而不紧急,这一部分的工作按道理来说是计划中的工作,有序开展的内容。因为是和目标高度吻合,而且已经提前做好了计划、有充分准备的工作,理所当然这种类型的工作势必是要我们重视并且得到妥善处理的。而现实是第二象限的工作受到了第一和第三象限工作的挤压和阻拦,使这个象限的工作很多时候由重要不紧急变成了重要而紧急,因为原本计划好的时间都被紧急的事情占用了,结果就是让不紧急变成了紧急。所以对待第二象限的工作,我们要坚持做到,不管其他紧急的事情如何扑面而来,也不要影响到这个象限的事情。一旦发现紧急的事情造成恶劣的影响,有人就会说"那我加班来处理不就行了吗?"加班就是一种不良现象,就是因为时间管理不科学才迫使你要加班,所以说时间管理中出现加班就是管理失败的表现。在四个象限中,第二象限的工作是最重要的也是最体现我们的时间管理质量的,这是时间管理中的第一原则。

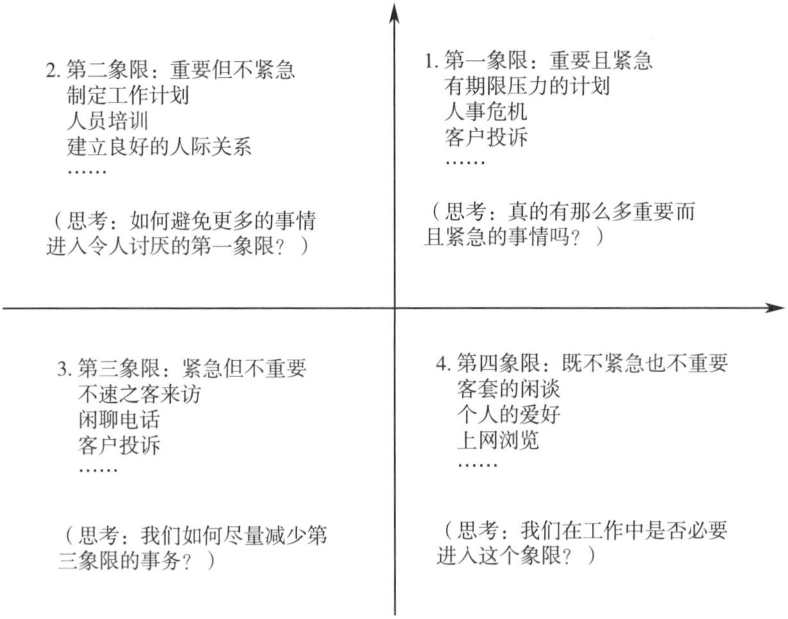

2. 第二象限：重要但不紧急
　　制定工作计划
　　人员培训
　　建立良好的人际关系
　　……

（思考：如何避免更多的事情
进入令人讨厌的第一象限？）

1. 第一象限：重要且紧急
　　有期限压力的计划
　　人事危机
　　客户投诉
　　……

（思考：真的有那么多重要而
且紧急的事情吗？）

3. 第三象限：紧急但不重要
　　不速之客来访
　　闲聊电话
　　客户投诉
　　……

（思考：我们如何尽量减少第
三象限的事务？）

4. 第四象限：既不紧急也不重要
　　客套的闲谈
　　个人的爱好
　　上网浏览
　　……

（思考：我们在工作中是否必要
进入这个象限？）

图 9-1　时间管理四象限法则

## 划　重　点

　　厌学是学生对学习的负面情绪表现。家长应营造和谐的家庭氛围，给孩子宽松愉悦的学习环境，降低对孩子的期望，培养孩子的学习兴趣。教师应把教学与学生特长结合起来，预防孩子厌学。一旦孩子发生厌学，家长要及时与学校老师沟通，积极寻找原因，了解孩子遇到的困难和挫折，指导、帮助孩子积极应对。

## 试　试　手

1. 从哪些方面观察孩子是否厌学？
2. 试着说一说学生厌学与哪些原因有关系。
3. 孩子厌学，父母可以怎么做？

# 第三单元
## 非自杀性自伤的预防及处理

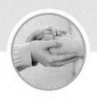

小冰,女,15岁,有一段时间学习成绩不太理想,感到很沮丧和伤心。但父母不但没有安慰小冰,反而给她施加了更多的压力。在一次小冰感到压力太大崩溃大哭的时候,父母讽刺小冰"你这么没用还有脸哭",小冰感到非常生气和委屈,顺手拿起桌上的美工刀在手上划了一刀,父母吓坏了,赶紧安慰她,送她去医院,她心里也舒服多了。自此之后,她感到难受时,不再想要找别人倾诉自己的痛苦,而是继续用自伤的办法偷偷处理困难情绪。小冰为什么要这样反复伤害自己呢?

## 定　目　标

1. 了解什么是非自杀性自伤。
2. 了解非自杀性自伤的原因。
3. 掌握非自杀性自伤的预防及应对。

## 跟　我　学

顾名思义,非自杀性自伤(non-suicidal self-injury,NSSI)是指不以自杀为目的的自伤行为,个体在没有自杀意图的情况下,对自己的身体进行直接且有意的伤害行为。主要特点是直接、故意损伤身体,但并不打算造成死亡。切割是 NSSI 最常见的形式,其他形式包括烧灼、刮擦 / 划伤皮肤、干扰伤口愈合、击打、咬伤、自我投毒,以及有目的性地参与非娱乐性的高危活动等。值得注意的是,尽管患者不是以自杀为目的,但是稍有不慎,自伤行为也有可能导致自杀后果,且NSSI者自杀风险更高,所以家长千万不能掉以轻心。男生的自伤行为有时会比女生隐秘,需要照顾者更多留意。

一、非自杀性自伤的发生机制

总的来说,非自杀性自伤的机制暂时不明确,可能与以下机制有关。

1. 减少紧张及消极情绪　有的患者在特别紧张、焦虑、抑郁、愤怒、恐惧等情绪状态下,不知道如何处理,通过采取自伤的行为来缓解情绪。

2. 自我惩罚　部分患者在遇到挫折或失败时,通常把原因归咎于自己,通过采取自伤行为来惩罚自己以缓解自责情绪。

3. 恳求帮助　有些孩子因为长期被忽视,采取自伤行为能获得更多的关注和关心;有的孩子发现通过采取自伤的行为能促进父母关系,因此他们采取自伤行为来寻求帮助。

4. 生理机制　自伤行为的儿童青少年疼痛感知能力下降,疼痛耐受力增加。背后的机制可能是自伤行为可使内源性阿片肽释放,阿片肽在疼痛和情绪调节中具有重要作用,能增加患者的愉悦感,缓解抑郁情绪。有些患者将自伤看成是积极性的行为,因而往往不会寻求或接受帮助。

5. 人格特质　有非自杀性自伤的人多有追求刺激、容易冲动、具有攻击性和抑郁自卑等人格特征。

二、非自杀性自伤的促发因素

1. 精神障碍　在精神障碍患者中,非自杀性自伤的发生率极高。抑郁情绪是重要的独立危险因素。同时,社交恐惧症、广泛性焦虑障碍、边缘型人格障碍、创伤后应激障碍也是危险因素。青少年为缓解不良心境,减少恐惧感、获得愉悦感而采取非自杀性自伤为情绪调节异常的表现。

2. 无法承受压力　学业压力无疑是中学生心理压力的主要来源。进入中学后,学习负担加重,对学生的自学能力要求增高;害怕别人超越,一遇到重要考试时就非常紧张;家长的期待高,存在望子成龙、望女成凤的心理;自我概念差的人,喜怒哀乐受制于别人对他的赞赏或贬损,喜欢和别人比,遇到挫折常常自责,自己瞧不起自己,容易有挫折感,这些都会导致心理压力的产生。大部分的压力都会让人感到不舒服,会带来焦虑、沮丧和抑郁,而儿童青少年情绪处理的能力有限,心理压力长期积累,容易导致心理问题的发生,导致非自杀性自伤的概率增加。

3. 人际关系紧张　尤其是校园霸凌对于被欺凌者来说是一个应激源,学校是儿童青少年发生自伤的次主要场所,仅次于家中。他们会面临是否要把被欺凌的情况告诉老师或家长,同时也担心被欺凌的程度会因此加深,以及自己为什么会遭受欺凌等一系列问题。当自己无法解决时,会感到庞大的压抑感、无助感。受欺凌后,儿童青少年可能采取非自杀性自伤行为来引起家长或老师的关注,寻求他们的帮助与支持。受欺凌后的儿童青少年也可能想通过自我伤害的行为来博取欺凌者对他们的同情从而停止对他们的欺凌。

4. 家庭功能不良　当家庭中出现矛盾的时候,他们感受到的压力会比成年人更强烈。由于家庭亲属关系的破裂,造成儿童青少年对家庭生活的否定,并难以接受家庭教育,不利于儿童青少年心理健康水平的提升。长期无父母陪同的儿童青少年缺失家庭关爱,其对于亲情的渴望常误导其他错误思想的产生,认为自己不被爱,对自身感到否定。由于家庭生活带来的影响常给儿童青少年形成较大的冲击,对于他们的心理健康教育也难以形成较为全面的教育效果,引发儿童青少年非自杀性自伤的概率也会加大。

5. 被忽视与虐待　个体在儿童青少年时期所遭受的虐待与忽视是其成年后自伤行为的一个重要影响因素,高达79%的自伤者在儿童青少年时期有过受虐待或受忽视的经历。可能有多种形式,如情感虐待、躯体虐待、性虐待、身体忽视等。对经历过虐待与忽视的儿童青少年来说,除了通常会采取试图回避讨厌的或不愉快的事件外,也努力避免令自己痛苦的想法、情绪情感及其他经历。当个体越是要摆脱和回避个人体验时,其不愉快的个人体验会越多,可能会引起更多的心理问题,因此这种回避往往是无效的,个体需要借助其他方式来解决问题。因此,自伤行为被认为是一种病态却有效的情绪表达手段。

6. 社会因素影响　儿童青少年的行为很容易受到同龄人的影响,他们会去模仿他人的非自杀性自伤行为。网络环境对儿童青少年的影响会随着社会发展越来越明显。当儿童青少年在网络上看到有人用自伤表达剧烈的情绪或看到身边有人自伤时,很容易受感染而被诱导尝试自伤。在临床工作中,当儿童青少年被问到"怎么发现这个办法能缓解痛苦"的时候,很多答案就是"看到身边的人这么做,我就好奇""看到社交媒体有人发自残的图片"或是"朋友告诉我这个办法有用"。

## 三、非自杀性自伤的家庭护养方法

1. 探讨实施 NSSI 的原因　当发现儿童青少年已经有自伤行为时,父母或老师应在保障孩子隐私以及不带偏见的情况下进行讨论,探讨孩子发生NSSI 的原因,并在必要的时候寻求专业的帮助。目前,报告最多的 NSSI 动机包括应对痛苦及对他人施加影响。可能原因还包括因为存在积极的感觉而惩罚自己、惩罚他人、追求麻木感、寻求感官刺激(如制造兴奋感)、避免自杀(如摆脱自杀观念)、维持或试探界线、表达或应对性倾向等。确定患者发生 NSSI 的原因有助于我们了解自伤的原因及需求,体会孩子痛苦的感受,从根本上帮助孩子纠正自伤行为。

2. 接纳情绪　从某种意义上讲,实施 NSSI 的个体正在发出绝望的求助信号,需要得到关切及支持性的回应,其中一种有效的回应方式就是共情。除了表达关切及同情之外,共情还包括识别及感受患者的情绪,并把感受到的患者的情绪反馈给患者,让患者感受到自己被理解和接纳。这对患者来说具有非常好的治疗效果。家长应该用积极的态度、不带评价和指责地倾听儿童青少年诉说心里的话,鼓励他们多去表达自己的感受和需求,并且练习用语言表达自己的能力,在他们充分诉说自己的感受后再去建议。

3. 避免渲染 NSSI 的危险性及重要性　如果儿童青少年的 NSSI 是受真正的自杀冲动和 / 或潜在精神障碍所驱动,那么需要请专业的精神科医生进行诊治。然而,由于大部分 NSSI 并非由真正的自杀冲动所驱使,家长及老师的过度反应可能会在无意中向患者传递一种信息,就是自伤可以引起他人的关注,进而强化他们在痛苦时以此方式寻求支持的行为。并且,过度反应也不能帮助儿童青少年理解及应对自伤行为背后的原因。

4. 避免接触到致死方式　避免让儿童青少年接触到枪械、锐器、药物、可能导致窒息的物件及家居中的潜在毒物等危险物品,可有效降低自杀率,也可降低个体实施 NSSI 的可能性。很重要的一点是,需要反复询问孩子是否获取了新的工具,并且询问孩子是否有未主动告知的相关信息。另外也有必要询问患者是否将某些已有的工具转移到其他更便于使用的地方。家长还需要识别一系列危险信号(如想法、意象、心境、情境、行为),指导孩子掌握积极的应对策略(如外出散步、锻炼、从事符合自己兴趣爱好的事、与亲朋好友交流),告知孩子 24 小时心理援助热线,必要时可以主动寻求帮助。

5. 指导建立新的行为模式　和孩子制订好安全计划也是干预重要的一部分,因为它是操作性强的手段。安全计划中包括列举出预警信号(如情绪上的变化或行为上的变化),对自己适用且有效的几个自我关照方式,可以联系的人(如父母、兄弟姐妹、朋友、信任的大人或心理咨询师),自伤的替代方式。有效的替代自伤的安全行为包括手握冰块、用红笔 / 红色指甲油在想切割的部位做标记来代替刀割、用橡皮筋弹自己、对着枕头尖叫。自我照料的方式包括洗热水澡、用舒服的被子裹住自己、简单打扫房间、喷香水、买花、去户外走走、吃甜点、和朋友打电话等。每个人觉得对自己有效的方式不相同,所以在干预中要做的是帮助、鼓励孩子去探索、寻找到适用于自己的照料方式。

6. 改善家庭关系,创造和谐家庭氛围　如果儿童青少年的自伤行为和家庭关系、家庭内部的压力事件有关,家长可以积极地调整自己的沟通方式和家庭成员的关系,积极探索解决问题的方法,增加相互理解,减少极端家庭矛盾的发生。当家庭无法调节内部矛盾时,家长也可以主动向专业人员寻求帮助,并且学习更科学有效的沟通方法和情绪调节方法。

7. 提高人际交往能力　家长可以为儿童青少年提供积极的人际交往榜样,向他们言传身教人际交往的技巧;如果家长自身也有不良的社交习惯,也可以去积极调节,有时候家长承认自身的不足反而能让儿童青少年接纳自己交友方式的不足,鼓励他们探索更健康的交往模式。

## 加　油　站

### 非自杀性自伤与抑郁障碍

抑郁症患者会比健康人群更容易感觉到悲伤、麻木、难过、焦虑的负面情绪。儿童青少年的抑郁症患者除了上述症状外,还会体会更多的烦躁不安、强烈的情绪波动和在人际中难以忍受负面信号和拒绝。儿童青少年难以忍受这些痛苦的情绪症状,会使用自伤来回避和缓解。研究证实,情绪障碍患者会比其他心理问题人群更容易使用自伤作为情绪应对的方法。

自伤在短期内可以迅速帮助个体逃离痛苦的负面情绪,但从长期来说却维持了负面情绪的发生。加上旁人对自伤的误会、排斥甚至惩罚,自伤会对人际关系带来更多不确定性和拒绝。无论是从个体心理还是人际关系的角度看,自伤都增加了个体罹患抑郁症的风险。

## 划　重　点

儿童青少年时期正处于人生发展的特殊时期,生理功能的日趋成熟与心理发展的相对滞后,使这个阶段孩子的内心冲突非常激烈。家庭养育环境不佳、具有适应不良的心理特征或患有精神疾病以及内心脆弱的儿童青少年往往对压力过于敏感,易产生焦虑、无助、无望及绝望等过度反应,被忽视或被虐待,不良社会因素等都是他们非自杀性自伤行为发生的促发因素。无论是偶发的还是频发的非自杀性自伤,都应该引起足够重视。在保证安全的前提下,给予共情和接纳,与他们讨论行为发生的原因,通过改善家庭关系、指导建立新的行为方式等方法帮助他们。

## 试 试 手

1. 非自杀性自伤的发生机制是什么？
2. 非自杀性自伤的促发因素有哪些？
3. 如何帮助有自伤行为的儿童青少年？

# 第四单元
## 注意缺陷多动障碍儿童的家庭行为管理

小 案 例

8岁的小杰在上幼儿园时就明显比其他孩子多动,上小学以后,这种情况有增无减。上课时不遵守纪律,用笔乱写乱画,小动作不断,甚至在课堂上乱跑,不听管教。在课余活动中不大合群,喜欢做恶作剧,如有时接连用头把几个同学撞倒,自己却满不在乎;在家表现任性、冲动,父母不满足其要求便大喊大叫,甚至在地上打滚;精力充沛,对看电视也不感兴趣,做作业时边做边玩,学习成绩怎么也提不上去。家长苦不堪言,这孩子怎么就这么调皮呢?

定 目 标

1. 了解儿童注意缺陷多动障碍的各种表现。
2. 了解注意缺陷多动障碍的病因。
3. 掌握注意缺陷多动障碍儿童的家庭养育方式。

跟 我 学

一、注意缺陷多动障碍儿童的观察与识别

多动症儿童在医学中被诊断为注意缺陷多动障碍,又称"儿童多动症"。这类儿童智力发育正常或接近正常,但表现为与年龄不相符合的注意力不集中、行为过多、上课不认真,更有甚者扰乱正常上课秩序、不能按时完成作业,学习成绩较差,尤其是计算能力较弱。情绪不稳定、易冲动,与同龄人关系紧张。可以从以下几个方面来进行观察和识别。

1. 注意缺陷　是主要的表现之一,患儿主动注意减退,被动注意增强,表现为注意力不集中,上课不专心听讲,易受环境干扰而分心,注意对象频繁地从一种活动转移到另一种活动。做作业时不能全神贯注,拖拉,做做玩玩,粗心草率,不断地以喝水、吃东西、小便等理由中断,做作业时间明显延长。做事有始无终、丢三落四,常半途而废。轻度注意缺陷时,可以对自己感兴趣的活动集中注意,如看电视、玩电脑游戏等。

2. 活动过多　主要表现为过分不安和/或小动作多,患儿行为幼稚,与其年龄不相符,常来回奔跑或小动作不断,在教室里不能静坐,常在座位上扭动或站起,严重时离开座位走动,或擅自离开教室,话多、喧闹、插嘴、惹是生非,影响课堂纪律。儿童多动症有两种类型:①持续性多动。多动性行为见于学校、家中等任何场合,语言表达能力、综合分析能力、学习能力等各种功能受损比较严重。②境遇性多动。多动行为仅在某种场合(多数在学校),而在另外场合(家中)不出现,各种功能受损较轻。

3. 冲动　患儿情绪不稳定,易激惹、任性,自我控制能力差,即使知道会导致不良后果却仍然抑制不住自己的行为。常伴有并无明确目的的快速、不精确的行为动作,表现幼稚,易受外界刺激而过度兴奋,易受挫折。行为唐突、冒失,不考虑后果,出现危险或破坏性行为,事后不会吸取教训。

4. 学习困难　患儿智力正常或基本正常,主要表现为学习成绩差,其学习困难与注意力不集中、多动有关。出现学习困难的时间,取决于智力水平的高低及症状的轻重程度,智力水平中下等的严重多动症患儿在学龄早期就可出现学习困难;智力水平较高、多动症状较轻的患儿,可在初中阶段才出现学习困难。

5. 神经和精神发育异常　患儿的精细动作、协调运动、空间位置觉等发育较差,如对指运动、系鞋带、扣纽扣等都不灵活,左右分辨困难。少数患儿伴有语言发育延迟、语言表达能力差等问题。此外,患儿还有可能共患品行障碍、焦虑障碍、抽动障碍、心境障碍等。

## 二、多动症的病因

多动症病因复杂且尚未明确,主要可能与遗传和环境等因素有关。

### (一) 遗传因素
家族成员中如有此病者,该家族的后代该病的发病率比没有该病的家族要高。

### (二) 环境因素
1. 孕产期接触有害因素　感染、中毒、营养不良、药物、生产时缺氧等均可导致胎儿神经发育异常。

2. 铅暴露　儿童体内铅超标,如经常食用食品添加剂及某些调味品、接触人工合成染料等。

(三) 心理、社会因素

1. 父母精神健康状况　父母个性特点和精神异常对于注意缺陷多动障碍的发生有重要影响,如父母存在抑郁、焦虑或情绪障碍等心理问题,其子女的注意缺陷多动障碍患病率明显高于父母心理健康的儿童。

2. 父母教养方法　儿童不良行为的形成与家庭教育中的正性强化和负性强化有关,父母个性特征,如神经质、责任感低以及与子女的对立关系均可导致注意缺陷多动障碍患儿不良行为的发生与发展。

3. 家庭环境　儿童的行为与家庭环境密切相关,不良的家庭环境对儿童的不良行为起示范和强化作用,主要家庭环境因素包括以下几个方面:家庭关系严重不和睦;父母社会经济阶层低(包括父母受教育程度、职业层次、经济收入等)。

4. 缺乏安全感　儿童缺乏安全感可引起多动,在学校缺乏安全感的注意缺陷多动障碍儿童常伴有咬指甲现象,咬指甲是注意缺陷多动障碍儿童内心缺乏安全感的一种外在表现。

(四) 大脑发育异常

注意缺陷多动障碍人群大脑中特定的化学物质发生改变,且特定脑区活动下降、发育不成熟和体积萎缩。大脑额叶区可能和注意缺陷多动障碍的发生有关,该区被称为额叶眼区。

三、家庭管理

(一) 行为训练

1. 暂时隔离法　暂时隔离法主要是在多动症的孩子出现不良行为时,家长让孩子暂时离开他感兴趣的环境,停止他感兴趣的活动,帮助他主动认识自己的错误,矫正不良行为习惯。

(1)暂时隔离法的步骤:第一步,当孩子出现不良行为,父母首先要与孩子保持目光的接触,表情严肃但不必严厉。第二步,用10个字以内的句子简单告诉孩子他必须被暂时隔离的原因,并即刻付诸实施。第三步,把孩子送到隔离地点——卫生间、储藏室等安全但无聊的地方。第四步,按照1岁1分钟的原则把握时间(如5岁孩子隔离5分钟),隔离结束后再要求孩子说出他被隔离的原因,不必要求他认错,表现出家长对孩子的尊重。

(2)暂时隔离法的使用范围:暂时隔离法不是适用于所有的不良行为。如不愿做作业、忘记做家务、胆小、害羞、依赖、孤僻等行为,就不宜用暂时隔离法来处理。可以使用暂时隔离法的有以下一些行为,包括对父母或其他大人无礼、顶嘴;生气地大嚷大叫;抢别人的玩具或故意损坏玩具;伤害别人的躯体;用东西打人或朝别人扔东西;乱扔食物;有意损坏家具或房屋;警告之后仍不服从命令,不能立刻终止错误行为等。

2. 代币制疗法　是阳性强化行为治疗,采用象征性钱币(如筹码、铜币、纸币等)、奖状或奖品等为奖励手段来强化良好行为的一种行为治疗方法。当孩子做出合适的行为表现时,家长或老师就要给予一定数量的代币进行奖励,当代币达到一定数量时就可以在家长或老师处换取某种实物奖品。代币制疗法即可愉悦孩子的心情,又可重塑孩子的行为。

(1)操作方法:第一步,父母必须了解孩子的兴趣与愿望,如孩子最喜欢的东西、最想要的玩具、最想去的地方、最爱吃的食物……第二步,父母与孩子一起罗列出需要改善的行为,如注意力不集中、功课拖拉等。第三步,按照从易到难的顺序将行为排序,并从中选择1~2条给以具体的目标,比如每天晚上8点半之前完成功课。第三步,确定代币的表示方法,如打钩、用积分卡。第四步,确定行为达到时可以得到的代币数量,如每天30分钟内做完功课奖励5分;每天1小时内做完功课奖励10分;功课能做得没有错奖励5分;能自觉进行10道口算奖励10分。第五步,确定代币与奖励的兑换标准。刚开始的时候,兑换标准最好细一点,将孩子可能赢得的最少代币的奖励考虑进去,而且要记得将物质奖励与精神奖励联系起来,如50积分可以兑换一个玩具;200积分可以去一次游乐场……第六步,确定代币兑换的时间,如每天可以兑换一次,但是只能花费积分的三分之二,余下的积累起来兑换更大的奖励。

(2)注意事项:①不倒扣,只记录孩子积极的行为,而不要因为孩子的某次消极行为而将以前的代币取消,如孩子周一做到了,而周二没有做到,千万不要将周一的成绩也一并取消了。②强调连续性,也就是如果孩子能持续出现某个目标行为,那么就加大奖励,因为连续性是形成习惯的基础,如果孩子为了得到代币与奖励而连续保持某个行为,那么3个星期后该行为将逐渐成为习惯。③奖励来源的合理控制,减少有干扰性的盲目奖励,即在实施代币的过程中要家庭所有成员一致配合,使孩子得到奖励的来源尽可能唯一化,而不要出现"妈妈不给,爸爸或奶奶给你"这样的矛盾。有一人随意改变规则都可能使代币制疗法无法顺利进行。为了记录方便,最好做一张记录表,记录表的制作方法可以参照附录九。

(二) 注意力训练

1. 舒尔特方格法　是一种简单、有效、科学的注意力训练方法。寻找目标数字时,注意力是需要极度集中的,把这短暂的高强度的集中精力过程反复练习,大脑的集中注意力功能就会不断地加固提高,注意水平越来越高。

**【具体做法】**

1. 在一张方形卡片上画 1 厘米乘 1 厘米的 25 个方格,格子内任意填写上阿拉伯数字 1~25。训练时,要求被测者用手指按 1~25 的顺序依次指出其位置,同时诵读出声,施测者一旁记录所用时间。数完 25 个数字所用时间越短,注意力水平越高。可以参照附录十推荐的舒尔特方格进行训练。

2. 培养孩子提高注意力的自信心    自信心往往通过多肯定、多鼓励来达到。多一些正面暗示,尽量避免负面暗示,如家长说"我们孩子注意力不集中""我们孩子总是不专心",孩子自己说(或认为)"我不专心""我无法专心"等,都非常不利于自信心的培养。

3. 为孩子创造安静的学习环境    最好有单独的房间,房间干净整洁,物品摆放有序;从小培养孩子的归位意识及良好的生活习惯;家长尽量不在家里打牌、打麻将;尽量减少电视、音响等带来的干扰;不要一会儿送个苹果、一会儿送杯水或饮料……这些行为既分散了孩子的注意力,又弄得孩子心烦意乱,根本无法专心学习。

4. 提高孩子的抗干扰能力    培养孩子的抗干扰能力,让孩子参加静心训练,稳定情绪训练,这样孩子抗外界干扰能力会增强。

**四、训练原则**

1. 循序渐进    进行行为训练和注意力训练时一定要注意循序渐进,一方面,任务的难易程度要循序渐进,从孩子感兴趣的、简单容易的任务开始,逐步增加难度。另一方面,训练时间要循序渐进,患儿本就是注意力不集中,因此在安排任务时,时间上不能太长,从几分钟开始,逐步延长持续的时间。

2. 贵在坚持    任何事情都不是一蹴而就的,一个习惯的建立、一个行为的改变都是不容易的,需要一段比较长时间的坚持。

3. 目标合适    不管是行为训练还是注意力训练,都需要有明确而具体的目标。目标就是患儿努力的方向,需要与患儿一起商量设立,要得到患儿的认可,这样患儿更容易坚持。目标不能太容易也不能太难,太容易达不到效果,太难容易给患儿带来挫败感,要让患儿经过一定的努力就能达到,这样可以增强成就感。

4. 阳性强化    孩子出现正确行为时,家长需要用表扬和奖励的方法对其进行强化,增加后期对该行为的应用。若出现不正确行为时,家长应予以忽视,以此降低该行为的发生率。

## 加 油 站

### 好动的孩子就是多动症吗

好动的孩子不一定就是多动症,孩子的天性就是活泼喜动,甚至有的孩子会表现出有点调皮捣蛋,但是,需要集中注意力时还是能全神贯注,因此不能仅仅以孩子一个多动行为,就归类为多动症。另外还有一些孩子罹患躯体疾病和心理疾病也会出现类似多动症的表现,如听力和视力的损伤、过敏性疾病、贫血、药物不良反应以及心理障碍中常见的抽动秽语综合征、孤独症、学习恐惧症等。因此,家长发现孩子有多动的行为时必须及早就医尽快诊治。

## 划 重 点

儿童多动症是一种以无法控制的活动过度、注意力不集中、情绪不稳为主要症状的疾病,患儿一般表现为无法安静保持坐态、手足小动作较多、课堂上东张西望、完成作业时较为拖沓或马虎、易冲动、任性、易发脾气等。要遵循循序渐进、阳性强化、目标合适和贵在坚持等原则,对患者进行相关行为训练和注意力训练,尽可能帮助孩子恢复正常的学习和生活。

## 试 试 手

1. 如何识别多动症的孩子?
2. 家有多动症患儿,父母应该如何做?

# 第五单元
## 孤独症儿童的家庭教育训练

## 小 案 例

小帅帅,男孩,四岁半,在幼儿园很少说话,只会无意义地发出一些声音;能听懂一些很简单的常用语,如吃饭、睡觉、解小便等,但基本无指令接收能力;精神亢奋,随意性较大,很难安静地坐在椅子上;走路不稳,上下楼梯需要搀扶,全身肌肉无力,双手抓握物品有困难;眼神飘移明显,不能追踪目标物;缺乏正确的表达方式,有自伤现象,着急时会拍自己的头。家长和老师担心孩子有智力问题,不知道怎么办?

## 定 目 标

1. 学会识别儿童孤独症。
2. 掌握儿童孤独症的家庭教育训练方法。

## 跟 我 学

儿童孤独症属于广泛发育性疾病,多起病于婴幼儿时期,以社会交往障碍、语言交流障碍、刻板重复行为为主要临床表现,约 70% 的患儿同时伴有精神发育迟滞。

一、儿童孤独症的观察与识别

儿童孤独症的基本特征为起病于婴幼儿,患儿极端孤僻、与人缺乏感情联系、言语障碍、刻板运动和对环境奇特的反应。主要表现有以下几个方面。

1. 社会交往障碍　患儿表现极度孤独,对亲人以及周围人均缺乏情感联系,回避与他人目光接触,不与外界接触,对环境缺乏兴趣。

2. 言语交流障碍　患儿口语发育延迟或者不会使用语言表达,也不会使用手势、模仿等与他人进行沟通,对别人的话也缺少反应;常听不懂指令,不会表达自己的需要和痛苦。有语言能力的患儿常表现为无意义的模仿言语,重复使用与环境无关的言词,不能主动与人交谈、维持交谈等,同时言语的节奏、声调、重音等存在异常。

3. 不正常的行为方式　患儿常常表现为重复动作、刻板行为、异常的吃饭和睡眠姿势。患儿要求日常生活方式及内容维持原样,即使微小的变动,就会引起他发脾气、哭闹;对人不感兴趣,却对某些无生命的物体表示异常的迷恋,如瓶子盖、旋转的东西(如电风扇)、门锁等或迷恋某些气味,如特定牌子的洗发水等;经常反复地排列、堆砌或摆弄旋转物品;对电视的广告、气象报告特别感兴趣而对其他节目缺乏兴趣。部分患儿常常用脚尖走路、行为怪异、情绪变化莫测。

4. 感知觉反应异常　患儿对外界刺激表现出反应迟钝或过分敏感,有的近似视而不见和听耳不闻的征象,如反复自伤不表示痛苦,而对一接触就痒却忍受不了等。

5. 智能障碍和其他损伤　孤独症患儿表情一般无明显呆滞,但适应能力明显落后,生活不能自理,自我防御功能减弱,约 75% 患儿智力低下。有极少数患儿可在某一方面表现有特殊才能,在幼儿期就具有对字、数和歌词、诗词等的认识、背诵表现出超常的机械记忆和推算能力。但总体来说孤独症是一慢性病程,预后大多较差,60%~70% 患儿不能独立生活,无独立社交能力,需要终生监护,17%~25% 的患儿能独立生活,但交往和行为方面仍有缺陷,不能胜任工作。

## 二、儿童孤独症家庭教育训练

1. 应用性行为分析法(applied behavior analysis,ABA)　是将目标任务分解成小的步骤,然后进行强化,直到掌握所有步骤。可以应用于多种类型的指导,包括模仿、理解和表达语言,认知概念,社会交往,生活自理,玩(游戏)能力,大动作,精细动作等。找一个安静、简洁的环境,在那儿放一个小桌子和两个小椅子,按照孩子的年龄和能力水平,选几项要教他的技能或概念(可以参照下面提及的一些项目)。内容可以包括具体概念(名词:物品名称或图片里的物品;动词:自己的动作或图片里人的动作)和比较抽象的概念(形容词:大小、颜色、长短,数字、情感等)。训练技能项目顺序的选择应该是从简单到复杂。很多孤独症儿童会坐不住,坐不好。前三个项目就应该教他们坐下来、坐直、把手放好。下面以坐下训练为例,具体步骤如下:找一个大小适合的椅子,把它放在孩了的后面;说"坐下",然后用实践提示使他坐在椅子上;他一坐,马上给他小食品或给予表扬;让他站起来,再反复练习多次。每次告知孩子坐下时减少提示和帮助。每次孩子坐下后,都要给予孩子表扬会奖励,强化孩子"坐下"这一行为。另外,要慢慢地增加孩子与椅子的距离。如果没有让他起来之前他就起来了,需要强迫性地再让他坐在椅子上。要让他感到没有允许就不能离开座位。

开始建立对孩子的控制和要求孩子服从指令时,孩子很可能会发脾气。训练者要假装什么都没看见,根本没有注意他,要让他知道他这种行为对训练者没有任何影响。不要看他,也不要终止训练项目。孩子意识到这种行为对他没有好处时就会停下来。同时,坚定地告诉他"不",比方"不要尖叫"或者"不要笑",指令一定要短,如果一两个字解释不了他不应该做的事(如他把练习的材料扔到了地上),可以简单地说"不"。

2. 引导式训练法　根本原理是以循序渐进的方法将语言与动作贯穿起来,融为一组习作课程,应用丰富多彩的引导式内容和手段,如节律性音乐、游戏等调动儿童的兴趣,激发他们主动学习的热情,提供指令性诱导,通过引导者与儿童的整体互动,诱发儿童做出正确反应。

下面以语言训练为例,有的不会发音,没有语言能力;有的无目的时可以像婴儿一样发出一些无意义的声音,但要让他说话时,他却不会模仿;有的患儿表现为自言自语或无意义的语言模仿,无法与人交谈、维持交谈等。针对这些情况我们根据不同患儿的语言能力设计了由易到难、循序渐进、逐步分解目标的方法。

(1)呼吸训练:教患儿使用吸管在装水的杯子里吹泡泡,吹燃烧的蜡烛,吹哨子,吹小风车,吹倒积木等。

(2)口唇动作模仿训练:如设计舔食游戏,训练儿童舌头的灵活性,包括舌唇外左右移动,舌唇外上下移动,舌口内搅动,舌口外搅动等。设计学老虎叫的游戏,训练张合颞颌关节;同时利用镜子进行口腔动作的夸张示范,调动患儿兴趣,让患儿模仿。逐步过渡到口型和发音训练,如玩汽车时模仿发出"嘟嘟"音,玩手枪时发出"啪啪"音,亲吻洋娃娃时发出"baba"音等。

(3)仿说训练:如在看图仿说故事的过程中,提出问题,适当地给予口型的提示,使儿童作出正确回答等。通过循序渐进、逐步掌握的方法来诱发主动语言。同时语言的训练与认知、感知觉、交往等训练分不开,所以设计引导式训练内容时要注意儿童各方面能力的训练。

3. 情景式训练法　家长需要刻意地设计与人沟通的情景,让孩子在游戏中与人接触,有意地注意他人,以改善社会适应能力。

4. 可视音乐疗法　可视音乐治疗是将听觉和视觉有机地结合起来,通过刺激感官,最大限度地发掘大脑潜能。家长可带患儿到专门的机构或医院进行训练。

5. 听觉统合训练　让孩子聆听经过调制的音乐来矫正听觉系统对声音处理失调现象,从而达到改善语言障碍、交往障碍、情绪失调和行为紊乱的目的。

6. 结构化训练　结构化训练是利用孤独症儿童的视觉优势,根据其能力,采用文字卡片或具体实物的提示,制作每天的活动内容时间表,督促其进行有效的学习。

### 三、训练原则

1. 早发现早训练　家庭早期教育有一个很重要的条件就是早发现,早期发现有赖于家长的细心观察。家长长期在孩子身边,对孩子的异常情况往往比较敏感,发现得越早,越早采取措施干预,对孤独症儿童的康复越有利。哪怕没有确诊为孤独症,只要发现孩子在生活自理、语言、人际交往等方面存在异常,就应该及早进行干预训练。

2. 长期坚持　孤独症是一种终身障碍,无论患儿通过训练能力上升多快,进步多大,他们依然还是一个孤独症患儿,家长的身份就是一名家庭特教老师,需要终生对孤独症的孩子进行教育和训练。

3. 使用简短清晰的指令　当家长在与孩子交往中提出问题,首先要确定孩子是否注意自己,然后对他发出简短清晰的指令。家长在训练时一个重要任务就是为孩子创造成功的机会,保持他们学习的动力并提高自信,在训练过程中,教其学新技能的同时也要让其有足够的机会重复已经学到的技能,并因此得到奖励,使患儿在学习过程中体会到成功。在此过程中,应注意避免贪新贪难的教育方法和拔苗助长的求胜心理。

4. 有条件的奖励　家长必须能够注意及时奖励孩子所表现出来的技能和为此所做出的努力,同时要避免无意奖励的不当行为,使孩子在行为的自然后果中得到奖励。

5. 重视生活能力和行为管理的训练　家庭训练中往往忽视对孩子生活能力、行为控制能力的训练。如有的孤独症儿童语言能力很好,整天喋喋不休地说话,却不知道要听别人指令控制自己的行为。再如有的孤独症儿童可以把电脑游戏玩得很好,却不懂得别人的电脑不能随便动。又如还有的孤独症儿童在家里能处理自己的上厕所问题,却不能在别的场合处理。

6. 避免过度强调模仿语言　有的孤独症儿童可以读报纸、背广告词却不能在想喝水时向他人说"我要喝水"。有的孤独症儿童可以快速模仿很长的一句话却不能在适当场合说出他想要的东西,更无法与人沟通。因此,家庭训练中应避免过度强调孩子模仿说话,应重视孩子主动表达的能力、运用语言的能力、沟通能力。

7. 接纳孩子的不足    家庭训练中家长对孩子要求极其苛刻,甚至使用暴力,压制孩子的天性,大大增加了孩子的不安全感,使孩子情绪变得很糟。比如孤独症儿童行为刻板,只要他们能写出要求的数字即可,不必强迫一定要写得很美观。作为家长要摆正心态,接纳孩子的缺陷与不足。

## 加 油 站

### 家庭养育环境与儿童孤独症

孤独症儿童的家长应给予孩子们适宜年龄特点的语言、社会适应等刺激,加强与他们之间的情感交流,避免分离。与父母过早(0~3岁)分离的孩子,出现情绪、品行问题高于其他孩子。有研究表明分离越早、时间越长,发生情绪的风险越大。目前将家庭教养方式分为民主型、专制型、溺爱型和漠不关心型,对于普通儿童不同的教养方式会呈现不同的适应能力,孤独症儿童亦是如此。对孤独症儿童过分限制、干涉、惩罚会使他们增加负面情绪,影响身心发育,增加行为风险。为孩子营造温馨的家庭氛围也尤为重要,父母离异、家庭关系紧张也都是产生情绪行为问题的重要因素。

## 划 重 点

"有视力却不愿和你对视,有语言却很难和你交流,有听力却总是充耳不闻,有行为却总与你的愿望相违……"人们无从解释,只好把他们叫作"星星的孩子"——犹如天上的星星,一人一个世界,独自闪烁。

孤独症为慢性病,预后较差,约2/3患儿成年后无法独立生活,需要终生照顾和养护。影响预后的因素主要包括智商、5岁时有无交流性语言、教育训练情况。如能早期进行有计划的医疗和矫治教育,并能长期坚持,有助于改善预后。

## 试 试 手

1. 如何识别孤独症儿童?
2. 孤独症儿童就是智力发育障碍吗?
3. 家有孤独症儿童,父母如何进行家庭教育训练?

# 第十章
# 围产期心理障碍患者的居家护养

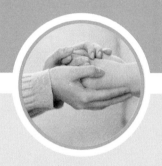

怀孕、生产是妇女生命中重要的生理过程,在此期间,孕产妇对周围事物的感知敏锐、反应强烈,情绪不稳,容易激动、焦躁和挑剔。同时,因受到心理、生理、社会、家庭等各方面因素的影响,容易罹患不同类型的精神心理障碍。孕产期妇女的精神心理障碍可对孩子的发育和成长造成显著影响。所以,科学、理性、从容地做好围产期妇女心理障碍居家护养,对于孕产妇自身、家人和孩子无疑是一份宝贵的礼物。

# 第一单元
## 孕期情绪障碍患者的居家护养

## 小 案 例

李女士,28 岁,孕 28 周开始休假,准备在家安心待产。1 个月后出现头痛失眠、心烦意乱、暴躁的情况,担心胎儿、担心工作,看什么都不顺眼,不爱收拾,越来越讨厌邋遢的自己,觉得自己的生活不会好了,时有消极言语。怀孕本是件开心的事情,李女士到底怎么了?

## 定 目 标

1. 了解孕妇出现情绪障碍的原因。
2. 学会观察和识别孕妇的情绪障碍。
3. 掌握孕期情绪障碍的预防和应对方法。

## 跟 我 学

女性怀孕对每个家庭来说既是美好的期待,同时,因为各种担心和变化,尤其对孕妇来说,可能会带来不同程度的心理负担,常常导致孕妇出现程度不等的情绪反应或情绪障碍,尤以焦虑和抑郁情绪常见。

### 一、孕期情绪障碍的观察与识别

1. **情绪表现** 孕妇经常感到焦虑、沮丧、悲伤、暴躁易怒又容易疲劳,有持续性紧张、担忧、不安全感。
2. **行为表现** 孕妇做事情总是提不起精神,容易走神,感到疲惫;对从前

240

很喜欢做的事情不再感兴趣;有时莫名地流眼泪,坐立不安、哭泣等。

3. 身体不适表现　孕妇出现胸闷、心悸、出冷汗、双手震颤、厌食、便秘、失眠等症状。

## 二、引起孕期情绪障碍的原因

1. 身体激素水平的变化　怀孕后孕妇体内的雌激素和孕激素水平发生改变,引起大脑中调节情绪的神经递质变化,使部分孕妇陷入痛苦和失望的情绪中。

2. 孕妇身体不适　孕早期由于早孕反应,孕妇出现频繁呕吐、厌食等不适;从孕中期开始,由于胎儿逐渐长大,孕妇身体各个器官负担加重,出现胸闷气促、皮肤瘙痒、不能入睡等不适,容易引起孕妇情绪波动或低落。

3. 孕妇健康受到威胁　妊娠期糖尿病、妊娠期高血压、甲状腺功能障碍等,或者既往有躯体疾病,因为怀孕,担心疾病加重。

4. 体型改变　因为怀孕,女性身体变得臃肿,对部分女性,尤其是对自己的体型特别在意的女性,会带来一定困扰。

5. 生活状态改变　有些女性怀孕后由于各种原因停止工作;有些女性因为怀孕对身体的影响不得不改变原有的生活习惯;或者有的家庭成员由于过度紧张而对孕妇的生活提出各种要求,造成孕妇的苦恼。

6. 孕育失败经历的影响　曾经失败的孕育经历会增加孕妇的担心。

7. 对分娩的恐惧　尤其是到了孕晚期,部分孕妇由于对分娩产生过度害怕而产生焦虑、恐惧的情绪。

8. 对胎儿健康的担心　有些女性本来就容易焦虑,容易把事情的结果往坏处想,怀孕后总是担心腹中胎儿的健康,会增加焦虑情绪。

9. 家庭、社会因素的影响　夫妻关系、婆媳关系不合,家庭成员对胎儿性别的期待,怀孕后工作岗位和职业发展受到影响,经济原因等家庭社会因素都会增加孕妇的不良情绪。

## 三、孕期情绪障碍的预防与应对方法

1. 做好备孕工作　备孕的夫妻双方应养成良好的生活习惯,调整好休息和工作状态;怀孕前做全面的孕前检查,以避免影响孕妇和胎儿的健康。同时,怀孕生产后,夫妻双方的角色和家庭关系会变得更加复杂,因此,夫妻双方都要在心理上做好充足准备。

2. 调整期望值　孕妇怀孕后要求家人尤其是丈夫对其无微不至地照顾,有些家庭因为经济原因、工作原因等,无法对孕妇照顾得面面俱到,孕妇也要调整期望值,夫妻双方相互体谅。对少数有重男轻女思想的家庭,要改变不良的婚育观念和错误思想,为孕妇提供轻松的妊娠环境。

3. 参加孕妇学校  孕妇可以参加医院或社区举办的各种孕妇学校,了解妊娠的相关知识,学会应对各种妊娠期的生理变化和身体反应,同时掌握新生儿照护方法,减少焦虑情绪。

4. 合理安排工作和生活  建立科学的生活模式,包括丰富的生活、适当的运动、合理的营养、规律的作息等。保持充足的体力活动,孕期运动可以加速血液循环,适度运动可以使孕妇感到神清气爽,对抑郁情绪有很好的预防作用。

5. 情感表达  孕妇容易发生疲劳等身体不适,心理上也比往常更加脆弱、敏感,容易出现情绪的不稳定,有些孕妇会把情绪憋在心里或者对家人过多的指责和抱怨,这些都不利于孕妇本身的健康和家庭关系的处理。孕妇出现身体的不适或心理的情绪反应时要直接告知家人自己的感受,并明确提出希望家人给予哪些帮助或照顾,要加强心理和人际沟通能力,用恰当的方式表达自己的情感需求,积极改善夫妻关系、婆媳关系,争取家人的积极支持和帮助。

6. 家庭支持  孕妇情绪不稳定,感情比较脆弱,对家庭成员的情感付出要求较高,家庭成员要充分理解,给孕妇更多夸奖、鼓励和肯定,多询问她的身体状况,主动关心,更多地包容和理解孕妇的情绪起伏。孕妇要积极寻找社会支持系统,如跟丈夫有短暂的二人世界、参加团体活动等来分散注意力,同时通过社交活动来排解负面情绪等。

7. 放松训练  当孕妇感到内心不安、恐惧或精神紧张时,可以尝试呼吸放松训练或冥想的方法,来缓解紧张焦虑的情绪。

8. 保证安全  孕妇受到情绪障碍的影响思维模式会变得消极,自我评价低,严重者可能会出现自杀、自伤等危险行为。因此家属要注意孕妇的睡眠、饮食、情绪变化,如果发现孕妇出现情绪低落、紧张焦虑、恐惧等情绪变化或消极言语,应引起重视,及时了解孕妇的内心想法,疏导孕妇情绪,保证其安全。

9. 寻求专业帮助  当孕妇的心理健康状况出现问题,无法自行调节,家属也束手无策时,需要及时到专业机构寻求帮助。

# 加 油 站

## 孕期情绪障碍对孕妇和胎儿及婴幼儿的影响

### 一、对孕妇的影响

孕妇在妊娠期可能受多种内外部因素共同影响而产生不良情绪。这些情绪会通过交感肾上腺系统及下丘脑-垂体-肾上腺轴的激活,引发促肾上腺皮质激素释放激素以及去甲肾上腺素分泌增多,从而导致并发症的产生,增加剖宫产率。孕产妇内分泌失衡还有可能降低其痛阈,使其对于痛觉更加敏感,情绪更加焦躁不安,甚至因此延长产程,使产后出血量增多,难产率增加,还可能引起物质滥用、自伤自杀观念、自杀行为等。

### 二、对胎儿及婴幼儿的影响

孕期抑郁与胎儿生长发育不良、早产、婴儿认知功能发育不良有关。孕期情绪障碍会导致早产、胎儿头围小,一般情况下,头围小提示婴儿大脑可能存在发育不全,或将在认知发育方面存在一定障碍。不仅如此,有研究发现母亲孕中、晚期有情绪障碍,会增加儿童发生情绪问题的风险。

## 划　重　点

对大多数女性来说,怀孕期间是一生中感觉幸福的时期之一,但是也有相当一部分孕妇,在孕期会感觉到程度不同的焦虑、抑郁等情绪。孕妇由于体内激素水平的改变、身体的不适、生活状态的变化、对胎儿健康的担忧、对自己健康的担忧等情况,容易发生孕期情绪障碍。家属或照顾者要学会从孕妇的情绪和行为表现上早期识别孕期情绪障碍,并采取相应措施及早预防和帮助孕妇顺利、安全地度过孕期。

## 试　试　手

1. 分析案例中李女士发生情绪障碍的可能原因有哪些?
2. 可以从哪些方面预防和应对孕期情绪障碍?

## 第二单元
### 产后抑郁患者的居家护养

## 小 案 例

小佳,32岁,高级白领,毕业于国内名牌大学,怀孕时老公无微不至地照顾。孕期一直坚信自己可以顺产,但是生产时产程延长,最后还是剖宫产。每每回忆起生产的经历,小佳都心生忌惮。加之哺乳时发生了乳头皲裂和乳腺炎。无论她怎么哭喊、抱怨,老公和婆婆都告诉她这是作为一名母亲必须要承受的,小佳觉得自己快坚持不住了,有了带着孩子轻声的念头。小佳怎么了?如何帮助她呢?

## 定 目 标

1. 了解产妇产后抑郁的表现有哪些。
2. 掌握预防和应对产后抑郁的方法。

## 跟 我 学

生产是女人一生当中最特殊的时期,生产尽管是一个生理过程,但是给产妇带来的各方面的变化会让产妇增加很多身体上和精神上的痛苦,常常容易引发产妇发生情绪障碍,尤以产后抑郁最常见,也是大众普遍关注的问题。因此,我们重点介绍产后抑郁的相关知识。

一、产后抑郁的观察与识别

1. 情绪表现　产后抑郁核心症状为情感持续低落、兴趣和愉快感丧失、活动减少、不愿见人、无故流泪,对生活缺乏信心,觉得生活无意义,并伴随有自我评价低、自罪感和无价值感。有时容易出现烦躁、脾气大、焦虑不安等。

2. 行为表现　产后抑郁的母亲对婴儿会表现出过分关注或冷漠,或者反应迟钝,注意力难以集中,与家人相处不和谐;过分担心宝宝和自己的身体健康,认为周围环境的任何变化都会对自己和宝宝有影响;或者宝宝哭闹她也无动于衷,甚至听到宝宝的哭声就心烦,严重者会出现自杀和杀婴想法,走向消极母婴结局。有的产妇会表现对他人过于挑剔、不满,尤其是对自己亲近的家人。

3. 躯体表现　产妇出现厌食、睡眠障碍、易疲倦、性欲减退,还可能伴有一些躯体症状,如头晕、头痛、恶心、便秘、泌乳减少等,严重表现为反应迟钝。一般的产后抑郁仅在产褥期表现出明显的抑郁症状,但有的发病时间可长达数年。产后抑郁病史的妇女再次分娩发生产后抑郁的概率会显著增加,产后抑郁的母亲还可对婴幼儿的情感、营养状况、智力发育和行为发展产生不利影响;产后抑郁的母亲婴儿发育状况明显劣于正常母亲,而且影响婴儿的免疫力。

## 二、患产后抑郁的原因

1. 生物学方面　一方面,孕妇在孕晚期体内雌激素、孕酮水平显著增高,皮质类固醇、甲状腺素也有不同程度增加,分娩后这些激素突然迅速撤退,孕酮和雌激素水平下降,导致脑内和内分泌组织的儿茶酚胺减少,从而影响高级脑活动,影响产妇的情绪。另一方面,产妇在产后一段时间内均有不同程度的身体不适,加之哺乳和照顾婴儿影响休息,均是引发产后抑郁的原因。

2. 社会因素　哺乳期产妇外出活动相对减少,与家庭成员和长辈共处时间增多,加之宝宝出生后家庭关系和家庭琐事变得更加复杂,对婆媳及夫妻关系的考验较大,容易出现摩擦和碰撞。家庭经济状况、住房困难、对工作的担忧、婴儿性别及健康状况等都是诱发产后抑郁的重要因素。另外,生产会对产妇的职业发展造成威胁,甚至失业等现实问题也是影响产妇情绪障碍的原因。

3. 产妇心理因素　对母亲角色不适应、性格内向、保守固执的产妇易发产后抑郁。抑郁 / 焦虑障碍病史或其他精神病史以及家族史,儿童被虐待史或缺乏父母照顾史,性格内向自卑、敏感多疑、多思多虑、焦虑冲动、情绪不稳、社会支持系统不良,存在家庭暴力或重大压力,经历了离婚、亲人去世、经济困难、失业等负性生活事件,吸毒和酗酒等情况也容易导致产妇出现产后抑郁。

## 三、产后抑郁的预防与应对方法

产后通常被认为是一种充满压力的母性适应期,甚至是危机期,急需指导和社会支持,家属或照顾者应及时采取措施预防和应对产妇的情绪障碍。

1. 保证休息和睡眠　争取充足的睡眠和休息时间。产妇应该寻求自身以外的可以帮忙照顾婴儿的支援力量。如果经济条件允许,建议雇佣月嫂、保姆,减轻照顾婴儿及家务方面的压力。如果是自己和家人自行照顾婴儿,产妇要乐于接受家人的帮忙,包括家里老人、丈夫,甚至主动提出需要支援的请求,偶尔把宝宝交给家人照料,趁机休息或者做一些自己的事情。

2. 家庭支持　家庭支持尤其是丈夫的支持是预防和应对产后抑郁的关键措施。丈夫要多陪伴产妇,对产妇的辛苦给予肯定和鼓励,并多分担照顾婴儿的任务。认真倾听产妇诉说分娩经历或妊娠、分娩过程的感受,对产妇在妊娠过程中的努力、分娩过程中的配合要加以肯定,强化产妇的愉悦心情,宣泄不良情绪,消减焦虑心理,防止抑郁。指导丈夫及家人营造和谐的家庭氛围,树立正确的生育观念,为产妇提供科学正确的产褥期生活方式。要理解和关心产妇的心理特点和变化,注意观察产妇的身体变化、饮食营养、睡眠、情绪等状况,帮助其克服产后的低落情绪,顺利度过这一阶段。丈夫应主动协调好夫妻关系、婆媳关系,避免家庭矛盾的发生及使用刺激性语言,尽可能多陪伴在产妇身边,使产妇在分娩后处于最佳的心理状态。

3. 做好产褥期保健　刚经历完分娩的产妇,不仅身体各器官及内分泌功能还没恢复,同时还要承担着哺育新生儿的任务,家庭角色也在发生转变,产妇的生理、心理都发生了变化。所以做好产褥期保健,增加产妇舒适度,预防产褥期疾病的发生,对有效促进母婴健康有重要的意义。产妇产后 42 天应到医院进行全面身体检查,若有异常情况应提前进行检查,评估身体情况,及时发现和治疗产褥期疾病。

4. 帮助做好母乳喂养　如果母乳喂养不顺利,一方面,产妇会产生胀乳甚至是乳腺炎,加重产妇的身体不适;另一方面,婴儿可能因为吸吮不畅而哭闹,加重产妇的焦虑不安,甚至是负罪感。有的产妇不懂得母乳喂养的相关知识,还有些产妇母乳不足,又担心宝宝营养不良,容易产生烦躁焦虑的情绪。因此,产妇应在医护人员指导下掌握母乳喂养的方法,尽早给宝宝喂母乳,不仅有利于刺激乳汁的分泌,使以后的母乳喂养有个良好开端,还能够促进子宫收缩、复原。

5. 帮助做好新生儿保健　新生儿身体各组织和器官的功能发育尚不成熟,对环境变化的适应性和调节性差,免疫力低,易患各种疾病,且病情变化快,也是产后新手妈妈所担忧的。帮助产妇学习产褥期护理和新生儿护理知识和技能,制订护理计划,逐步参与,直至独立完成对自身和新生儿的护理,承担起母亲的责任。对新生儿的护理包括情感性护理和操作性护理。情感性护理是用积极的态度去观察婴儿的需求,用眼睛与之交流,从婴儿的哭闹中了解其需求。操作性护理包括给婴儿换尿布、沐浴、哺乳、更衣、观察大小便、抚摸等。

6. 指导产妇进行自身认知的调整　新生儿的啼哭、产妇哺乳和对新生儿的护理,可促进母婴感情,使产妇的注意力由自身转向新生儿。同时,要帮助产妇认识到分娩已经结束,新生儿与母体已经分开,哺育新生儿的任务已经开始,使产妇从对妊娠、分娩过程的回顾中走出来,淡化分娩和初为人母带来的羞怯心理,学习进入新的角色,加速产妇注意力的转移和母亲角色的转换。

7. 适当活动　产妇坐月子要注意适当运动,目前很多产妇还是按照康复方式被动坐月子,大吃静养,其实这种方式存在很多问题。坐月子期间,适当活动更有利于身体的恢复。正常生产的产妇在产后 6~12 小时后即可起床做轻微活动,产后第 2 日可在室内随意走动;施行剖宫产的产妇可适当推迟活动时间。尤其对于有些焦虑、抑郁情绪的产妇,更要适当进行活动和户外运动。

8. 寻找外部支援　产妇应该多和朋友交流,尤其与在相近时间生了孩子的朋友多聊天、沟通,对于不良情绪疏导有一定的积极作用。如果产妇在家人、朋友身上都得不到足够的理解和支持,应该及时寻找专业人员进行咨询和治疗。

9. 确保安全　具体措施参照"第一章第四单元　抑郁症状的识别与应对"。

## 加 油 站

### 产后抑郁的自我评估

爱丁堡产后抑郁量表(edinburgh postnatal depression scale,EPDS)是广泛应用的自我评估量表,产妇自己和家属都可以使用这个量表对产妇的抑郁情绪进行评估。包括 10 项内容,筛查的最佳时间为产后 2~6 周。根据症状的严重度,每项内容分 4 级评分(0、1、2、3 分),10 个项目分值的总和为 30 分。推荐 13 分为极有可能患产后抑郁的临界值,而卫生保健人员常规使用时可采用 9 分作为临界值。当产妇评估的分值的总和 ≥13 分时,则需要进一步确诊。如果产妇有自杀及其他奇怪的想法或异常行为,则需要立刻转诊到专科医院就诊。具体指导语和量表内容如下。

指导语:你刚生了孩子,我们想了解一下你的感受,请选择一个最能反映你过去七天感受的答案。

| | 在过去的 7 天内 | 0 | 1 | 2 | 3 |
|---|---|---|---|---|---|
| 1 | 我能看到事物有趣的一面,并笑得开心 | 同以前一样 | 没有以前那么多 | 肯定比以前少 | 完全不能 |
| 2 | 我欣然期待未来的一切 | 同以前一样 | 没有以前那么多 | 肯定比以前少 | 完全不能 |
| 3 | 当事情出错时,我会不必要地责备自己 | 没有这样 | 不经常这样 | 有时会这样 | 大部分时候会这样 |
| 4 | 我无缘无故感到焦虑和担心 | 一点也没有 | 极少这样 | 有时候这样 | 经常这样 |
| 5 | 我无缘无故感到害怕和惊慌 | 我一直像平时那样应付得好 | 不经常这样 | 有时候我不能像平时那样应付得好 | 相当多时候这样 |
| 6 | 我感觉很多事情冲着我来,使我透不过气 | 一点也没有 | 大部分时候我都能像平时那样应付得好 | 有时候这样 | 大多数时候我都不能应付 |
| 7 | 我很不开心,以致失眠 | 一点也没有 | 不经常这样 | 有时候这样 | 大部分时候这样 |
| 8 | 我感到难过和悲伤 | 一点也没有 | 不经常这样 | 有时候这样 | 大部分时候这样 |
| 9 | 我不开心到哭 | 一点也没有 | 不经常这样 | 有时候这样 | 大部分时候这样 |
| 10 | 我想过要伤害自己 | 一点也没有 | 不经常这样 | 有时候这样 | 大部分时候这样 |

# 划　重　点

　　孕妇生产后由于体内激素水平的改变、身体的不适、角色适应不良、复杂的家庭关系等原因,容易发生产后抑郁。产后抑郁症不仅影响产妇健康,对婴儿也有影响,所以对产后抑郁应给予重视。首先,应重视孕妇围产期保健,帮助她们在生理和心理上做好准备。其次,对存在高危因素的孕产妇,要给予充分重视,协助调整好其心理状态,减轻可能存在的心理压力。

## 试　试　手

1. 产后抑郁该如何评估?
2. 社会和家庭支持对产后情绪障碍的影响?
3. 小佳是产后抑郁吗? 家人又该如何帮助她呢?

## 第三单元
## 精神疾病患者围产期居家护养

## 小 案 例

　　小兰,女,28岁,患有精神分裂症2年,一直坚持治疗,病情控制得好。在一次旅行中,小兰认识了小天,两人有着相同的爱好,共同的语言,渐渐地他们走到了一起。但是小天家人得知小兰的病情后,害怕他们将来不能生健康的小孩,坚决反对他俩结婚。无助的小天不知道如何说服自己的父母,同时他们自己也有同样的担心。所以,小天来到了医院,询问医生自己婚后应该如何照顾小兰,才能尽可能在保证小兰病情稳定的同时生下健康的宝宝?

## 定 目 标

1. 了解精神疾病患者如何进行孕前准备。
2. 掌握精神疾病患者孕期的居家护养方法。
3. 掌握精神疾病患者产后居家护养方法。

## 跟 我 学

　　精神疾病患者的生育问题一直是影响她们组建幸福家庭的一个很现实的原因,患者婚后怀孕、生产也是导致疾病复发的一个重要的危险因素。案例中小天和小天父母的担忧也是很有必要的。那么,精神疾病患者真的就不能结婚生育吗?当然不是,只要能做到科学备孕,做好孕产期的管理,也是能做到安全地产下健康宝宝的。

## 一、孕前准备

1. 控制病情　育龄期的精神疾病女性如果病情不能得到很好控制,会增加不良孕产及遗传的风险,所以患有精神疾病女性婚育前在病情控制方面要做好充分准备。患者怀孕前一定要在医生的严密监护下控制好病情,病情稳定达到一定的时间,得到医生的允许才能考虑怀孕。

2. 用药准备　抗精神病药物对胎儿的安全会有一定程度的影响,要停止服用一段时间的药物后才能怀孕。一般来说,妊娠前 3 个月最好避免使用任何抗精神病药,具体停药时间一定要遵医嘱。

3. 心理准备　怀孕对女性来说是生理过程,但是怀孕后出现的各种问题会比较多。孕妇要对自己怀孕后身体、心理和角色的变化,生产过程和生产后可能会遇到的问题做到心中有数,做好接纳、面对和解决问题的准备。另外,精神疾病患者应对压力和变化的能力多少会有些缺陷,因此,家属可以请专业的精神科医生或心理医生给患者提供专业的心理咨询或心理治疗,提高患者心理健康水平。

4. 家庭准备　家庭成员除了做好相关物质和对患者怀孕后的照顾方面的准备外,还要了解疾病和怀孕相关知识,尽量避免因家庭关系和家庭琐事加重患者的困扰,尤其是夫妻间要经常加强感情交流,使孕妇有一种幸福感、安全感和归属感,这对稳定孕妇的情绪、培养孕妇良好的心境是十分有益的。不仅是孕妇本人,还有家庭所有成员都要达成共识,树立生男生女都一样的新观念,解除孕妇的后顾之忧。怀孕前家庭成员也要对分工进行商讨,要有合适的人来照顾宝宝,并且经济上也要做好充分准备,避免后期带来的矛盾和冲突。

## 二、孕期居家护养方法

1. 病情观察　家属要关心病人的病情,了解精神疾病早期表现或复发先兆,如紧张或激惹、进食不规律、注意力不集中、睡眠过多或过少、抑郁或狂躁不安、社交退缩、好发脾气、焦虑、穿奇装异服、生活懒散等,发现异常及时送医处理。要避免容易引起复发的因素,如过多或过大的精神刺激(家庭严重不和、失业、离婚)、生活不规律、经常熬夜、滥用酒精和其他违禁药物。

2. 营造和谐的家庭氛围　对患有精神疾病的孕妇而言,家庭成员的关怀和支持是稳定她们情绪和降低复发概率的一剂良药。家人的鼓励和配偶的支持,能够让产妇感受到幸福。家人多关注、关心患者怀孕过程中的辛苦和不适,尽量多陪伴患者,多与患者交谈,了解她的内心体验,注意其思维、症状和情绪的变化。

3. 合理安排工作　精神疾病的患者怀孕后,如果没有异常情况,不建议完全停止工作,要根据患者的身体和心理承受能力,合理安排工作和活动。适当降低孕妇的工作强度和工作难度,减轻其身体和心理压力。避免过度的劳累、比较频繁出差、社交应酬等。如果是长期坐办公室的孕妇,那建议要每隔2~4个小时起来活动,避免长期久坐,影响下肢的血液循环。生活要比较规律,尽量不要熬夜。同时还要保持适度的社会交往活动。

4. 孕期安全用药　孕期一般不主张抗精神病药治疗,但如果患者在孕期发病且病情严重,要在精神科医生的指导下选择相对安全的新型抗精神病药治疗,严格遵医嘱尽可能使用最小有效剂量,并对胎儿进行严密监测,并密切观察患者病情控制情况。

5. 做好常规孕期保健　为了保障母亲和婴儿健康,除产科常规孕期保健工作外,还要定期到精神科门诊进行评估。为孕妇建立《孕产妇管理手册》,进行孕妇健康状况评估;孕中期通过询问、观察、一般体格检查、产科检查、实验室检查等对孕妇的健康和胎儿的生长发育状况进行评估,了解怀孕对孕妇的精神疾病或心理健康状况是否有影响;定期倾听孕妇的感受和想法,及时给予疏导、支持,并观察评估是否有精神疾病复发的危险因素或征兆,及早处理,防止在怀孕过程中引起精神疾病复发。

6. 紧急情况的处理　如果患者病情复发,家人无法管理或有危及患者本人或其周围环境安全的情况时,要及时送孕妇到医院进行系统诊治,尽快控制症状,保证安全。

### 三、产后居家护养方法

1. 做好常规产褥期保健　产褥期妇女身体上和心理上都比较脆弱,身体不适感和心理压力都比较明显,做好产褥期保健,如乳房的护理、伤口的护理、饮食营养管理、休息照顾、睡眠保证、保持大小便通畅和身体整洁等,尽可能增加产妇的舒适度。

2. 尽量减轻产妇的压力和负担　产妇应该寻求自身以外的可以帮忙照顾婴儿的支援力量。如果经济条件允许,建议雇佣月嫂、保姆,减轻照顾婴儿及家务方面的压力。如果是自己和家人自行照顾婴儿,产妇要乐于接受家人的帮忙,包括婆婆、自己妈妈、丈夫,甚至主动提出需要支援的请求,偶尔放心地把宝宝交给家人照料,趁机休息或者做一些自己的事情。同时家属要营造和谐家庭氛围等,给产妇提供轻松愉悦的休养环境。

3. 识别导致病情复发的高危因素　精神疾病复发率高,尤其是在孕期和哺乳期精神疾病患者可能停药,因此家属要尽量避免制造导致复发的高危因素,可能的高危因素有:一是喧闹、嘈杂的家庭环境,不和谐的家庭氛围,都会使患者病情加重;二是产妇照顾新生儿导致的过度劳累,体力不支时促使产妇病情复发；三是产后家庭关系变得复杂、夫妻关系受到威胁、工作或职业发展受到影响等，导致患者病情复发。孕产妇有复发症状，家属应及时发现，尽早送孕妇就医。

4. 疾病复发征兆的观察　精神病复发是会有征兆的，一定要了解复发之前有哪些症状征兆，在疾病复发之前，才能采取适当的措施，避免复发的发生，减少精神病给患者带去的危害。可以从以下几个方面进行识别：①当发现患者的目光呆滞、双眼发直，外界刺激难以引起其表情变化，对小孩不管不顾或过于紧张，遇到相应的外界刺激，表现出相反的表情的时候，就要提防精神病复发。②产妇脾气暴躁，敏感多疑，老是担心别人照顾不好或会伤害孩子，担心自己身体恢复不好。③产妇出现孤僻、不合群、不与人交往、独处一隅、低头沉思或者蛮横不讲理，脾气暴躁不能与人正常沟通等症状表现。④坚信自己没有病，并且拒绝就诊、吃药，还会对照顾自己的人进行攻击。⑤产妇出现生活没规律，夜间不睡，白天不起，不讲究个人卫生等情况。

5. 及早就医，必要时加用治疗药物　在精神医学领域，妊娠期、哺乳期和有生育计划人群的用药安全问题一直是困扰临床医生的难题。哺乳期总体上遵循"服药不哺乳，哺乳不服药"的原则。但仍须根据患者的个人特点以及临床特征，由精神科医生谨慎权衡药物潜在的风险和患者的获益，经与患者和家属或照顾者沟通并获得其同意后进行处方决策。

## 加 油 站

### 精神疾病患者孕期安全

1. 症状安全　精神疾病患者在发病期间会丧失自控能力，可能会伴有自杀、自伤、冲动伤人行为的发生，对于孕妇来说是非常危险的。家属要尽量避免此类情况的发生。首先，对症状控制不良的患者家属要做到用药的督促，在精神科和妇产科医生的指导下合理用药，不得私自减少药量或停止服药，导致疾病恶化或者复发。其次，对患有精神疾病孕妇行为的监控，要了解患者的情况和想法，是否出现症状行为，必要时将其送至医院进行专业治疗。

2. 情绪安全　精神疾病患者由于病耻感自我认同感低，或者受疾病影响，容易造成自我封闭和受到外界的排斥，由此产生的负面情绪，不利于病情的稳定。时刻关注患者的情绪，对患者的负面情绪进行引导，亲人、朋友等给予患者情感支持，也是非常重要的。

3. 生活安全　合理安排患者的作息时间，做到生活规律。保证充分的营养,但也要注意营养的科学合理,还要注意保证水分的供应和足够的新鲜水果、蔬菜,避免便秘。鼓励孕妇适当运动,以不感到疲劳为度。注意休息,不能过度劳累,保证充足的睡眠时间,一般夜间睡眠时间为 8~9 个小时,午睡 30 分钟到 1 小时为宜。维持一定的社交活动,培养兴趣爱好,均有助于改善情绪。避免外力作用导致胎膜早破、早产、阴道流血等不良妊娠结局出现。

## 划 重 点

精神疾病患者为了能安全生育健康宝宝,孕前应该在疾病控制、安全用药、充分心理准备等方面做好科学备孕;精神疾病孕妇在孕期应严密监测病情、营造和谐家庭氛围、参加孕妇学校做好常规孕期保健等工作;家属要加强学习或者请专业人员做好产褥期保健,保证精神疾病产妇有充足的休息和睡眠,从心理上用心呵护产妇,尽量减少患者身体和心理上的压力,严密观察产妇病情,必要时及早就医加用药物治疗。

## 试 试 手

1. 精神疾病患者如何进行孕前准备?
2. 在小兰怀孕期小天应该注意些什么?
3. 为防止小兰产后病情复发,小兰及家人应做哪些准备工作?

# 附　录

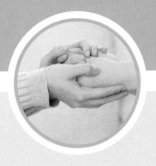

# 附录一　广泛性焦虑量表（GAD-7）

广泛性焦虑量表（GAD-7），如附表 1。
在过去的两周里，您生活中以下症状出现的频率有多少？

附表 1　广泛性焦虑量表

| 症状 | 完全没有 (0) | 有几天 (1) | 一半以上天数 (2) | 几乎每天 (3) |
|---|---|---|---|---|
| 感到不安、担心及烦躁 | | | | |
| 不能停止或无法控制担心 | | | | |
| 对各种各样的事情担忧过多 | | | | |
| 很紧张，很难放松下来 | | | | |
| 非常焦躁，以致无法静坐 | | | | |
| 变得容易烦恼或易被激怒 | | | | |
| 感到好像有什么可怕的事会发生 | | | | |
| 总分 | | | | |

如果发现自己有如上症状，影响到您的家庭生活、工作、人际关系的程度是：没有困难＿＿＿＿，有一些困难＿＿＿＿，很多困难＿＿＿＿，非常困难＿＿＿＿。

# 附录二　患者健康问卷抑郁分表(PHQ-9)

患者健康问卷抑郁分表(PHQ-9),如附表2。

在过去的两周里,您生活中以下症状出现的频率有多少?

附表2　患者健康问卷抑郁分表(PHQ-9)

| 症状 | 完全没有 (0) | 有几天 (1) | 一半以上天数 (2) | 几乎每天 (3) |
|---|---|---|---|---|
| 做什么事都没兴趣,没意思 | | | | |
| 感到心情低落,抑郁,没希望 | | | | |
| 入睡困难,总是醒着,或嗜睡 | | | | |
| 常感到很疲倦,没劲 | | | | |
| 口味不好或吃的太多 | | | | |
| 对自己不满,觉得自己是个失败者,或让家人丢脸了 | | | | |
| 无法集中精力,即便是读报纸或看电视时,记忆力下降 | | | | |
| 行动或说话缓慢到引起人们的注意,或刚好相反,坐卧不安,烦躁易怒,到处走动 | | | | |
| 有不如一死了之的念头,或想怎样伤害自己一下 | | | | |
| 总分 | | | | |

如果发现自己有如上症状,影响到您的家庭生活、工作、人际关系的程度是:没有困难_____,有一些困难_____,很多困难_____,非常困难_____。

# 附录三　耶鲁 - 布朗强迫量表（Y-BOCS）

指导语:1~5 题是强迫思维,6~10 题是强迫行为,请依照您主要的强迫症状作答,并在题目上圈选适当的数目。

1. 您每天花多少时间在强迫思维(不断出现的某个想法)上?

【若此题选择第一项,则可忽略第 2~5 题,请都直接选第一项】

0 分:完全无强迫思维

1 分:每天有强迫思维的时间小于 1 小时

2 分:每天有强迫思维的时间为 1~3 小时

3 分:每天有强迫思维的时间为 3~8 小时

4 分:极重或几乎无时无刻都有(大于 8 小时或次数多到无法计算)

2. 您的强迫思维对社交、学业成就或工作能力有多大妨碍? 假如目前没有工作,则强迫思维对每天日常活动的妨碍有多大? 回答此题时,请思考是否有任何事情因为强迫思维而不去做或较少做。

0 分:不受妨碍

1 分:稍微妨碍社交或工作,但整体并无大碍

2 分:肯定影响社交或工作,但还可以控制

3 分:社交或工作受到相应程度的损害

4 分:无能力应付社交或工作

3. 您的强迫思维给您带来多大的苦恼或困扰?

0 分:没有

1 分:不会太烦人

2 分:觉得很烦,但仍可应付

3 分:非常烦人

4 分:几乎一直持续且令人丧志的苦恼

4. 您是否尝试转移注意力或不去想它呢（重点不在于是否成功转移,而在于您有多努力对抗或尝试频率有多高）？

0分:一直不断的努力与之对抗（或症状很轻微,不需要积极对抗）

1分:大部分时间都试图与之对抗（超过一半的时间都试图与之对抗）

2分:用些许努力去对抗

3分:屈服于所有的强迫思维,未试图控制,但仍有些不甘心

4分:完全愿意屈服于强迫思维

5. 您控制强迫思维的能力有多少（不包括通过强迫行为来停止强迫思维）？

0分:完全可以控制

1分:大多能控制,只要花些力气与注意力就能停止或转移强迫思维

2分:中等程度控制,有时能停止或转移强迫思维

3分:很少能成功地停止或消除强迫思维,只能转移

4分:完全无法控制,连转移一下强迫思维的能力都没有

6. 您每天花多少时间在强迫行为（如反复洗手、反复检查等）上？

【若此题选择第一项,则可忽略第 7~10 题,请都直接选第一项】

0分:完全无强迫行为

1分:每天出现强迫行为的时间小于 1 小时

2分:每天出现强迫行为的时间为 1~3 小时

3分:每天出现强迫行为的时间为 3~8 小时

4分:每天出现强迫行为的时间大于 8 小时

7. 您的强迫行为对社交、学业成就或工作能力有多大妨碍（假如目前没有工作,则强迫行为对每天日常活动的妨碍有多大）？

0分:不受妨碍

1分:稍微妨碍社交或工作活动,但整体并无大碍

2分:确实妨碍社交或工作活动,但仍可应付

3分:导致社交或工作表现的障碍

4分:无能力应付社交或工作

8. 假如被制止从事强迫行为时,您有什么感觉？ 您会多焦虑?

0分:没有焦虑

1分:稍微焦虑

2分:中等程度的焦虑,但仍可应付

3 分：明显且困扰的增加焦虑

4 分：假如有任何需要改变强迫行为的处置时，会导致极度的焦虑

9. 您有多努力去对抗强迫行为（仅评估您有多努力对抗强迫行为或尝试频率有多高，而不在于评估您停止强迫行为的效果有多好）？

0 分：一直不断的努力与之对抗，或症状很轻微，不需要积极对抗

1 分：超过一半的时间都试图与之对抗

2 分：用些许努力去对抗

3 分：屈服于所有的强迫行为，未试图控制，但仍有些不甘心

4 分：完全愿意屈服于强迫行为

10. 您控制强迫行为的能力如何（假如您很少去对抗，那就回想那些少数对抗的情境，以便回答此题）？

0 分：完全可以控制

1 分：只要花些力气与注意力就能停止强迫行为

2 分：中等程度控制，有时控制强迫行为，有些困难

3 分：只能忍耐耽搁一下时间，但最终还是必须完成强迫行为

4 分：无法停止，连耽搁一下的能力都没有

# 附录四　简易智能精神状态检查量表（MMSE）

简易智能精神状态检查量表（MMSE），如附表 3。

附表 3　简易智能精神状态检查量表（MMSE）

| 内容 | 分数 | 最高分 |
|---|---|---|
| **定向力**<br>现在是：星期几、几号、几月、什么季节、哪一年<br>我们现在在哪里：省、市、医院、科室、第几层楼 | （　　）<br>（　　） | 5<br>5 |
| **记忆力**<br>现在我要说三样东西的名称，在我讲完后，请您重复一遍。请您记住这三样东西<br>因为几分钟后要再问您的（请仔细说清楚，每一样一秒钟）<br>"皮球""国旗""树木"<br>请您把三样东西说一遍（以第一次答案记分） | （　　） | 3 |
| **注意力和计算力**<br>请您算一算 100 减去 7，所得数目再减去 7，如此一直计算下去，请您将每减一个 7 后的答案告诉我，直到我说"停止"为止（若错了，但下一个答案是对的，那么只记一次错误）<br>93　86　79　72　65 | （　　） | 5 |
| **回忆能力**<br>现在请您说出刚才我让您记住的那三样东西<br>"皮球""国旗""树木" | （　　） | 3 |

续表

| 内容 | 分数 | 最高分 |
|---|---|---|
| **语言能力**<br>(出示手表)这个东西叫什么<br>(出示钢笔)这个东西叫什么 | (　　) | 1 |
| 现在我要说一句话,请您跟着我清楚地重复一遍 | (　　) | 1 |
| "四十四只石狮子" | (　　) | 1 |
| 我给您一张纸请您按我说的去做,现在开始:"用右手拿着这张纸,用两只手将它对折起来,放在您的大腿上。"(不要重复说明,也不要示范) | (　　) | 3 |
| 请您念一念下面这句话,并且按它的意思去做 | (　　) | 1 |
| "请闭上您的眼睛。" | (　　) | 1 |
| "您给我写一句完整的句子。"(句子必须有主语、谓语、宾语)<br>记下所叙述句子的全文:_____ | (　　) | 1 |
| (下图)这是一张图,请您在同一张纸上照样画出来<br>(正确答案:两个五边形的图案,交叉处有一个四边形)<br> 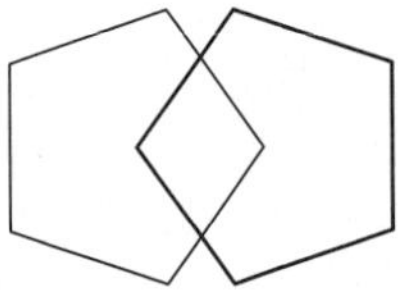 |  |  |

# 附录五　7~17 岁儿童青少年超重
# 肥胖判断标准

7~17 岁儿童青少年超重肥胖判断标准，如附表 4。

附表 4　7~17 岁儿童青少年超重肥胖判断标准

| 年龄（岁） | 男 | | 女 | |
|---|---|---|---|---|
| | 超重 | 肥胖 | 超重 | 肥胖 |
| 7 | 17.4 ≤ BMI < 19.2 | 19.2 ≤ BMI | 17.2 ≤ BMI < 18.9 | 18.9 ≤ BMI |
| 8 | 18.1 ≤ BMI < 20.3 | 20.3 ≤ BMI | 18.1 ≤ BMI < 19.9 | 19.9 ≤ BMI |
| 9 | 18.9 ≤ BMI < 21.4 | 21.4 ≤ BMI | 19.0 ≤ BMI < 21.0 | 21.0 ≤ BMI |
| 10 | 19.6 ≤ BMI < 22.5 | 22.5 ≤ BMI | 20.0 ≤ BMI < 22.1 | 22.1 ≤ BMI |
| 11 | 20.3 ≤ BMI < 23.6 | 23.6 ≤ BMI | 21.1 ≤ BMI < 23.3 | 23.3 ≤ BMI |
| 12 | 21.0 ≤ BMI < 24.7 | 24.7 ≤ BMI | 21.9 ≤ BMI < 24.5 | 24.5 ≤ BMI |
| 13 | 21.9 ≤ BMI < 25.7 | 25.7 ≤ BMI | 22.6 ≤ BMI < 25.6 | 25.6 ≤ BMI |
| 14 | 22.6 ≤ BMI < 26.4 | 26.4 ≤ BMI | 23.0 ≤ BMI < 26.3 | 26.3 ≤ BMI |
| 15 | 23.1 ≤ BMI < 26.9 | 26.9 ≤ BMI | 23.4 ≤ BMI < 26.9 | 26.9 ≤ BMI |
| 16 | 23.5 ≤ BMI < 27.4 | 27.4 ≤ BMI | 23.7 ≤ BMI < 27.4 | 27.4 ≤ BMI |
| 17 | 23.8 ≤ BMI < 27.8 | 27.8 ≤ BMI | 23.8 ≤ BMI < 27.7 | 27.7 ≤ BMI |

# 附录六　睡　眠　日　记

姓名：＿＿＿＿＿＿＿＿

● 熄灯或躺在床上试图睡着　　⊢—⊣ 睡着的时段（包含午睡及打盹）　　○ 开灯或起床　　┝- - -┥ 半梦半醒

C 饮用含咖啡因的饮料（咖啡、汽水或茶）　　A 饮酒　　M 服用药物　　E 运动　　S 感觉很困　　R 放松训练

| 日期 | 星期 | 时间<br>6 7 8 9 10 11 12 1 2 3 4 5 6 7 8 9 10 11 12 1 2 3 4 5 6 | 药物<br>（名称/量） | 睡眠品质<br>1-2-3-4-5<br>很差-----很好 | 白天精神<br>1-2-3-4-5<br>很差-----很好 | 备注 |
|---|---|---|---|---|---|
| 范例 | | E ● ⊢—⊣ ○ C S ┝-┥ | | 3 | 4 | |
| | | | | | | |
| | | | | | | |
| | | | | | | |
| | | | | | | |
| | | | | | | |

注：1. 请于每日起床后或固定白天特定时段填写；如有需要可自行加入其他的符号。
2. 每一小格代表一小时，从前一天下午6点至当天下午6点，共计24小时。

# 附录七　失眠严重指数量表(ISI)

失眠严重指数量表(ISI),如附表 5。

附表 5　失眠严重程度指数(ISI)

| 1. 对于以下问题,请您圈出近两周以来最符合您的睡眠情况的数字 | 无 | 轻度 | 中度 | 重度 | 极重度 |
|---|---|---|---|---|---|
| 1.1　入睡困难 | 0 | 1 | 2 | 3 | 4 |
| 1.2　睡眠维持困难 | 0 | 1 | 2 | 3 | 4 |
| 1.3　早醒 | 0 | 1 | 2 | 3 | 4 |
| 2. 对您目前的睡眠模式满意程度 | 很满意(0) | 满意(1) | 一般(2) | 不满意(3) | 很不满意(4) |
| 3. 您认为您的失眠在多大程度上影响了您的日常功能(白天疲乏、工作能力、日常事务能力、注意力、记忆力和情绪等) | 没有干扰(0) | 轻微(1) | 有些(2) | 较多(3) | 很多干扰(4) |
| 4. 您的失眠问题影响了您的生活质量,您觉得在别人眼中对您的影响程度如何 | 没有(0) | 一点(1) | 有些(2) | 较多(3) | 很多(4) |
| 5. 您对目前的睡眠问题的担心/痛苦程度如何 | 没有(0) | 一点(1) | 有些(2) | 较多(3) | 很多(4) |

# 附录八　匹兹堡睡眠质量指数

下面一些问题是关于您最近 1 个月的睡眠情况,请选择填写最符合您近 1 个月实际情况的答案。请回答下列问题。

1. 近 1 个月,晚上上床睡觉通常(　　)点钟

2. 近 1 个月,从上床到入睡通常需要(　　)分钟

3. 近 1 个月,通常早上(　　)点起床

4. 近 1 个月,每夜通常实际睡眠(　　)小时(不等于卧床时间)

**对下列问题请选择 1 个最适合您的答案。**

5. 近 1 个月,因下列情况影响睡眠而烦恼:

5.1 入睡困难(30 分钟内不能入睡):(1)无　(2)<1 次 / 周　(3)1~2 次 / 周 (4)≥3 次 / 周

5.2 夜间易醒或早醒:(1)无　(2)<1 次 / 周　(3)1~2 次 / 周　(4)≥ 3 次 / 周

5.3 夜间去厕所:(1)无　(2)<1 次 / 周　(3)1~2 次 / 周　(4)≥3 次 / 周

5.4 呼吸不畅:(1)无　(2)<1 次 / 周　(3)1~2 次 / 周　(4)≥ 3 次 / 周

5.5 咳嗽或鼾声高:(1)无　(2)<1 次 / 周　(3)1-2 次 / 周　(4)≥3 次 / 周

5.6 感觉冷:(1)无　(2)<1 次 / 周　(3)1~2 次 / 周　(4)≥3 次 / 周

5.7 感觉热:(1)无　(2)<1 次 / 周　(3)1~2 次 / 周　(4)≥3 次 / 周

5.8 做恶梦:(1)无　(2)<1 次 / 周　(3)1~2 次 / 周　(4)≥ 3 次 / 周

5.9 疼痛不适:(1)无　(2)<1 次 / 周　(3)1~2 次 / 周　(4)≥ 3 次 / 周

5.10 其他影响睡眠的事情:(1)无　(2)<1 次 / 周　(3)1~2 次 / 周 (4)≥ 3 次 / 周

如有,请说明。

6. 近 1 个月,总的来说,您认为自己的睡眠质量:(1)很好　(2)较好 (3)较差　(4)很差

7. 近 1 个月,您用药物催眠的情况:(1)无　(2)<1 次 / 周　(3)1~2 次 / 周 (4)≥ 3 次 / 周

8. 近 1 个月,您常感到困倦吗? (1)无　(2)<1 次 / 周　(3)1~2 次 / 周

(4)≥3 次 / 周

9. 近 1 个月,您做事情的精力不足吗? (1)没有　(2)偶尔有　(3)有时有 (4)经常有

10. 近 1 个月有无下列情况(请询问同寝室者)。

10.1 高声打鼾:(1)无　(2)<1 次 / 周　(3)1~2 次 / 周　(4)≥3 次 / 周

10.2 睡眠中较长时间的呼吸暂停(呼吸憋气)现象:(1)无　(2)<1 次 / 周 (3)1~2 次 / 周　(4)≥3 次 / 周

10.3 睡眠中腿部抽动或痉挛:(1)无　(2)<1 次 / 周　(3)1~2 次 / 周 (4)≥3 次 / 周

10.4 睡眠中出现不能辨认方向或意识模糊的情况:(1)无　(2)<1 次 / 周 (3)1~2 次 / 周　(4)≥3 次 / 周

10.5 睡眠中存在其他影响睡眠的特殊情况:(1)无　(2)<1 次 / 周　(3)1~ 2 次 / 周　(4)≥3 次 / 周

# 附录九 家庭代币制度任务和特权示例

家庭代币制度任务和特权示例,如附表6。

附表6 家庭代币制度任务和特权示例

| 任务 | 获得的积分奖励 | 特权 | 花费的积分数量 |
|---|---|---|---|
| 穿衣 | 5 | 看电视(20分钟) | 4 |
| 洗手/洗脸 | 2 | 玩视频游戏(20分钟) | 4 |
| 洗澡 | 2 | 在院子里玩 | 2 |
| 叠被子 | 5 | 骑自行车 | 2 |
| 将脏衣服收进篮内 | 3 | 去游乐场 | 50 |
| 收拾玩具 | 3 | 吃肯德基等快餐 | 200 |
| 用过的餐具放进洗碗池 | 1 | 和朋友出去玩 | 100 |
| 做家庭作业(每次15分钟) | 5 | 晚睡(30分钟) | 50 |
| 不和兄弟姐妹打架 | | 在朋友家留宿 | 150 |
| 从早饭到午饭之间 | 3 | 得到零用钱(20元/周) | 100 |
| 从午饭到晚饭之间 | 3 | 去朋友家玩 | 50 |
| 从晚饭到睡觉之间 | 3 | 选择特别的点心 | 20 |
| 用态度好的语气和父母说话 | 3 | 使用手机(30分钟) | 50 |
| 被问到问题时,说实话 | 3 | | |

原则:1. 用积极的口吻说出方案。

2. 特权包括日常特权和偶尔的特权(看电视、买玩具)。至少列出10条,最好15条。

3. 每天获得的特权2/3用在日常特权,余下的1/3用在更大的特权上。

4. 任务价格:4~6岁的孩子1~3个/每项,难度大的工作(如洗袜子、洗碗、完成作业)5个/每项。

5. 特权价格:由多久享用一次决定。如每天能获得30个积分,20个积分能获得日常特权,那么这20个积分就决定日常特权的价格。偶尔的特权价格 = 余下的10个积分 × 天数(多久享用一次)。

# 附录十　舒尔特方格(5乘5)

| 24 | 2 | 22 | 11 | 13 |
|----|----|----|----|----|
| 7 | 4 | 15 | 16 | 12 |
| 10 | 1 | 17 | 19 | 20 |
| 14 | 25 | 18 | 3 | 6 |
| 9 | 5 | 8 | 21 | 23 |

| 22 | 18 | 11 | 5 | 12 |
|----|----|----|----|----|
| 16 | 15 | 14 | 23 | 24 |
| 25 | 8 | 13 | 3 | 7 |
| 1 | 6 | 21 | 20 | 2 |
| 19 | 10 | 9 | 17 | 4 |

| 1 | 18 | 6 | 19 | 10 |
|----|----|----|----|----|
| 7 | 22 | 20 | 4 | 17 |
| 8 | 9 | 15 | 14 | 23 |
| 25 | 16 | 5 | 24 | 3 |
| 11 | 2 | 21 | 13 | 12 |

| 8 | 24 | 19 | 3 | 12 |
|----|----|----|----|----|
| 20 | 14 | 4 | 9 | 5 |
| 10 | 15 | 11 | 7 | 23 |
| 17 | 25 | 22 | 6 | 18 |
| 21 | 2 | 1 | 16 | 13 |

| 15 | 10 | 12 | 18 | 13 |
|----|----|----|----|----|
| 5 | 4 | 2 | 19 | 3 |
| 25 | 24 | 9 | 11 | 17 |
| 16 | 7 | 20 | 14 | 1 |
| 23 | 6 | 22 | 8 | 21 |

| 1 | 8 | 14 | 17 | 25 |
|----|----|----|----|----|
| 4 | 24 | 15 | 11 | 6 |
| 21 | 9 | 5 | 10 | 18 |
| 3 | 19 | 20 | 12 | 22 |
| 16 | 7 | 2 | 13 | 23 |

| 18 | 9 | 23 | 15 | 20 |
|----|---|----|----|----|
| 11 | 4 | 8 | 17 | 22 |
| 24 | 14 | 21 | 1 | 7 |
| 16 | 10 | 12 | 5 | 3 |
| 19 | 13 | 25 | 6 | 2 |

| 5 | 16 | 21 | 24 | 9 |
|---|----|----|----|---|
| 6 | 1 | 14 | 25 | 3 |
| 8 | 2 | 7 | 17 | 4 |
| 15 | 18 | 23 | 19 | 11 |
| 20 | 13 | 22 | 12 | 10 |

| 18 | 6 | 5 | 17 | 12 |
|----|---|---|----|----|
| 25 | 4 | 7 | 21 | 3 |
| 23 | 14 | 24 | 1 | 13 |
| 20 | 8 | 11 | 15 | 19 |
| 2 | 16 | 22 | 9 | 10 |

| 2 | 19 | 4 | 1 | 11 |
|---|----|---|---|----|
| 21 | 10 | 15 | 7 | 14 |
| 6 | 16 | 3 | 18 | 17 |
| 23 | 13 | 24 | 20 | 12 |
| 5 | 9 | 8 | 25 | 22 |

| 21 | 6 | 5 | 15 | 8 |
|----|---|---|----|---|
| 25 | 2 | 16 | 7 | 13 |
| 18 | 14 | 1 | 22 | 12 |
| 3 | 17 | 20 | 9 | 11 |
| 4 | 19 | 23 | 24 | 10 |

| 23 | 15 | 21 | 16 | 10 |
|----|----|----|----|----|
| 20 | 25 | 6 | 5 | 19 |
| 18 | 1 | 13 | 17 | 11 |
| 8 | 12 | 24 | 22 | 2 |
| 4 | 14 | 9 | 7 | 3 |

| 6 | 19 | 24 | 7 | 1 |
|---|----|----|---|---|
| 16 | 5 | 11 | 21 | 22 |
| 3 | 2 | 8 | 12 | 9 |
| 15 | 23 | 13 | 10 | 20 |
| 25 | 4 | 17 | 14 | 18 |

| 22 | 18 | 10 | 6 | 8 |
|----|----|----|---|---|
| 14 | 3 | 1 | 20 | 4 |
| 2 | 12 | 19 | 13 | 24 |
| 11 | 17 | 25 | 16 | 15 |
| 21 | 5 | 9 | 7 | 23 |

| 23 | 15 | 21 | 12 | 17 |
|----|----|----|----|----|
| 22 | 1 | 25 | 2 | 11 |
| 18 | 4 | 3 | 24 | 9 |
| 14 | 8 | 20 | 13 | 7 |
| 16 | 5 | 19 | 6 | 10 |

| 14 | 23 | 2 | 5 | 6 |
|----|----|----|----|----|
| 11 | 4 | 7 | 1 | 15 |
| 18 | 10 | 19 | 16 | 13 |
| 8 | 21 | 3 | 17 | 20 |
| 25 | 9 | 24 | 12 | 22 |

| 4 | 6 | 25 | 23 | 3 |
|----|----|----|----|----|
| 19 | 5 | 20 | 18 | 14 |
| 9 | 15 | 13 | 2 | 10 |
| 16 | 17 | 11 | 7 | 1 |
| 24 | 22 | 8 | 21 | 12 |

| 19 | 15 | 3 | 7 | 20 |
|----|----|----|----|----|
| 12 | 23 | 8 | 5 | 13 |
| 25 | 14 | 22 | 6 | 1 |
| 4 | 10 | 16 | 24 | 9 |
| 18 | 17 | 2 | 21 | 11 |

| 2 | 17 | 4 | 8 | 3 |
|----|----|----|----|----|
| 12 | 22 | 24 | 18 | 5 |
| 15 | 14 | 1 | 25 | 7 |
| 13 | 11 | 19 | 9 | 16 |
| 6 | 21 | 23 | 10 | 20 |

| 22 | 16 | 15 | 23 | 20 |
|----|----|----|----|----|
| 1 | 11 | 19 | 9 | 3 |
| 17 | 24 | 2 | 25 | 4 |
| 18 | 12 | 13 | 6 | 14 |
| 8 | 7 | 21 | 5 | 10 |

| 16 | 3 | 12 | 21 | 2 |
|----|----|----|----|----|
| 7 | 1 | 6 | 15 | 10 |
| 4 | 18 | 25 | 9 | 17 |
| 5 | 19 | 11 | 8 | 14 |
| 22 | 20 | 23 | 24 | 13 |

| 1 | 5 | 24 | 25 | 4 |
|----|----|----|----|----|
| 14 | 18 | 20 | 8 | 15 |
| 21 | 2 | 7 | 19 | 12 |
| 6 | 9 | 10 | 13 | 3 |
| 17 | 16 | 22 | 11 | 23 |

| 11 | 4 | 24 | 14 | 2 |
|----|----|----|----|----|
| 17 | 22 | 1 | 18 | 16 |
| 3 | 13 | 15 | 23 | 25 |
| 7 | 21 | 5 | 10 | 6 |
| 12 | 9 | 20 | 19 | 8 |

| 17 | 15 | 8 | 9 | 11 |
|----|----|----|----|----|
| 21 | 20 | 19 | 10 | 23 |
| 1 | 18 | 22 | 24 | 12 |
| 16 | 4 | 14 | 2 | 5 |
| 6 | 25 | 3 | 13 | 7 |

# 参考文献

［1］ 陈婷，张庆华，祁欢．国内外护士职业压力管理研究进展．护理实践与研究，2021, 18
(10): 1480-1482.

［2］ 陈冬阳，李荇中，汪勇，等．惊恐障碍的治疗与咨询：基于病例学习的心理健康案例
研究——惊恐障碍．中国全科医学，2021, 24 (9): 1125-1130.

［3］ 张晨琳，劳成明，段金凤，等．疑病症的临床及认知功能特点研究．中国现代医生，
2018, 56 (5): 86-89.

［4］ 刘灏，孙丰霞．强迫性障碍患者应付方式特征及其相关因素研究．精神医学杂志，
2019, 32 (1): 41-44.

［5］ 柳娜，张宁，周萍．强迫症的非药物治疗研究进展．中华精神科杂志，2018, 51 (5):
293-297.

［6］ 刘晨红，李伊傲，刘琪，等．老年痴呆患者家庭照顾者负担及干预研究现状分析．现
代预防医学，2019, 46 (02): 281-284.

［7］ 张孟喜，何桂香，李艳群．老年综合征的评估与照护．长沙：中南大学出版社，2020.

［8］ 张洁，汤晨东．药物管理技能训练用于精神科护理中的效果．中医药管理杂志，2019,
27 (15): 157-158.

［9］ 陆林．沈渔邨精神病学．6 版．北京：人民卫生出版社，2017.

［10］ 刘开琦，丁心悦，赵文华．膳食模式对人体免疫功能的影响．中华医学杂志，2020,
100 (48): 3890-3896.

［11］ 朱谦让，戴月．碳水化合物与肥胖关系的研究进展．江苏预防医学，2021, 32 (01):
46-48.

［12］ 尹倩兰，刘伟志．神经性贪食症的认知机制及认知行为治疗进展．中国健康心理学
杂志，2017, 25 (3): 457-461.

［13］ 尹倩兰，陈艾彬，邓光辉．体障碍的认知机制及治疗．心理科学进展，2020, 28 (02):
275-283.

［14］ 王挺，刘芷萱，肖三蓉．青少年体障碍与父母养育方式的关系．中国健康心理学杂志，
2019, 27 (10): 1551-1554.

［15］ 马坤，刘金美，付翠元，等．运动对抑郁症的干预作用及机制研究进展．中国体育科
技，2020, 56 (11): 13-24.

［16］ 李妙银，苏明玉．长期服用抗精神病药物对患者体重的影响与护理．中国现代药物
应用，2019, 13 (01): 219-221.

［17］ 江弋舟，张伟波，陈春梅，等．精神分裂症复发的相关因素研究进展．神经疾病与精
神卫生，2020, 20 (12): 869-873.

［18］ 陈蕙，王延祜．社区精神分裂症患者服药依从性研究进展．临床精神医学杂志，

　　2020, 30 (6): 454-456.

[19] 杨艳杰, 曹枫林. 护理心理学. 4版. 北京: 人民卫生出版社, 2017.

[20] 王轶, 王志稳, 王勋彪, 等. 社区精神疾病患者康复服务模式发展现状. 中国护理管理, 2018, 18 (5): 665-668.

[21] 许冬梅, 马莉. 精神卫生专科护理. 北京: 人民卫生出版社, 2017.

[22] 刘哲宁, 杨芳宇. 精神科护理学. 4版. 北京: 人民卫生出版社, 2017.

[23] 陈琼妮, 汪健健. 漫话心理健康. 湖南: 中南大学出版社, 2020.

[24] 薛雪, 李武. 抑郁症患者病耻感研究进展. 临床精神医学杂志, 2018 (3): 212-214.

[25] 张薇. 高中生自杀意念易感因素的研究及综合心理干预的效果评价. 重庆: 重庆医科大学, 2018.

[26] 刘玉娥, 胡德英, 刘义兰, 等. 自杀未遂急诊患者再自杀风险干预研究进展. 护理学杂志, 2020, 35 (3): 102-105.

[27] 张波, 桂莉. 急危重症护理学. 4版. 北京: 人民卫生出版社, 2017.

[28] 张薇. 高中生自杀意念易感因素的研究及综合心理干预的效果评价. 重庆: 重庆医科大学, 2018.

[29] 张小满, 宋洁, 王业青, 等. 社区痴呆患者漫游行为非药物干预的研究进展. 护理学杂志, 2019, 34 (17): 106-109.

[30] 代雨岑, 郭易, 秦小荣, 等. 中国精神分裂症患者暴力行为影响因素的 Meta 分析. 现代预防医学, 2020, 47 (16): 2998-3001.

[31] 张帮峰, 朱要国, 张太栋, 等. 精神科暴力行为风险管理的研究进展. 护理研究, 2018, 32 (10): 1516-1521.

[32] 司天梅. 激越患者精神科处置专家共识. 中华精神科杂志, 2017, 50 (06): 401-410.

[33] 夏志春, 叶君荣, 李思珏, 等. 应用缓和技巧防范精神科工作场所暴力的研究进展. 中华护理杂志, 2018, 53 (11): 1391-1394.

[34] 李亚玲, 罗祎晟. 国外应对精神病患者暴力降阶技术模型研究进展. 中国护理管理, 2019, 19 (08): 1184-1188.

[35] 司天梅. 激越患者精神科处置专家共识. 中华精神科杂志, 2017, 50 (06): 401-410.

[36] 陈淼, 孙静. 孕产期抑郁的识别与治疗进展. 临床精神医学杂志, 2021, 31 (02): 159-162.

[37] 黄生兵, 林威, 雷雨, 等. 不同孕期中社会支持各维度与孕期抑郁状态的关联研究. 公共卫生与预防医学, 2021, 32 (03): 180-184.

[38] 岳和欣, 冯雅慧, 吴散散, 等. 孕期妇女体力活动变化对抑郁影响的队列研究. 中华流行病学杂志, 2020, 41 (06): 834-838.

[39] 杜黎黎, 王林, 蔡璐. 影响产妇产褥期抑郁症的相关危险因素. 中国妇幼保健, 2021, 36 (05): 1153-1155.

[40] 李粉, 田友平, 刘晓敏, 等. 母亲孕期抑郁与2岁儿童行为问题关系的前瞻性队列研究. 中华流行病学杂志, 2018, 39 (04): 455-459.

[41] 邵珊珊, 黄锟, 严双琴, 等. 孕中晚期妊娠相关焦虑与幼儿18月龄孤独症样行为的队列研究. 中华流行病学杂志, 2018, 39 (06): 826-829.

[42] 姜新丽, 周亚娜, 邹蕴, 等. 孕晚期孕妇焦虑状况及其影响路径分析. 中国健康心理

学杂志 , 2018, 26 (02): 220-224.

［43］柳兆芳 , 黄芬 , 贾青青 . 孕中晚期妊娠压力与心理健康状况的关系分析 . 实用预防医学 , 2019, 26 (05): 635-637.

［44］周晶晶 , 潘伟刚 , 周佳 , 等 . 孕产期不同阶段的抑郁、焦虑症状筛查及相关因素调查 . 神经疾病与精神卫生 , 2019, 19 (3): 235-239.

［45］邵珊珊 , 黄锟 , 严双琴 , 等 . 孕中晚期妊娠相关焦虑与幼儿 18 月龄孤独症样行为的队列研究 . 中华流行病学杂志 , 2018, 39 (06): 826-829.

［46］陈颖 , 钱红艳 , 朱雨婷 , 等 . 产后创伤后应激障碍影响因素的 Meta 分析 . 中国全科医学 , 2021, 24 (21): 2729-2733.

［47］马明月 , 周临 , 孙增萍 , 等 . 二胎产妇产后抑郁状况及影响因素分析 . 中国妇幼健康研究 , 2021, 32 (03): 333-337.

［48］林央央 , 曹晓丹 . 二胎产妇产后焦虑和抑郁状况及影响因素分析 . 中国妇幼保健 , 2021, 36 (12): 2860-2862.

［49］翟倩 , 张国富 , 刘敏 , 等 . 妊娠期抗精神病药物的合理应用 . 中国全科医学 , 2019, 22 (30): 3701-3708.

［50］司天梅 , 苏允爱 . 妊娠期和哺乳期女性及育龄人群精神药物用药原则 . 中华精神科杂志 , 2017, 50 (02): 91-93.

［51］GAZDAG G, UNGVARI G S. Electroconvulsive therapy: 80 years old and still going strong. World J Psychiatry, 2019 (9): 1-6.

［52］CARL E, WITCRAFT S M, KAUFFMAN B Y, et al. Psychological and pharmacological treatments for generalized anxiety disorder (GAD): a meta-analysis of randomized controlled trials. Cognitive Behavioural Therapy, 2020 (49): 1-21.

［53］ALAVI N, STEPHENSON C, YANG M, et al. Determining the efficacy of electronic cognitive behavioural therapy for generalized anxiety disorder compared to pharmaceutical interventions: Research protocol. JMIR Res Protoc, 2021, 10 (5): e27772.

［54］MITCHELL M. Self harm: why teens do it and what parents can do to help. New York: Simon and Schuster, 2019.